「肉体は一つの大きな理性である」フリードリヒ・ヴィルヘルム・ニーチェ[1]

はじめに

人類の身体ハードウェアは狩猟採集民族の頃から4万年変わりません［2］が、周辺の外部情報が爆発的に増える度に、脳はそのソフトウェアをアップグレードし、新たな脳のモード（ブレインモード）を確立させてきました。それらのモードを正しく理解し、そして鍛えることで、ＡＩ（人工知能）やロボットと共存する時代に備え、未来を逞《たくま》しく楽しく生きよう――これがこの本で伝えたいメッセージです。

皆さんの多くも、生成ＡＩのサービスを使ってみたことがあると思います。大量のデータを事前学習し、人間が作成するような文章、画像、音楽、プログラムといった様々なコンテンツを生成するＡＩサービスです。例えばChatGPT［3］は、２０２２年11月に公開されてから史上最短の２カ月で1億人のユーザに達した対話型ＡＩサービスです。あらゆる質問にとてもなめらかに賢く、何らかの答えを返してきます。

ChatGPTは既にアメリカ名門大学のＭＢＡや医師資格試験等に合格するレベルと言われており、さらに進化したGPT-4を使用したバージョンはアメリカの模擬司法試験でトップ10％に入るレベルです。論文執筆やプログラミング等、論理的思考を必要とする作業の委託も可能かと思えば、ジョークや韻を踏んだポエムにも対応します。

これまでGPT（Generative Pre-trained Transformer）を開発してきたOpenAI社の創業者兼CEOのサム・アルトマンは、新しいムーアの法則（インテルの共同創業者ゴードン・ムーアが提唱した経験則で「半導体回路の集積密度は1年半～2年で2倍になる」というもの）として「人工知能の性能は18カ月で倍増する」と主張しています[4]。

ＡＩの進化に伴い、これからの世界では「ＡＩにはできず、人間の知能／知性にしかできないこと」は何かを改めて問われます。人間の知的存在価値の再定義がいよいよ避けられない時代が訪れたと思います。

私は、先端技術の社会実装支援を行う投資とコンサルティングの会社を経営しています。社会を変える技術への投資という仕事をする上で、破壊的技術の登場によって未来の社会がどのようになっているか、起業家や他の投資家と議論する機会が多くあります。その投資検討の過程で得た知見に、人口動態、地政学的変化、資本主義の変容等の様々な視点を加えたものを、「未来思考２０４５」という形にまとめ、企業研修、大学での講義、行政機関へのアドバイスの形で提供しています。また、東京大学未来ビジョン研究センターにおいて２０５０年の脱炭素社会の世界や日本の未来がどのようになっていくかについてのプロジェクトに特任研究員として参画しています。

脳神経科学者でもない一介のビジネスパーソンに過ぎない私がこのような本を書いてみようと思った大きな理由の１つは、人工知能（ＡＩ）の台頭です。「人間と同じ知能や知性を持った汎《はん》用《よう》人工知能（Artificial General Intelligence）が普及した際に、私達人間の役割は、働き方はどうなるか？」というテーマは、そうした未来についての研修・授業や研究プロジェクトにおいて必ず議論されるテーマです。

2つめの理由は私自身が、武器として「自分の脳」を機能させることをキャリアにおいて常に求められてきたことです。大学を卒業して最初に入社したコンサルティング会社（マッキンゼー）では、最近まで学生だった人間が何ら専門的な知識も経験もないままクライアント先に放り込まれます。武器は、自分の脳みそから絞り出される思考能力と、わずかに学んだ言語化・図解化能力だけです。問いそのものを設定し、自分の頭だけを使ってお客さんにとっての何らかの価値（バリューと呼ばれています）を生み出す仕事です。何度も限界を感じ「何か手に触れて、実際に渡せる商品が欲しい」と強く願ったことを覚えています。

次に社長室長として転職したソフトバンクでは、考えて考えて考え抜くことでゼロから世界的なＩＴ企業グループを築き上げた孫正義《そんまさよし》社長という稀代《きたい》の創業経営者の傍にいて、企業経営における鋭い分析力と深い洞察力を目の当たりにしました。孫社長との会議では、常に思考を働かせ、データや根拠を基に適切なタイミングで論理的に意見を述べることが求められます。一瞬でも議論に出遅れタイミングを逸し、孫社長を説得できないと、現場として手痛い結果につながるため、常に脳をフル稼働させておく必要がありました。

また、私は現在、投資とコンサルティングを行う会社の経営以外にも、上場企業の社外取締役や、政府自治体のアドバイザー、医科大学の客員教授、大学の特任研究員など複数の仕事を委嘱を受けて行っています。毎回の会議で、報告の要点を理解・把握し、的確な発言を行うには、脳が常に適切に機能し、付加価値を生み出している必要があります。ここでも自分の頭しか頼れる武器はありません。個人事業主的に働いている人にとって、自分の脳は、適切なメンテナンスや設備投資が必要な〝精密機械〟だと痛感します。

3つめの理由は、右記のようにメンテナンスや必要投資を行いたいと思っても、脳の働きと人間の知能／知性について、深く掘り下げつつ、全体感をもって整理し、さらに実践についてまでまとめた本が見当たらなかったことです。自然科学をはじめとする学術研究は、各専門分野の特定の研究テーマを掘り下げており、諸学問を横断的に、全体の相互関係を含めて俯瞰《ふかん》して解説しているものはあまりありません。

また、スマホアプリの活用の仕方、読書の勧め、マインドフルネスの勧めなど、テーマ毎の著作物や著名人のライフハック本はありますが、様々な情報やツールを全体としてどのように使いこなせば良いかについて体系的に記した本がありません。

そこで私は自然人類学、文化人類学、人体史学、脳神経科学、認知神経科学、生命科学、瞑想《めいそう》や坐禅《ざぜん》、読書術、AI技術など様々なジャンルの本を、特にコロナ禍において時間のある時に徹底的に読み、また生命科学研究者や人工知能の研究者、文化人類学の研究者に独自にヒアリングを行いました。そしてそれらの諸学問を自分なりに体系立てて整理し、自分自身で実践してみたのです。そして、これらの知識は、情報化社会に生きる全ての人が知っておくべきことだと確信するに至りました。

ブレインアスリートとブレインワークアウト

私たちは、スポーツや身体運動に習熟している人、身体的な強さや俊敏性やスタミナを要求されるゲームにおいてトレーニングを積み、技に優れている人のことを、アスリートと呼んでいます。彼らはパフォーマンスを上げるために、自分の各身体器官がどのような成り立ちで、どのように機能させることができ、全体としていかに連携させられるかをよく理解し、効果的にそれらを鍛錬しています。

私自身30代後半から、ジョギング、マラソン、ロードバイク、トライアスロンと身体トレーニングを行うようになり、科学的な知識に基づく正しいトレーニングとそのモニタリングによって、身体と運動能力を効率的に鍛えることができることを実感しました。またソフトバンクにおいてITテクノロジーを活用したヘルスケア領域での事業開発も検討していたことから、脳のパフォーマンスを最大限上げるためには、どのような生活習慣や運動が望ましいかについて、様々な観点から研究していました。

私は、脳の働きも同じだと考えています。鍛えなければ退化し続け、また間違った鍛え方をすると怪我をします。また、その基本構造、諸機能について科学的に理解し鍛えることで、故障や機能不全（メンタル障害、鬱《うつ》など）を防ぎ、パフォーマンスを向上させることが可能だと考えています。そのようにして持てる知能と知性を最大限発揮し、結果を残し、自身の人生を成功に導いている人のことをブレインアスリートと呼べるのではないかと考えたのです。

例えば筋肥大を目指すためには、「強度の高い運動を行って成長ホルモンを200倍に増やすとともに、2~3日の休養を挟み、超回復を起こした上で再度トレーニングし、筋繊維を徐々に太くする」というメカニズムを理解し実践することが必要です。

ブレインアスリートにとっても同様に、科学的根拠に基づく、脳を鍛えるための様々なトレーニングメニューが存在します。そこで私は、身体トレーニングにおけるワークアウトのように、それらのメニューを〝ブレインワークアウト〟として体系的に整理し、自分なりに実践してみました。痩《や》せたい部位、鍛えたい筋肉を意識するように、脳の様々な働きを積極的に意識し、適切なインプット（栄養）を取得し、正しい方法で脳神経細胞に負荷をかける（そして休養させる）ことによって、数カ月かけて徐々に鍛えていくことが可能だと理解したのです。

本書では、生命体としての基礎的な部分からデジタルテクノロジーの利用まで、私達人類の進化の過程にそって、脳の働きを「運動／睡眠／瞑想／対話／読書／デジタル」の6つのモードに分け、それぞれに全20のメニューを提案し、関連研究分野の知見と優れたリーダーの実践例、私自身の日常生活での試みを紹介しています。

ＡＩという存在と、私たちの存在意義

ブレインワークアウトのメニューを検討するにあたって、意識したことが２点あります。

１つは先ほども触れましたが、急速に進化し続けるＡＩの存在によって改めて問われる私達人間の知能／知性（Human Intelligence; HI）の存在意義と役割です。

現在私達が行っている仕事の多くが新たに進化したＡＩによって奪われると恐れられています。一方で、ＡＩを上手《うま》く活用することで、私達は無駄な仕事から解放され、自分の望む人生を生きられる可能性もあります。いずれにしても、ＡＩが進化したことで、私達の人間としての知能／知性とは何か、ＡＩとＨＩの違いと役割分担について、改めて真剣に考える必要が出てきました。

もう１つが、世界的な経済や社会の構造変化です。

これから22世紀に向けて、これまでのような人口増加成長経済から、人口減少定常経済に世界全体が大きく移行していきます。国立社会保障・人口問題研究所の最新の「将来推計人口」によると、日本の人口は２０５６年に１億人を下回り、70年に３割減の８７００万人に減ると予測されています[5]。世界においても２１００年までに日本、タイ、イタリア、スペイン等を含む23カ国で人口が50％以上減少し、１９５カ国中、１８３カ国で合計特殊出生率が人口維持の最低水準（２・１）を下回ると予測されています[6]。地球温暖化と生物多様性の危機を回避する必要から、これまでのような社会的費用を外部化した経済成長は困難になり、人的資本とエネルギーが構造的に不足する長期トレンドからそれらのリソースの奪い合いが起き、国際情勢も不安定化

していきます。私達の働き方、生き方、それに応じた脳の働かせ方も、これまでの成長経済モデルから大きく変わることを余儀なくされます。

睡眠の重要性が近年再認識されるようになったのも、社会が不安定になる中で、心の健康をいかに保つかが重要になってきたからであり、瞑想やマインドフルネスがブームになるのも、変化の激しい情報化社会において自分を見失わないことの大切さと関係します。また、経営者と従業員や、従業員同士の対話や傾聴の重要性を企業が認識するように変わってきたのも、これまでの能力主義による社員間競争を前提とした業績追求に限界が訪れ、企業の存在意義を社員と改めて再定義することが必要となってきているからです。狩猟採集民族だった私達の先祖が様々な環境変化に適応してきたのと同じように、脳の働かせ方を時代に合わせたものにアップグレードする必要があります。

これは私達の人生にかかわる問題です

社会の変化に合わせて脳の働かせ方を変えると言っても、ピンとこなかったり、実際に何ができるのか見当がつかないという人もいるかもしれません。また、「そんなことをしている時間も環境もない！」と思う人もいるでしょう。しかし、職場環境やルールに縛られずに、自分の1日の時間や居場所を自らデザインできる余地は、過去に比べると増えてきているように私は感じています。読者の皆さんの中にもコロナ禍以降、以前よりリモートワークやワーケーションが可能になった方もいらっしゃるかもしれません。

また、仕事の内容も職務が限定されないメンバーシップ型から、個人として具体的な成果が求められるジョブ型に移行しつつあり、職場にいる時間ではなく、アウトプットそのもので評価される時代になってきています。また、スタートアップ起業家やエンジニア、アーティストなどは、最初から自分の小さな脳から生まれるアウトプットやコンテンツこそが全てです。

多くの人々にとって、社会的地位よりも、個人としての知的生産のパフォーマンスの差が、収入や生活の幸福度に直結する時代が訪れつつあります。そうした方々に参考にしてもらいたいと考え、脳の働きと知的生産に関する多くの学際的な知見の要点を自分なりにまとめ、自らが実践している内容を書ききってみました。

多くの学際的な知見といっても、当初は個人的な興味と実践が目的で、独学で知見を集めたので、偏っている部分もあるかもしれません。できるだけ参考文献を引用しましたが不十分だったり、事実誤認も残っているかもしれません。また、研究内容においては確立していない学説もあるため研究者の方によっては指摘したくなるような仮説の1つを取り上げていたり、多くの研究や事例から私個人の仮説にすぎない独自の意味合いを大胆に導き出している部分もあります。今回書籍という形でまとめましたが、私自身生涯かけてこれからも継続的に探究したいテーマなので、ご意見や批判は是非頂きながらライフワークとして改善していきたいと思っています。

本書の内容は大きく分けて、前半で理論や前提の知識を、中盤で実践的なノウハウを、後半で未来への提言を書いています。

第1部では、第1章で人間、動物、ＡＩが持つ「知能」と人間だけが持つ「知性」について説明し、第2章で脳を鍛える上で知っておくべき生命科学、脳神経科学の基本的知識から得られる3つの仕組みを解説。第3章では自然人類学、文化人類学、哲学、情報社会学の視点を加えて、運動、睡眠、瞑想、対話、読書、デジタルの6つのブレインモードがどのように誕生してきたかを、脳に関する短い人類史として紹介していきます。

第2部では、運動、睡眠、瞑想、対話、読書、デジタルの各モードとそのワークアウトメニューについて詳細に説明し、優れたリーダーによる実践例や、私自身の実践を紹介し、読者の皆さんがどのようにメニューを実践していけば良いかについて考察します。また、第7章では、6つのブレインモードの相互連携と実践のポイントを示します。

第3部では、全体のまとめとして、現在進行中のデジタル情報革命によって誕生した生成AI等の人工知能と人間知性との違い・関係性、そしてこれから未来に何が起き、私達が自分の脳と知性でいかに生き抜いていけば良いかについて考察したいと思います。

この本は、人間の脳の本来のパフォーマンスを最大限に引き出すブレインアスリートを目指す全ての方に向けて書かれたものです。読者の方の興味関心と目的に応じて、様々な読み方が可能です。各メニューの科学的根拠をまず理解してから自分なりの実践メニューを考えたいという方には、最初は多少難解に感じられるかもしれませんが、第1部から順に読み進めることをお勧めします。また、まずは実践を知りたいという向きには、第2部から読んだ後で、第1部と第3部を読むことも可能です。また「ブレインアスリートになればAIと共存できるのか」という現在進行形の課題について知りたいという方は第3部、第2部、第1部と逆から読むことも可能でしょう。しかしながら、私達人間の知性の本質的な成り立ちと、今後の長期にわたる存在価値そのものがテーマなので、やはり第1部から順に読むことがお勧めです。

本書が、新たな段階に入りつつあるＡＩ時代を生き抜くために、読者の皆さんのお役に立てると幸いです。

目次

はじめに　3
ブレインアスリートとブレインワークアウト　7
AIという存在と、私たちの存在意義　9
これは私達の人生にかかわる問題です　10

第1部 科学と人類史から見る脳の機能の再定義

第1章 私達人類の脳の機能と人間知性について　26

▼動物、人間、AIが持つ「知能」　27
知能とは何か　27
知性とは何か　29
▼脳の働きの理解と脳に求められる役割の再定義　32

第2章 人間の知能／知性に関する「3つの事実」　34

▼3つの仕組み　35
▼①生命／身体に関する仕組み　36
私達の身体は狩猟採集民族の時のまま　36

生命の恒常性（ホメオスタシス）が感情、そして心を生む 38
多細胞動物が持つ周期性（バイオリズム） 39
▼②脳に関する仕組み 41
ニューロンとシナプス――脳の配線が「私」を決める 43
「意識」のハード・プロブレム（難問） 47
脳はアップグレードもダウングレードもする――可塑性 50
▼③記憶と思考に関する仕組み 53
短期記憶と長期記憶と複雑な思考 53
マルチタスクと長期記憶 57
▼記憶と知的生産の外部拡張、セカンドブレインの可能性 58
▼古い脳、新しい脳 59
▼3つの仕組みを理解し習慣化する 60
脳のソフトウェアのアップグレード 63

第3章 HI（Human Intelligence）の短い人類史と6つのブレインモード 64

▼HI（Human Intelligence）の短い人類史と6つのモード
――知能と知性、認知革命、精神革命、印刷革命、情報革命 65

▼①運動モード：狩猟民族だった私達の動物としての知能 66
▼②睡眠モード：地球上の多くの生物が持つバイオリズム 67
▼③瞑想モード　④対話モード：認知革命と精神革命による「知性」の誕生 68
認知革命による最初の脳のアップグレード 68
文字による情報爆発、そして心、精神の誕生 71
知性の覚醒〜世界同時精神革命〜 73
▼⑤読書モード：印刷革命による知性の拡張 75
印刷革命〜知性の拡張〜 75
▼⑥デジタルモード：知的生産に向けたインプットとアウトプットの飛躍的効率化 77
1000億人の脳の進化と、私達一人ひとりの脳の成長の相似 78
▼6つのブレインモードと20のメニュー 81

第2部
6つのブレインモード

第1章
運動モード——脳の基本能力を鍛え、着想を得る 86
▼人類史上最も運動しない現代人 87
▼【AIとHIの違い】運動しながら思考する私達が車窓を眺めるのが好きな訳 88
場所、座標軸、予測学習モデル 88

私達を「狩りの旅」に向かわせる神経伝達物質……90
▼メニュー① 全ては低強度の運動を週3回やることで解決する……91
問題はストレスが発生することではなく、解消できないこと……91
集中力とドーパミンの問題……93
運動や移動によって脳の記憶力強化のスイッチが入る……95
週3回以上、30分程度、息が少し上がる程度の運動習慣……97
▼メニュー② 距離移動と非日常空間で脳は活発に学習する……98
運動はできるだけ非日常空間で、移動と旅が大切な理由……98
▼【優れたリーダーによる実践】……101
▼【私の試み】頭が良くなるハンタージョギングとワーケーション……104
▼【実践に向けて】……106
▼【次章に向けて】身体を動かすことと、休めることとの大切さ……108

第2章 睡眠モード——記憶と感情を整理する……109
▼日本人の低い生産性の元凶、短時間睡眠とその礼賛……110
▼【AIとHIの違い】生物は周期性を持っているが脳は常に活動している……112
▼メニュー③ 深い睡眠で記憶を固定化し、浅い睡眠で感情を整理する……114

第2部 ―

▼メニュー④ 睡眠を徹底してパーソナル化する（睡眠体質、仮眠、入眠ルーティン） 117
▼メニュー⑤ 夢を意識して自分の心の中の本当のメッセージに気づく 120
▼【優れたリーダーによる実践】 123
長時間睡眠の確保 123
戦略的仮眠の実践 125
▼【私の試み】日中は脳に負荷をかけ、夜は時間の許す限り眠る 126
睡眠による「記憶定着」の実体験 129
▼【実践に向けて】 130
▼ウィズウイルス社会における免疫力強化の必要性 132
▼【次章に向けて】DMN（デフォルトモードネットワーク）の意外な重要性 134

第3章 瞑想モード ——「今、ここ」の自分を観察し、世界と一体化させる 135

▼時間に追われ、自分を見失う私達 136
流動化し漂流するペルソナ 136
▼低い自己肯定感、インポスター症候群 138
▼【AIとHIの違い】AIが持たない「意識」とは——瞑想 139
▼意識と瞑想 140

▼メニュー⑥ 観察による「今、ここ」への意識の集中と自己との対話 …… 143
▼メニュー⑦ 瞑想と家事でDMNを落ち着かせひらめきを得る …… 145
▼メニュー⑧ 自己と世界との一致——自我（エゴ）から自己（セルフ）へ …… 147
▼【優れたリーダーによる実践】 …… 150
▼【私の試み】お寺でもオフィスでも瞑想できる …… 152
▼【実践に向けて】 …… 153
▼【次章に向けて】他者の意識との共感へ …… 155

第4章 対話モード——自己の意識を他者と共有し世界認識を広げる 156

▼孤立し、分断される私達——誰かと繋がっているようで誰とも繋がっていない …… 157
▼【AIとHIの違い】意識の交換と、自らと集団の成長 …… 161
▼メニュー⑨ 人々の意識を変えていく「声の力」を再認識する …… 162
▼メニュー⑩「対話」を理解し、「聞く」と「聴く」を正しく使い分ける …… 167
▼メニュー⑪ 同じ目線で傾聴し、目的なく語り合う時間を作る …… 172
▼【優れたリーダーによる実践】 …… 176
ソクラテス …… 176
禅問答 …… 176

第2部

シリコンバレーや日本企業 177
孫社長を育てた大物経営者との対話、そして「箱弁会議」 180
▼【私の試み】少人数で行う一期一会の対話会 183
▼【実践に向けて】 185
▼【次章に向けて】対話のソクラテスから、読書のアリストテレスへ 186

第5章 読書モード――人生を豊かにする深く長い思考 189

▼難しい本が読めなくなった私達 190
▼読書量と年収、長寿、ストレス軽減は相関する 191
▼【AIとHIの違い】短期記憶と長期記憶の往復による自己学習 193
▼メニュー⑫ 興味のあるテーマを決めて、積読から始める 195
まずはテーマを決める 195
とにかく大切なことは、買って積読すること 197
▼メニュー⑬ 同テーマの複数の本を、同時に読む――シントピカルリーディング 198
読書の目的と読み方 199
▼再読すべき本を選び再読する 201
▼メニュー⑭ 紙の本に「徹底的に書き込む」ことで著者と対話する 203

再読のためにページを折る、引用の箇所をマークする 205
本を「既にテキストの入ったノート」として書き入れる 206
▼メニュー⑮ 著者と格闘し、脳細胞を鍛え、独自の思考様式を手に入れる 207
読書は著者と対話し、交際し、同化する行為 207
▼【優れたリーダーによる実践】 211
▼【私の試み】書き込むことで能動的に〝挑む〟 213
▼【実践に向けて】 216
▼【次章に向けて】読書モードの〝限界〟をテクノロジーでいかに拡張するか 218

第6章 デジタルモード
——私達の脳を拡張し、アウトプットの可能性を広げる

221
▼人間の能力を拡張するためのデジタルテクノロジー 222
まずは、世界へアウトプットすることの必要性と切迫感 223
▼知的生産活動の本質 225
▼メニュー⑯ メモ帳アプリで情報を「固定化」し、「規格単位化」する習慣 230
▼メニュー⑰ 情報の一元管理＋発酵で、「自分だけの知の生態系（ビオトープ）」を構築 235
▼メニュー⑱ 単位化された情報を組み合わせ、アウトプットし、共有する 240
▼メニュー⑲ マルチスクリーンとSNSでアウトプット作業を効率化 243

マルチスクリーン、でもシングルタスク 243
マルチスクリーン、マルチデバイスによるマルチタスクが壊す私達の脳 245
ソーシャルネットワークを正しく活用する 248
▼メニュー⑳ 生成AIの活用で、インプットとアウトプットの幅を広げ効率化する 250
▼【実践に向けて】デジタルテクノロジーによる拡張性の裏にある危険性 254

第7章 6つのブレインモードの相互連携と実践に向けて 256

▼5つのモードの退化とデジタルモードへの過度の依存 257
▼6つのブレインモードの相互連携 257
▼6つのモードのワークアウト全体に関するポイント 267
ポイントⒶ 脳の働きの役割と特徴を理解する 267
ポイントⒷ モード生成の順で優先順位をつけ、最適な時間配分をする 268
ポイントⒸ 脳を使う時の身体感覚と周辺環境を強く意識する 270
▼6つのモードを意識し20のメニューを生活習慣に取り入れる 271
私の試み――6つのモードのトータルワークアウト 271
「24時間」の生活習慣 272
「1週間」の生活習慣 276

「1カ月」の生活習慣……277

第3部 AI時代の未来を自分の脳と知性で生き抜いていく

第1章 情報イノベーションが社会を変える——生成AIと私達人間の知能／知性……280
▼情報の生成と伝達に関するイノベーションが社会を変えてきた歴史……282
▼生成AIは、私達の働き方を確実に変える……287
▼人工知能の研究開発は何を生み出し、何を生み出さなかったのか……293
▼それでもAIが、人間の知能／知性を完全には超えない3つの理由……297
1．生命の自律性と意味を理解する力の有無……297
2．真実とされていることに対する懐疑的な姿勢と批判的思考……299
3．正解のない問いに対する倫理的道徳的判断……299
第2章 新しい段階に入ったAIといかに共存していくのか——壺から出してしまった魔神か、我々の救世主か……302
▼知的労働者を襲うブルシットジョブからの解放と、新たな「技術的失業」の恐れ？……303
▼AI普及の4つの懸念……306
1．輪郭のぼやけた誤情報の拡散……307

第3部

2．身体知を学ぶ機会の喪失 308
3．批判的思考力の低下 309
4．監視と思想統制と文明の分断 310
▼生成AIの普及によってさらに高まるブレインモードの6つの価値 313
1．運動モード↓身体知と感性 314
2．睡眠モード↓ゆとりと着想 315
3．瞑想モード↓意識と創造 316
4．対話モード↓精神性と遊興 317
5．読書モード↓探究と俯瞰 319
6．デジタルモード↓新たな身体知、さらなる拡張 321
▼再び生命として身体知の世界へ 323
おわりに 328
謝　辞 332
巻末註 334

［装丁］田村梓（ten-bin）　［図版］Isshiki　［DTP］ニッタプリントサービス

第1部

科学と
人類史から見る
脳の機能の再定義

第1章

私達人類の脳の機能と人間知性について

「されば私は、少なくとも自ら知らぬことを知っているとは思っていないかぎりにおいて、あの男よりも智慧の上で少しばかり優っているらしく思われる」

ソクラテス（プラトン『ソクラテスの弁明』より）［1］

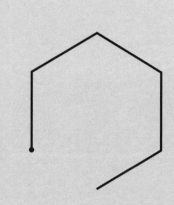

動物、人間、AIが持つ「知能」

過去の何度かのブームを経て、今改めて本格的なAI時代が訪れようとしています。

AIは英語でArtificial Intelligenceと言いますが、英語のIntelligenceの語源は、ラテン語のinter（〜の間）とlego（何かを集める）という語が組み合わされたもので、様々な経験から学び得ること、理解することという意味です[2]。そうした意味では、大量のデータを集めて大規模学習するAIはまさにIntelligenceです。

日本語では、このIntelligenceを「知能」と訳す時も、「知性」と訳す時もあります。私達はその違いを普段明確に意識していませんが、この2つの違いを知ることは、私達の脳の働きを知る上でも大切なことなので、まず最初に理解しておく必要があります。

知能とは何か

まず「知能」とは、**明白な答えがある問いに対して、素早く適切な答えを導く能力**です。

例えば、計算ではAIにはとても勝てません。データ量さえ十分であれば、最適化問題を解くことについて機械は人間よりも優れています。この「知能」は既に音声認識、自動翻訳、1時間ごとのピンポイント天気予報、故障予兆検知などの形で日常に浸透しつつあり、近い将来、現在人間が行っているコールセンターの応答業務や知的生産者（Knowledge Worker）の作業の大部分も代替されていくと思われます。

私は、先端技術を持ったスタートアップへの投資やコンサルティングが本業のため、常に最新テクノロジーについて勉強していますが、現在、全ての鍵《かぎ》となっているのがＡＩ（人工知能）の演算速度の飛躍的向上です。スマホの顔認証も、ロボットの複雑で滑らかな動きも、ビットコイン等の仮想通貨の決済も、新型コロナウイルス対策のmRNAワクチンのスピード開発も、全てＡＩによる超高速演算が可能になり実現したことです。

また、ChatGPTなどの言語生成ＡＩのベースとなっている大規模言語モデル（Large Language Model; LLM）の登場によって、ＡＩは論理的思考を代替することも可能になってきました。

そして、人間の脳の全機能を持つ汎用《はんよう》人工知能の実現への期待が高まり、最終的にはＡＩに人間が支配されるというＡＩ脅威論まで生まれました。著名な物理学者スティーブン・ホーキング博士は２０１４年の時点で、進化の速度が生物として限界がある人類は人工知能に勝つことができず支配されると繰り返し訴えていました[3]。イーロン・マスクもその頃から「ＡＩは現実の脅威であり、悪魔を召喚してしまったかもしれない」と警告し、ビル・ゲイツもこれに同調していました。スタンリー・キューブリック監督の『２００１年宇宙の旅』の宇宙船の人工知能ＨＡＬ９０００以来、汎用人工知能が意思と感情を持ち人類を滅ぼそうとするというストーリーが、西洋では繰り返し描かれてきました。

実は、人間の知能以外の何らかの知能が、部分的に人間を上回るケースは珍しくありません。

生物は様々な知能を持ち、そのいくつかの知能は人間の能力を上回っています。例えばイルカは超音波を使って数百メートル先の物の位置や形を知ることができ、また500キロメートル先の仲間と海中で交信することができると言われています。麻薬探知犬は人の100万倍といわれる優れた嗅覚《きゅうかく》でごくわずかな臭いを嗅《か》ぎ分けて、麻薬を見つけ出します。しかし、私達はそれを脅威と思いません。

目的が明確な問いに対する適切な答えを導く専門的な知能は、AIであろうが動物であろうが、既に様々に存在し、私達人間は時に機械や動物のその知能を自分達の目的のために活用しています。

知性とは何か

これに対して「知性」とは、**明確な答えがない問いに対して、その答えを探究する能力**です。感覚情報や知識情報から得た物事の理解を整理・判断して、新しい認識を生み出す精神の働きです。人間は機械が持たない意識や心を持ち、物事の意味を考えます。

また、人間にはネガティブ・ケイパビリティと呼ばれる「どうにも答えの出ない、どうにも対処しようのない事態に耐える能力」もあります。これは夭折《ようせつ》したイギリスの詩人、キーツが表現した言葉で、日本では精神科医の帚木蓬生《ははきぎほうせい》さんが紹介しています[4]。「不確かさの中で事態や状況に持ちこたえ、不思議さや疑いの中にいる能力」とも言えます。能力とは、何か問題解決をし、何かを達成するための前向きなものを通常指しますが、思い通りにいかない人生において、その不確かで不安な宙ぶらりんの状態を受け入れ、耐え抜く強さ、これも1つの知性です。

明確な答えがある問いに対して答えを導く能力においては、霊長類最高の知能を持つ人間も人工知能に勝つことはできないでしょう。但《ただ》し、ここで重要なことは、AIはその計算の「意味」を理解していないということです。天気予報においても、気象AIは画像の認識と天候の確率論のアルゴリズムによる最適化問題を解いていますが、低気圧や前線といった気象学を理解しているわけでも、その結果の天候の「自分にとっての」意味を理解しているわけでもありません。AIは囲碁の世界チャンピオンを負かすことはできますが、ゲームに勝つ、あるいは負けるということも、さらには囲碁のルールさえも理解していません。


それにもかかわらず前述のように欧米各国の天才科学者や起業家達の間で「AIが人間を超越して神になる」といった脅威論が現れるのは、脳の機能の明確な答えを導き出す「知能」と、明確な答えのない問いについて探究する「知性」の両方を英語ではIntelligenceと呼んでいるからだと思います。これに対して日本においてAI脅威論が起きないのは、知能と知性について、その概念と使用する単語を、あえて分けて使っており、人間にしかない「知性」の世界の領域を分けて理解しているからではないでしょうか。

これまで科学革命と産業革命を成功させた近代西洋社会では、デカルトの物心二元論に代表されるように人間の役割も機械のように捉《とら》え、仕事を分業化し高度に専門化し、効率化してきました。その結果、ラインで黙々と働き続ける工場労働者や、金融取引を高速で行うトレーダー、正確に顧客対応するコールセンターオペレーターといった特定分野に優れたエキスパート職を数多く作ってきました。私達の組織における仕事も、業務は細かく縦割り組織で細分化され、コンプライアンスというルールに縛られ、目標を設定されＫＰＩ（重要業績評価指標）でそれを管理され、全体プロセスの一部を機械的に担うようになってきました。

東大・京大で最も読まれたというベストセラー『思考の整理学』を書いた英文学者の外《と》山《やま》滋《しげ》比《ひ》古《こ》氏は、「〝機械的〟人間は早晩、コンピューターに席を明け渡さなくてはならなくなる。産業革命を考えても、この予想はまずひっくりかえることはあるまい[5]」と40年前に既に予言していました。新入社員は、入社当初は色々な夢や希望を持っていても、縦割り組織の駒として、分掌規定や予算によって厳密に管理されるうちに、自分の創造性や心を殺し、効率的な機械のように働くようになっていきます。そして会社の業務を誰もができるように標準化し、マニュアル化しているうちに、ＡＩやロボットがその〝作業機械的人間〟が整備したそれらのマニュアルを大規模学習し、ある日突然、仕事を奪っていきます。熟練肉体労働者が蒸気エンジンに代替された産業革命から約３００年後の今、デジタル情報革命によって熟練頭脳労働者の仕事の多くがＡＩエンジンに代替される時代が訪れようとしているのです。

では、ＡＩやロボットが現実問題として私達の仕事を脅かす現代において、人工の知能にはない人間ならではの知性とは、機械にはない人間の感情や意識とはそもそも一体何でしょうか？

脳の働きの理解と脳に求められる役割の再定義

コンピュータやＡＩが登場してから研究者は、人間の物理的な脳の機能やそこから生み出される意識とは何かということを考えるようになりました。例えば人間の脳をプロセッサとみなした場合、演算速度を表すクロック数は25〜33・3Ｈｚであるのに対して、最新のコンピュータＣＰＵは最大５ＧＨｚと超高速です。但し消費電力は、例えばイ・セドル９段と戦ったAlphaGOは25万Ｗであるのに対して、人間は薄暗い電球と同じくらいの21Ｗで済みます［6］。人間の脳は、感覚器官を介して情報を取り込み、これまでの経験や環境と相互作用しながら学習します。一方でＡＩは大量のデータをアルゴリズムに基づいて解析します。人間が５時間以上かけて読む資料を１分以内で理解し分析ができるのです。高速演算処理を行って最適な答えを探す力では人間は既に遠く及びません。

徐々に機械が得意な問題解決能力やロジカルシンキングよりも、問題設定能力やセンスメイキングといった人間にしかできない能力が重要だと言われるようになりました。また、コピー可能な完成品そのものよりも、人間が一つひとつ手作りで行う企画や製作工程にある、コピーできないこだわりや哲学・物語に経済的価値を置くプロセスエコノミー［7］と呼ばれる流れが出てきたのは偶然ではありません。私たちはＡＩ時代にこれから起きることを直感的に予測し、知能を向上させることよりも知性を磨くことのほうに意識を向かわせているのではないかと私は考えます。

これからは、答えのある問いを最速で解く入試の結果としての学歴や、「知能」テストで測ったIQのスコアは、人生においてさほど重要ではなくなっていくのです。

ＡＩが知的生産すら代替していく時代には、誰もが等しく持つ脳の人間らしい働きを理解する必要があります。Artificial Intelligenceではなく、「私達のHuman Intelligence（ＨＩ）は何なのか」を問う必要があるのです。そして、この問いこそが、簡単な答えがない問いそのものであり、これを考えることが人間だけが持つ知性の役割だと思います。

人間だけが持つ知能／知性について、次章以降でもう少し具体的、科学的に、深く考えてみたいと思います。

ダイエットや筋肉トレーニングを目的としたワークアウトにおいて、カロリー、栄養素、基礎代謝、筋肉の超回復の仕組みなどに関する科学的根拠の理解が必須《ひっす》です。人間の知能／知性を鍛える目的においても同様で、生命科学、脳神経科学、認知科学、心理学、自然人類学、文化人類学、哲学、情報社会学まで、多岐にわたる分野から、人間の身体と脳や神経の仕組みとその進化の過程を科学的に理解する必要があります。やや学術的な話が続きますが、ブレインワークアウトを効果的に行うための必須知識です、もう少しお付き合いください。

第2章

人間の知能／知性に関する「3つの事実」

「私が自分自身と呼ぶところのもののもっとも近くへと入っていくとき、熱や冷たさ、光や影、愛や憎しみ、苦痛や快楽といった特定の知覚と決まって出くわす。何らかの知覚を抜きに自分自身なるものは決して捉え得ないし、知覚以外のどんなものごとも決して観察し得ない」

デビッド・ヒューム[1]

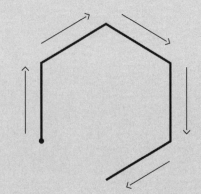

3つの仕組み

21世紀に入って遺伝子解析技術が進んだことにより、生命科学や脳神経科学の研究は一気に進みました。特に脳神経科学は、機能的磁気共鳴映像法（fMRI）という脳の内部が可視化できる画像検査法によって脳の個別部位の活動状態を知ることができるようになってから、近年画期的な発見が生まれています。

その結果、私たちの脳がどのように働いているか、その仕組みについての事実が明らかになってきました。それらは①生命／身体に関する仕組み、さらにはその中の②脳に関する仕組み、そして脳の中でも③記憶と思考に関する仕組みと3つに分かれます。

①生命／身体に関する仕組み

現生人類（ホモサピエンス）の脳を含むハードウェアとしての身体は、狩猟採集民族の頃から数万年変化しておらず、恒常性（ホメオスタシス）や周期性（バイオリズム）の性質由来の知能を持っており、それらが様々な情動（Emotion）や感情（Feeling）を引き起こす

②脳に関する仕組み

脳の知覚、着想、思考という活動は、脳神経細胞（ニューロン）が活性化し、シナプスにおいて複雑に繋《つな》がることで起き、ソフトウェアとしての脳はアップグレードもダウングレードもする

（可塑的）

③記憶と思考に関する仕組み

人間は本能的情動に仕える「古い脳」と、短期記憶と長期記憶の転送と想起によって深い思考を可能にする「新しい脳」を持っている

次節以降で、これら脳の働きに関する3つの仕組みについて1つずつ解説していきます。

1 生命／身体に関する仕組み

現生人類（ホモサピエンス）の脳を含むハードウェアとしての身体は、狩猟採集民族の頃から数万年変化しておらず、恒常性（ホメオスタシス）や周期性（バイオリズム）の性質由来の知能を持っており、それらが様々な情動（Emotion）や感情（Feeling）を引き起こす

――私達の身体は狩猟採集民族の時のまま

私達人類（ホモサピエンス）の、脳を含むハードウェアは狩猟採集民族の頃（少なくとも約4万年前）からほとんど変化していません[2]。ヨーロッパ人種の肌が白くなり髪が金髪になったのが1・2万年前でそれが人類として最後の身体的な変化のようです。そして人類はその95％の歴史を狩猟採集民族として行動して生き延びてきました。

身体とその生命維持機能（呼吸、循環、代謝）や自己複製機能（求愛、性交、妊娠、出産）はその頃と変わりません。友情や恋愛、いじめや喧嘩《けんか》など、私達の感情や行動も、その生物の一種としてプログラムされた生命維持や自己複製のための知能によって起きている部分が多々あります。また、私達の病気や不具合は、狩猟採集民族としての身体と、その後の農業革命、産業革命そして現在のデジタル情報革命による社会環境の変化とのミスマッチから引き起こされている部分も多くあります[3]。

農業革命以降、小麦や米等の糖質からカロリーを摂取するようになったため、虫歯になるようになりました。狩猟採集民族の頃の食物の多様性が失われ、ビタミンB_1不足の脚気《かっけ》や、ビタミンC不足の壊血病、鉄分不足の貧血という病気が生まれました。また家畜と共に集団生活を行うようになったことから、インフルエンザ（豚、鳥）や、ペスト、天然痘、チフス（ネズミ）等の感染症に悩まされるようになりました。

産業革命以降には、移動や運搬が便利になり身体を使わなくなったことと、結果としてのエネルギー余剰（カロリー過多）によって、ある種広い意味での廃用性（使わないことで弱ってしまうこと）が原因と言える骨粗鬆《そしょう》症や心臓疾患等の病気にかかるようになりました。また、衛生状況が改善されたことは良いのですが、一方で免疫変化が起こり、気管支喘息《ぜんそく》や各種アレルギー反応が起きるようになりました。そして、後述するようにデジタル情報革命による情報過多と睡眠不足による慢性的なストレスの結果、コルチゾール濃度が上がる[4]ことで血糖値が上昇し、肥満ホルモンと呼ばれるインスリンの分泌が促進され肥満が起きやすくなりました[5]。

私達、人類社会の変化は数千年単位ですが、遺伝子は数十万年から数億年かけてゆっくりと進化していきます。限りある生命を持つ生物としての私達人類の身体は、狩猟採集民族のままだということをまず認識する必要があります。

――生命の恒常性（ホメオスタシス）が感情、そして心を生む

さらに地球上の全ての生物は、生体内部や外部環境の変化にかかわらず生理機能が一定に保たれる恒常性（ホメオスタシス）という特徴を持ち、体内環境や外部環境を感覚刺激として感受し、それに応じて体内機能を調節するための知能を持っています（どこからを知能と呼ぶかについては議論があると思いますが、ここでは入力〈刺激情報〉に対して最適な出力〈反応、行動等〉をもたらす機能を全て知能と呼んでいます）。

神経科学者であり、心理学・哲学・ロボット工学者として著名なアントニオ・ダマシオ教授は、そのホメオスタシスが、様々な情動（Emotion）や感情（Feeling）を呼び起こし、最終的には、心や人々の意識（Consciousness）に繋がっていくと説明しています[6]。

私達は、「お腹が空《す》いた」「膀胱《ぼうこう》が張っている」という体内の変化や「（外が）暑い」「（空気が）薄い」といった外部環境の変化を感受すると、それらの情報は自律神経を通じて、「お腹がグーッとなる」「尿がもれそうだ」「汗を掻《か》く」「息が苦しい」など無意識の情動を引き起こします。そしてそれらが「イライラする」「ドキドキする」「不快だ」といった感情を引き起こすのです。これらは内受容神経系と呼ばれています。

また、ホメオスタシスのための環境を改善するために、外部環境から視覚、聴覚、嗅覚《きゅうかく》などの感覚刺激を得ています。これらは中枢神経系で処理されています。加えて、移動できる生物は、刺激に対して移動する「走性」という運動性を持っています。恒常性を維持するための新たなエネルギー（栄養）を求めて、多くの生物はより良い環境に移動（運動）するのです。

ダマシオ教授は、刺激（知覚情報）、情動、感情、心の関係について、自分自身の内部の刺激（内受容神経系）と周囲の世界の刺激（中枢神経系）がもたらした2種類の感情が個人の中で統合された時に、生物としての心的イメージ、すなわち心が生まれると説明します。少し難解な解説ですが、わかりやすくたとえると「お腹が空いている時に、美味《おい》しそうな匂いと見た目の料理が出てきて、嬉《うれ》しい気持ちで私は胸がいっぱいになった」と表現される状態でしょうか。

いずれにしても、私達のホメオスタシス維持の生命活動と、そのための身体機能が、情動、感情、心を生み、意識、思考、そして行動に繋がるということが、最初に理解すべき重要なポイントです。後で繰り返し出てきますが、**意識や知能／知性が、身体の生命活動から来るという点が、私達のHIとAIの最大の違い**だからです。

多細胞動物が持つ周期性（バイオリズム）

多細胞動物においては、哺乳《ほにゅう》類、爬虫《はちゅう》類、鳥類、魚類、線虫まで、「活発」と「不活発」の周期性のリズムを持っていることが確認されています[7]。

そして、何らかのオンとオフの周期性（バイオリズム）を調節するための自律的な知能（自律神経）を持っています。

自律神経は交感神経と副交感神経の2種類で構成され、それぞれが交代で優位になります。交感神経優位の時は「オン」の状態（ストレスや不安を感じ、緊張して喉《のど》がカラカラになったり、血圧が上がったりする）になり、副交感神経優位の時は「オフ」の状態（リラックスして、眠くなったりする）になります。

オンの時も、細胞間で情報を伝達するコルチゾールやドーパミンといった神経伝達物質によって、きめ細かく私達の行動は制御されています。私達の先祖の狩猟採集民族は、サバンナの弱肉強食の食物連鎖の中で、「闘争か、逃走か」の行動を迫られてきました。外部環境の変化をストレスとして感受することは、生物の生存本能として重要な機能なのです。

人類や魚類等、脊椎《せきつい》動物が持っている脳の機能に、扁桃《へんとう》体とＨＰＡ（視床下部、下垂体、副腎《ふくじん》）軸というものがあります。これは外敵に反応しコルチゾールを分泌し、エネルギーを動員する役割を持っています。見知らぬ人に会ったり、ストレスを感じたりした時に、コルチゾールが分泌され、動悸《どうき》が高まり、喉がカラカラになり、脳と身体が、闘争（Fight）か逃走（Flight）か、身を硬くしての防御（Freeze）かの臨戦態勢に入ります。興奮し神経が研ぎ澄まされ、集中力は高まりますが、自制心や冷静な判断などの制御機能は弱まります［8］。ついカッとなって暴力を振るってしまうなどの後で悔やむ言動に及ぶのはこの状態です。

また、私達の欲望を掻き立て行動を起こさせるのが、脳の側坐《そくざ》核《かく》から放出されるドーパミンです。食事、人との交流、性行為等においてドーパミンが放出され、同じ行為を繰り返したくなります。私達は、新しく出会う異性やまだ行ったことがない場所への旅行のことを考えるとワクワクします。知らないことに関心を持つ新奇性バイアスもドーパミンによってコントロールされているため、私達はニュースを見、噂に耳を傾けます。これらの行動や感情に報酬を与えることで生存確率を上げ、かつ次世代に遺伝子を残す確率を増やすことがドーパミンの目的です。獲物を追いかけて栄養素を獲得したり、パートナーを求めたり、生命維持と自己複製を最適化しようとする生物としての知能が働いています[9]。

脳の自律神経や、神経伝達物質によって、私達は、活発なオンと不活発なオフを日々繰り返し生きています。それらの最も象徴的な行為が、オンの運動とオフの睡眠です。また、文明が誕生し社会が複雑になり情報が増えるに従って、人類の情動や感情も複雑になり、それらの動物的な情動や感情を精神的に理性的に克服する試みとして、瞑想《めいそう》や対話が生まれました。

ホメオスタシスやバイオリズムといった生物や動物としての基本的な生命維持機能と、私達の情動、感情、そして心との関係を理解すること。そして、人類の身体ハードウェアは数万年前と大きく変わっていないことを確認することが最初の「①生命／身体に関する仕組み」です。

2 脳に関する仕組み

脳の知覚、着想、思考という活動は、脳神経細胞（ニューロン）が活性化し、シナプスにおいて複雑に繋がることで起き、ソフトウェアとしての脳はアップグレードもダウングレードもする（可

塑的）

人類の脳の働きに関して、私達の一般的な認識は、

・人間独自の知能／知性を生み出す人類の脳は身体とは別の特別な存在

・原始人と違って近代の私達の思考は深く、論理的で体系的である

・優秀な人類の脳は一度に複数の思考ができ、デジタルテクノロジーでさらに効率化可能

などではないでしょうか？

しかし、認知科学者のニック・チェイター教授の『心はこうして創られる「即興する脳」の心理学』（２０２２）[10]や、神経科学者で著名な起業家でもあるジェフ・ホーキンス氏の『脳は世界をどう見ているのか』（２０２２）[11]など、脳神経科学、認知科学における脳の働きや意識についての近年の実験結果や著書を読んでみると、私達の認識と大きく異なっていて驚きます。

・脳と身体は一体となって知能／知性を生み出し、脳だけで行っているわけではない

・私達の思考はフラットであり、即興的で、その場のでっち上げも多い

・人間の脳は、一度に１つの問題を解くためにしか情報の統合と変換ができず、思考は逐次的

実際に、これらの結論を導いたニック・チェイター教授自身が、実験結果と長い研究活動から得られたこれらの知見が日常的な直感と異なり、かつこれまでの学問の知覚、推論、意思決定の

理論と衝突するため、受け入れるまでに長く苦しい思いをした、と認めています[12]。

それでは、これらの「違和感のある」脳についての最先端科学の知見を見ていきましょう。

——ニューロンとシナプス——脳の配線が「私」を決める

まずは、基本的な用語に関する高校の生物のおさらいです。

脳と神経の働きを理解するには、まずニューロンと呼ばれる脳を構成する特別な細胞について理解する必要があります。ニューロンは核があり細胞膜があるという点では他の細胞と同じです。しかし、普通の細胞と異なり、①情報を受ける突起（樹状突起）と、送り出す突起（軸索）がある、②活動電位を発生させる（発火する）、③軸索が他のニューロンの樹状突起とシナプスと呼ばれる結合点で繋がり活動電位が伝わり化学物質が放出される、という特徴があります[13]。近年の研究で脳の働きの善し悪しは、脳の大きさでも脳神経細胞の数でもなく、脳神経細胞（ニューロン）同士がいかに結合するかで決まるということがわかってきました。

新しい情報に対して様々な領域の1000億個と言われる脳細胞が160兆個以上とも言われるシナプスでいかに連係するかで、危機察知、感情、動機づけ、記憶、抽象思考などと私達が呼んでいる様々な脳の働きが起こります。

例えば、シナプスはニューロンから受け取った情報をそのまま流すのではなく、シナプスを大きくしたり小さくしたり、シナプスの数を増やすことで、情報の伝わりやすさを操作しています。

シナプスの通りがよくなれば神経伝達物質の放出も増え、数が増えれば接点が増え、情報がたくさん伝えられます。その結果、私達は必要と感じた情報（エピソード、意味等）を長期に記憶したり、自転車に乗れるようになったりします。

ニューロンはお互いのつながりを強めたり弱めたりする「再荷重」、シナプスを新たに作ったり、除去したりする「再接続」、枝を伸ばしたり引っ込めたりする「再配線」、新たにニューロンを作りかえる「再生」等の変化を行うことで、様々な脳の働きを制御しています[14]。

不思議な夢を見た時、走っているうちに爽《さわ》やかな気持ちになった時、坐禅の途中で何か不思議な感覚が降りてきた時、友人との会話の最中に大切なことをひらめいた時、読書で何重にも線を引きたくなるような文章に出会った時、私達のニューロンは発火し、繋がり、記憶としてシナプスに蓄積させます（そのような時、ガンダム世代の私は、アムロ・レイやララァ・スンがニュータイプとして何かを感じた時に閃光《せんこう》のようなものが走るシーンを思い出します）。

このように私達の脳の働きは、人それぞれ個別に、極めて動的、流動的であり、「即興的」です。人はそれぞれ遺伝形質や過去の経験が異なるため、同じ刺激を受けてもニューロンの発火の有無や活動電位の高さは異なり、生まれる「脳の配線」も異なります。そのため、同じ事象に対しても反応が人によって違ったり、人それぞれ違う性格や考えを持ったりするのです。脳の配線が、個性や自分らしさといった「私」を決めるというわけです。

神経科学者で、1990年代に携帯情報端末を世に出し、モバイルコンピュータの父とも呼ば

ニューロンのイメージ

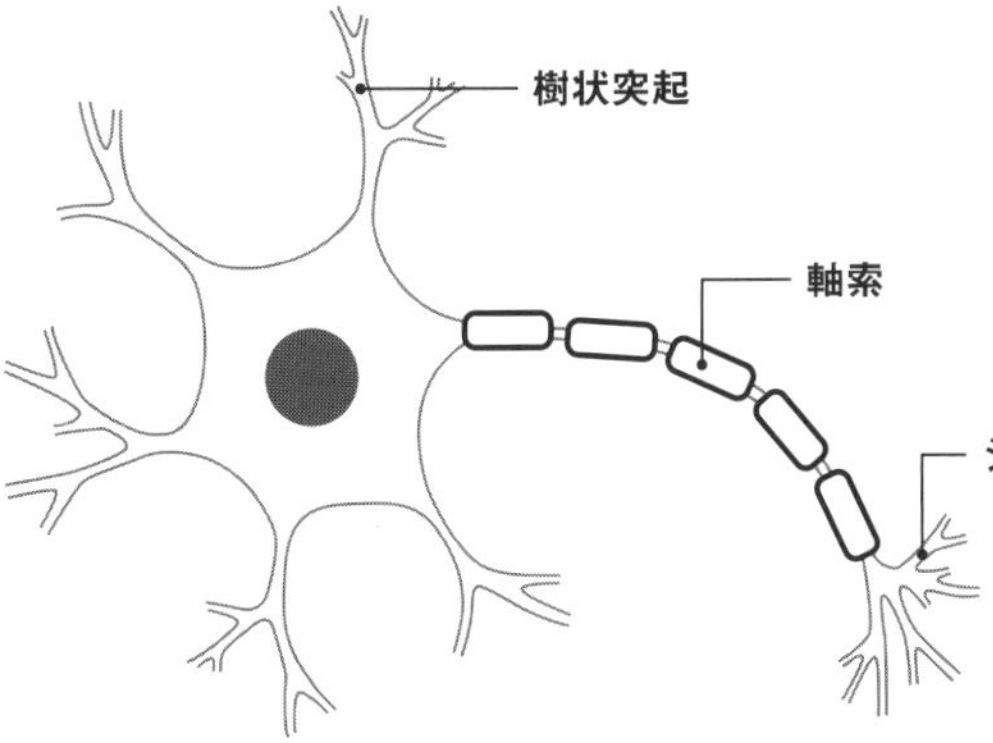

通常の細胞と異なり、情報を受ける突起（樹状突起）と、送り出す突起（軸索）がある。

れる起業家のジェフ・ホーキンスによって2021年、細胞の塊に過ぎない脳に、なぜ知能が生じるのかについて「1000の脳（Thousand Brains）」という画期的な仮説が発表されました。脳が物体の位置とその変化を記述する「座標系」を持っていて、移動する毎に、予測モデルが新しい環境を学習し思考と体験を生むという発見です。進化生物学者リチャード・ドーキンスやビル・ゲイツも最大の賛辞を贈るこの仮説によると、

①脳の知能は、新皮質にあり、知能の単位は15万個の小さな皮質コラムと、さらに細かい数百のミニコラムにあり、その中にある多数のニューロンが同時に活性化することで思考や体験が生まれる

②脳は、物体の位置とその変化を記述する「座標系」を持っていて、移動によって感覚

入力が変わるたびにその皮質コラムごとに多くの予測モデルを学習しているということです[15]。

認知科学者のニック・チェイター教授は『心はこうして創られる』において、私達の脳の働きには深さも理路整然とした論理構造もなく、「意識の流れのなす瞬間ごとの説明や感覚経験が心の中身のすべてだ」と言い切っています。私達が特別だと思っている感情も自分なりに解釈して後付けで言語化したものだとしているのです[16]。

例えば「深い悲しみから私は涙を流した」のではなく、「私は自分が涙を流していることに気づき、深い悲しみという名の自分の感情に気づいた」ということです。先に脳の配線と身体の反応があり、感情表現は後から名付けられた自分の創作だとしています。私達も時々、まず「モヤッとする」「イラッとする」とざっくりと表現し、後からその感情が、「嫉妬なのか羨望なのか」「不安なのか怒りなのか」を分析して自分なりの言葉にする時があります。先に深い精神的な何かがあるのではなく、先に脳の瞬間的接続がある、そういう順番だということです。

最近の脳神経科学の研究によると、脳は中枢と部位に分かれ体系的に情報を処理しているのではなく、脳のたくさんのニューロン全体が刺激を受け、様々に発火し、極めて逐次分散的に処理が行われているということなのです。

「意識」のハード・プロブレム（難問）

そもそも、「なぜ、そして、どうやって脳内の物理プロセスが意識体験を生み出せるのか」ということについては、意識の研究において長い間、「ハード・プロブレム」（難問）と呼ばれてきました。

17世紀にデカルトとガリレオが意識を実証的研究に適さない主観的な現象と見なし、心と物質を分けて以来、心や意識については、これまで科学ではなく、哲学の領域で議論されてきました。私達もその影響を受けていて、冒頭触れたように、人間の意識や知能／知性を生み出す脳は、身体の他の部分とは別な特別な存在だと考えてきました。

しかし21世紀に入り脳神経科学と認知科学の研究が一気に進んで以来、機械にはない人間独自の心や意識について科学的に解明されてきました。

意識がどこからどのように生まれるか、については、意識に関して真に有望な基礎理論と言われる「統合情報理論」が近年、よく取り上げられています。それによると私たちの脳内に多様な情報があり、かつ神経細胞同士が密に情報をやりとりすることによって脳内で情報が統合されることで「意識」が生み出されるとされています。脳活動をもとに定量化（統合情報量／情報の統合の度合い）することによって、意識レベルをΦ（ファイ）という単位で数値化して測ることができるとしています[17]。

先ほどのアントニオ・ダマシオ教授は、意識について、「情報の統合」が役割を果たすことは認めていますが、その際に脳だけでなく身体まで含めたダイナミックな相互作用が意識や心という現象を作り出している、と指摘します。ダマシオ教授によるとホメオスタシスから来る刺激に対する情動、感情から心が生まれた後に、心の所有者が自分であると明確にわかった状態になった時に「意識」が生まれます[18]。

「心の所有者が自分であると明確にわかった状態」というのはわかりにくい表現ですが、私なりに解釈してみます。例えば、「痛くてつらい」という心的イメージは、痛みを感じている自分の身体の部位を自分で特定できるため「意識がある」といえます。事故や遭難で意識不明になったが、顔を同伴者に強く叩《たた》かれ、痛いと感じて「意識が戻る」という時に、私達は「意識」という言葉を使います。また、浮かんだある漠然とした感情（例：モヤッとした）を、明確に自分の置かれた文脈で自分の言葉で言語化（例：嫉妬《しっと》）できれば、その漠然とした感情を明確に「意識する」ことができたと表現します。それらの状態が「意識がある状態」（ダマシオ教授によると、その心的イメージを所有している）と言えると私は理解しています。

このようにダマシオ教授は、身体から来る心的イメージや感情が自分の心の内部で生じ、それが自分のものだと思わせるに十分な情報が集まってそれらが統合した時に「意識」が生まれると説明しています。

「統合情報理論」もダマシオ教授の理論も難解ですが、「ある身体システムが情報を統合できるなら、そのシステムには意識がある」と、意識を定義していることは共通です。

こうした最近の理論に拠《よ》ると、人間以外にも身体感覚と脳を持った個体である脊椎動物や一部の無脊椎動物も、何らかの意識を持っていることになります（私がかつて飼っていた猫には、明らかに感情も意識もあったと思います）。但《ただ》し、古典的なコンピュータは多くの豊富な情報を持っていたとしても、「統合情報理論」によると1つの身体システムとして統合されないので、意識レベルはゼロで、人工的な知能はあっても「意識」は持っていないとされます。ここも難解なところではありますが、人工知能に感情や意識を宿すことができるかどうかという、人工知能と人間知性の違いの議論において非常に重要なポイントです。

生命としてのホメオスタシスを維持するために刹那《せつな》刹那に「感受」された「感覚」が、短期記憶／作業記憶として意味を付与され符号化され「知覚」となり、それらが1つの身体で統合されることによって、生物だけに「意識」が生まれます。慶應義塾大学の安宅和人《あたかかずと》教授も「知性の核心は知覚にあり」、脳神経系において2つ以上の異なる情報を持ったニューロンが同時に興奮し繋がりシンクロした時に意味とその理解が生まれると指摘しています[19]。解剖学者の養老孟司《ようろうたけし》先生も、「大脳皮質の中の諸感覚と連動した部分に、間違いなく意識の重要な部分がある」と説明しています[20]。脳の複数の配線が暫定解を即興的に導き出し、同時共有し、逐次的に修正していくようなものなのです。

ニューロンとの繋がりと活性化という脳の働きは、「睡眠」や「運動」という自己の体内の脳の働きだけでなく、「対話」という他者との交流にとっても重要な役割を持ちます。また後述するように、「瞑想」は自己との対話であり、「読書」は著者との対話でもあります。多様な交流が次々と新しい「脳の配線」を生み出すという意味において、このニューロンとシナプスの働きは、第2部で説明する私達の脳の働きのブレインモードの多くに関わる重要な要素なのです。

脳と意識については、まだまだ解明中で、紹介した理論に対して様々な批判もあります。しかし人間の脳や意識については、哲学的な考察だけでなく、生命科学的に解明していく流れは今後益々《ますます》加速していく傾向です。理論的には難しく感じられますが、これらは私達が「現場感」と表現している感覚に近いと思います。現場に行くと数字やレポートでは上がってこない独特の「良い雰囲気」「嫌な感じ」等の身体感覚を強く感じることがあります。

ここでは「身体の知覚と知能／知性は強く関係している」「1つの身体システムとしての情報の統合が意識を生み出す」という点だけ、理解しておきたいと思います。

――脳はアップグレードもダウングレードもする――可塑性

ではなぜ、気まぐれで感情的で即興的な脳の働きから、私達は複雑な抽象的概念や崇高な芸術作品、重たい経営判断を生むことができるのでしょうか。

それは、先ほど少し触れたように、ニューロンの接続の際に、シナプスの情報伝達強度や蓄積する記憶の内容・量を調整することができるからです。これを専門用語で「長期増強」、もしくは「長期抑圧」と言います。シナプスにおける接続が長期増強されると情報伝達が長期にわたって起きやすくなることで学習が進み、逆に長期抑圧されると忘却がおきます［21］。同じハードウェアにおいて、必要なOSやアプリを個別にインストールしたりアンインストールしたりしてソフトウェアをアップグレードすることでパフォーマンスを上げることに似ています。

この脳の変化については、経験したことがある人もいると思います。例えば、長年使っていなかった外国語が、その国にしばらく滞在するうちにスラスラと出てくるようになる、最初はとても覚えられないと思っていた仕事が慣れると知らない間にできるようになっている、等です。

脳のソフトウェア部分は、外部環境からの入力情報の質と量に応じて、長期間、持続的に変化します。この脳の長期間、持続的に変化する特徴を専門用語では「可塑性」と言います。「可塑性」とは、本来、物体に力を加えて変形を与えたとき、力を取り去っても歪《ひず》みがそのまま残る性質のことですが、このシナプスの可塑性という特性は脳の働きを理解する上で重要な概念です（2000年、コロンビア大学のエリック・カンデル教授は、この「シナプスの可塑性」の発見でノーベル生理学・医学賞を受賞しました）。

私達の脳の働きがニューロンの瞬間瞬間の接続によるものということがわかってきたことに加えて、そのニューロンは、生涯を通じて新たに生まれるということもわかってきました。2007年にコロンビア大学研究所で証拠が確認されるまでニューロンというのは、胎生期から幼年期に生まれ、成年になると変わらないとされていました。しかし最近の研究ではBDNF（脳由来神経栄養因子）というタンパク質によって、海馬の脳神経細胞が、軽い有酸素運動によって新たに生成されることが確認されたのです[22]。

また、イギリスのエレノア・マグワイアー博士が、ロンドンの複雑な裏道や路地を記憶しているタクシー運転手の海馬を脳のＭＲＩで検査したところ、記憶の入力を司《つかさど》る海馬が一般の人より大きく発達していることがわかりました。30年以上の大ベテランは３％も体積が増えていたということです［23］。

このように、脳の働きは、学習や生活習慣によって、生涯にわたってソフトウェア的なアップグレードが可能であることがわかってきたのです。

だいぶ昔の例になりますが、「きんさん・ぎんさん」というおばあさん姉妹が、双子の１００歳としてＣＭやメディアに取り上げられ話題になりました。マスコミに取り上げられる前は、中度の認知症だったのが、全国各地を旅行するために筋力トレーニングに励んだ結果、台詞《せりふ》を覚えドラマに出演できるまでに脳の機能も改善しました。

逆に、脳のダウングレードの象徴的な事例は、コアラです。コアラはオーストラリアでユーカリの樹上に住み、ユーカリの葉を食べ、昼も夜も安全で快適なユーカリの枝の上に座っています。食性が単調になり移動することもなくなったため、脳の配線が単純化したということです［24］。実際、コアラの脳の大きさは頭骨を満たしておらず、ソフトウェアとしてのダウングレードに留《とど》まらず、ハードウェアとしても物理的に脳が縮んでいます。コアラの例を退化と呼ぶか、無駄にエネルギー消費する器官のサイズを最適化させた適応進化と呼ぶかは議論が分かれますが、いずれにしても、生活習慣が私達の脳をアップグレードさせることも、ダウングレードさせることもあることは確かです。

正しい習慣によって、脳を鍛えることができることは明らかになりました。但し、即興的な脳の配線から、複雑な抽象概念、崇高な芸術作品、重たい経営判断を生み出すには、もう1つ、脳の機能の中でも特に「記憶と思考」のメカニズムについて理解する必要があります。また、即興的で逐次的でシングルタスクしかできないとされる脳で、なぜ「自動車運転中に考え事ができるのか」についても、次節で説明する記憶と思考に関するメカニズムがわかると理解できます。

3 記憶と思考に関する仕組み

人間だけが本能的情動に仕える「古い脳」と、短期記憶と長期記憶の転送と想起によって深い思考を可能にする「新しい脳」を持っている

――短期記憶と長期記憶と複雑な思考

私達は年を取ると、芸能人や面識のある人の名前が出てこないという経験をするようになり、「記憶力が悪くなった」と愚痴をこぼすようになりますが、そもそも記憶力とはなんでしょうか？

私達の脳は生存のために必要な情報を長期に「記憶」し、不要な情報を「忘却」するメカニズムを持っています。また、年を取ると、過去の様々な人生経験をもとに、色々な事象をパターン化して認識するようになります。若い頃に熱狂した芸能人がいても、年を取ると「似たような芸

能人が次から次へと出てきているな」としか思わなくなります。たくさんの人に出会っても、自分の人生に本当の意味で重要な人はあまりいないこともわかってきます。覚えていないということは、過去の経験から記憶しなくても良いものとしてパターン認識したわけです。

「記憶」というものは、その保持時間に応じて、感覚記憶（瞬間）、短期記憶（数十秒）、長期記憶（ほぼ生涯）に分かれます。

感覚記憶は、視覚、聴覚、触覚といった感覚器官ごとに存在する保持期間の短い記憶で、短期記憶は、感覚記憶のうち選択的注意が向けられ記銘（符号化）された一時記憶です。そして、単に一時的に保持するだけでなく、その情報を処理したり、別の記憶と結び付ける記憶を作業記憶（ワーキングメモリー）と呼びます。

長期記憶には、箸《はし》の使い方や自転車の乗り方といった言語で表せない非陳述記憶と言語で表せる陳述記憶があり、さらに陳述記憶には時間軸や感情を伴ったエピソード記憶と、言葉や概念といった意味記憶があります。

観察や思考や感情が、全てニューロンの活性化と繋がりだとした時に、それらの繋がりは一旦《いったん》短期記憶として保持もしくは作業記憶で処理された後、長期記憶する重要性がないとされた時はそのまま忘れられてしまいます。重要性があると判断された場合は、短期記憶の海馬から長期記憶の大脳新皮質に移行されていきます。コンピュータで言えば、短期記憶／作業記憶（ワーキングメモリー）がＲＡＭ（メモリー）で、「長期記憶」に当たるものがＨＤＤ（ハードディスクドライブ）です。これは記憶の「二重貯蔵モデル」と呼ばれています[25]。

記憶と思考の仕組み

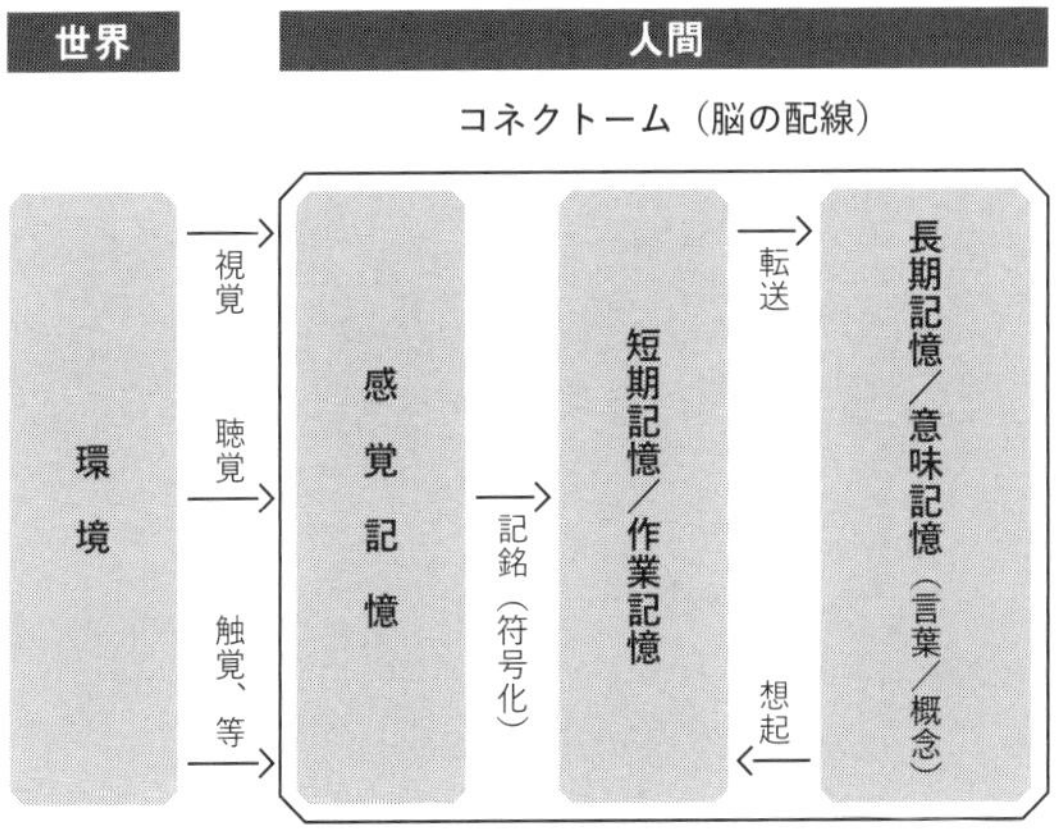

私達は一度会っただけの人の顔は覚えていなくても、二、三度会うと記憶します。また、英単語を単語帳で繰り返し見ることで、脳に長期記憶に移行すべき情報だと判断させて記憶を定着させているのです。

子供の頃遊んだ場所の記憶や、初恋の思い出など、誰にでも、生涯覚えている昔の記憶はあると思います。一旦長期記憶に移行された記憶は生涯なくならないので、再び必要と判断されれば適宜取り出せるようになっていきます。

強いショックを受けた時には、直前までの長期記憶がなくなる記憶喪失の現象が起きる場合があります。その時も長期記憶そのものはなくなっておらず、アクセスエラーが起きている状態で、音や匂いや映像等、様々なことがきっかけで長期記憶が蘇《よみがえ》ることがあります（ドラマで主人公の記憶の一部が失われていてそれを後に取り戻す設定はよく見かけます）。

かつて脳科学者は、長期記憶は、事実や印象などを保管する倉庫のような役割であり、思考や問題解決といった複雑な認知プロセスでは何も役割を果たしていないと考えていました。しかし近年の研究によって、長期記憶は、事実だけでなく複雑な抽象概念の塊や思考様式も保管しており、専門的な概念理解は長期記憶において行われていることが明らかになりました[26]。

例えば、研究者や専門家の間での専門用語を使った議論は、この長期記憶での活動です。脳神経科学の専門家であれば、「シナプスの可塑性」という抽象概念を長期記憶に保管しており、その一言でお互いに何を言っているか理解できます。また、他に保管している長期記憶の別の概念、例えば「自閉症」と、長期記憶の中で組み合わせて思考することで、「シナプスの可塑性と自閉症の因果関係と治療法について」といった類推、仮説形成、検証、評価、解釈、判断などの思考を深めていくことができます。

私達は、過去の人類の諸学問の叡智《えいち》を参照し理解し記憶することができます。即興的な脳の配線の働きと数十秒の作業記憶でも深い思考ができるのは、大脳新皮質に格納された過去の学習による膨大な長期記憶を、必要に応じて随時引き出すことができるメカニズムがあるからです。

孫正義社長は、よく「脳みそが千切れるまで、頭から湯気が出るまで、毛が抜けるまで考えたか！」と怒鳴っていました。それは、新しい情報を作業記憶において様々な切り口で処理しつつ、長期記憶から必要な経営理論や過去の事業のエピソード記憶を呼び起こし、それらを融合して新しくひらめいた考えを、再び、長期記憶と照らし合わせて思考する等の複雑な行為を行いながら、脳神経細胞の一つひとつが沸き立つような体験をしていたからこその言葉なのだと思います。

マルチタスクと長期記憶

私達が同時に記憶できる情報の数が7プラスマイナス2（つまり5から9）だったりするように、作業記憶（ワーキングメモリー）には処理できる容量に限界があります[27]。

広告やアラートなど様々な情報が注意力を奪うネットメディアや、短時間で様々な感情を呼び起こす情報が流れてくるSNSは、情報を処理するための「認知的負荷」が高いとされています。認知的負荷が高いと作業記憶が限界容量を超え処理できず、長期記憶への情報転送も少なくなります。結果として、ネット環境では短期記憶の浅い印象に基づく薄く感情的な対応しかできなくなる危険性があります。スクロールしながら記事タイトルやサムネイルだけみて「いいね」やリツイートをする等の、「反応」だけする習慣がつきます。有識者と呼ばれる人が、SNS上で感情的で幼稚ともいえる応酬を繰り広げているのには理由があるのです。

前述のシナプス可塑性により、デジタル情報を浅く伝達するシナプスのほうが長期増強され、Twitter脳やYouTube脳、コロナ脳等、「○○脳」と揶揄《やゆ》されるような脳の配線が固定化していきます。気づくと「陰謀論」やヘイトを、無批判に信じる脳の状態に陥ってしまったりします。

自動車を高速で運転中に、様々な考え事ができることを思えば、「脳がシングルタスクを逐次的にしかできない」という理論に違和感を覚えるかもしれません。しかし、自動車の運転は技能やノウハウに関する記憶（長期記憶の中の「非陳述の手続き記憶」）を引き出しているだけです。新しい思考や判断は、よほど複雑な状況に陥っていない限りは一切行っていません。また一見、マルチタスクを同時に行っているようでも、それはシングルタスクの切り替えを高速で行っているだけであったりします。

ある研究によると、メッセージやアラートの割り込みによって生産性は40％ダウンし、10以上低いＩＱしか発揮できなくなっているようです[28]。本当の知的生産活動を行う時は、容量に制限がある作業記憶をフル稼働させる必要があるため、シングルタスクが原則です。

記憶と知的生産の外部拡張、セカンドブレインの可能性

情報検索サービスやナレッジマネジメントツールが充実し、さらに各種生成ＡＩによって、記憶だけでなく、調査、プログラミング、示唆出し、作曲、描画等の様々な知的生産活動も、第2の脳（セカンドブレイン）とも呼ぶべきデジタルテクノロジーによって可能になりつつあります。

効率を求める私達の脳は、以前ほど全てを長期記憶しなくても良いと適応し始めています。私達は、漢字や単語のスペリングを忘れつつあり、Googleマップやカーナビゲーションシステムに慣れた結果、景色や道順を覚えなくなっています。生成ＡＩの利用が定着することが、脳と記憶とその知的生産活動へどう影響するかは、今後議論されていくことでしょう。

私達の知的生産活動が、自分の脳の記憶力や保有蔵書数や、教育機関へのアクセシビリティによって制限されることは理論上なくなりました。人間の限りある海馬での短期記憶と、大脳新皮質での長期記憶は、深く複雑な思考を行う際に重要な脳の働きですが、印刷書籍やセカンドブレインによるそれらの外部拡張については、読書モード（第2部第5章）やデジタルモード（第2部第6章）で詳しく後述します。

古い脳、新しい脳

私達人類は、脳幹と呼ばれる、ホメオスタシスを司る生存のための古い脳を持っています。そして同時に人類は、大脳新皮質という新しい脳を持っています。脳の容積の7割を占め、私達が知能として思いつく能力（視覚、言語、音楽、数学、科学、工学等）のほとんどがこの新皮質から生み出されています。短期記憶を長期記憶に転送する海馬は、脳幹と大脳新皮質のちょうど間の大脳辺縁系に位置しています。長期記憶として情報が保存されて初めて、情報と情報を関連付ける深い思考が可能になります。

『利己的な遺伝子』の著者で有名なリチャード・ドーキンスは、人間も含めて「全ての生物は遺伝子を運ぶための生存機械だ」として、私達の思考や行動が遺伝子の利己性の影響を受けていると説明しました[29]。自己保存を目的とする生物としての古い脳に関してはそのとおりだと思います。一方で彼は「我々人間だけが遺伝子に反逆する力がある」「人間だけが自らを研究する唯一の生物だ」として、本能や生物としての本能的知能を超えた、新しい脳が持つ理性的知性こそが人間を特別な存在にしているとも認めています。古い脳は基本的に短期記憶で本能的に反応し、新しい脳は長期記憶を参照しながら理性的に推論します。これら2つの脳が常に同時に交錯しながら、人間は時に葛藤《かっとう》し苦悩し判断しています。

ボーナスが支給された時に海外旅行に行くべきか、貯金すべきかといった選択肢を、私達は、旅行（本能的反応：欲望）と貯金（論理的推論：理性）の対立で捉《とら》えがちです。しかし、これは実は、「海外旅行によって気分転換可能という論理的推論」と「楽しみたいという欲望という本能的反応」のセットと、「貯金によって将来に備えることができるという論理的推論」と「お金がなくなるという恐怖という本能的反応」のセットとの対立です。私達は、常に古い脳と新しい脳のバランスを取りながら、古い脳で生まれた感情から心的イメージや意識を生み出し、それらの情報をシナプスで選択的に接続・伝達し、そして海馬でさらに選択的に長期記憶に移行させながら、最後に大脳新皮質で様々な知的生産活動を行っているのです。

3つの仕組みを理解し習慣化する

これらの独学で学んだ仕組みを私は生活習慣に応用するように心がけています。例えば、何らかの判断をしたり、行動したりする時、①この行動は大昔から人間が行ってきた行為・活動だろうか、②この行為・活動によって脳細胞（ニューロン）は鍛えられているだろうか、逆に劣化しているだろうか、③今自分は、動物の古い脳で感情的に「反応」しているだろうか、人間の新しい脳で論理的に「思考」しているだろうか——と、常に右記の3つの観点（仕組み）を軸に考えるようにしています。

例えば、仲間とのＢＢＱ、トレイルランニング、登山、旅などは「大昔からやってきたことだから、身体にも脳にも良いだろう」と判断します。「友人と興味のあることについて語り合うのが楽しいのは、ソクラテスや孔子《こうし》の頃からだ」と、その時間を大切にします。『論語』の「朋《とも》あり遠方より来たるまた楽しからずや[30]」です。

一方で、ＳＮＳは目的を明確にして使用するようにしています。Twitterやリール動画をダラダラと眺めることはしません。リモート会議ツールも、その利便性を享受しつつも、視覚や脳への負担などに用心しながら活用しています。これらは、人間がつい最近始めたことであり、長時間の利用が脳にどのような影響を与えるか、不明な点も多いからです。

また、ありとあらゆる方向から広告が個人の時間を奪いに来る世の中ですが、自分に関係のない情報にはできるだけ触れないようにしています。例えば、テレビ放送は録画してＣＭを飛ばして観る。タクシーに乗ったら、習慣としてすぐに目の前のモニター画面をオフにする。広告無しになるならサービスにおいて有償課金モデルを選択するなどです。後で詳述しますが、私達は難しいことを集中して考えている時以外にも、ボーッとしているときがあります。実は隙間時間にボーッとしているこの時間が意外と大切なのですが、様々なスクリーンから忍び寄る情報は、その時間を奪っていくからです。

このように私は、脳は「可塑的」なため生活習慣によって容易に変化するという前提に立ち、これから各章で説明するように、脳に悪い生活習慣は避け、適切なルーティンメニューで脳を鍛えるようにしています。

難しい本を読んでいるのが辛《つら》くなっても、それはあたかも筋肉細胞に負荷を与えているのと同じように、海馬において処理をし大脳新皮質に長期記憶を転送する作業記憶（ワーキングメモリー）を鍛えているのだとイメージしながら、読み切ります。

感情的になっているなとか、理由がわからず嫌悪感を抱いているなと感じた時は、「古い脳」が今活発になっているのだと客観的に判断し、意識的に自分の「新しい脳」を立ち上げ、その理由を冷静に分析し、バランスを取るようにします。

人間の知能／知性（Human Intelligence）に関する3つの仕組みの理解が素晴らしいのは、シンプルで、日々実践可能で、かつ人生を前向きに捉えられるようになることです。昔から人が大切にしてきたことを行い、脳に良いことを意識的に行っていれば、私達は永遠に賢くなり、仕事に恵まれ、友人に必要とされ、楽しく豊かに善く生きることができる、私はそう信じてブレインワークアウトを実践しています。

脳のソフトウェアのアップグレード

これまで見てきたように、身体ハードウェアは4万年ほぼ不変の人類（①生命／身体に関する仕組み）も、脳のソフトウェアは可塑的（②脳に関する仕組み）です。ハードウェアとしては物理的には同じニューロンとシナプスの仕組みでも、人類の歴史において、言語や文字や印刷技術の発明、さらには社会の複雑化によって、外部情報量が増えていきます。処理する情報量が増えると共に、それに伴って自分の感情や心的イメージも複雑になり、脳内で統合する情報量が増えていくにつれて「心」が生まれ、現代の我々のような「意識」が生まれ、脳がアップグレードされてきたのだと思います。

次章では、脳のアップグレードに関する短い人類史を振り返り、私達が現代に至るまで歴史上獲得してきた運動、睡眠、瞑想、対話、読書、デジタルの6つのモードについて説明していきたいと思います。

第3章

HI（Human Intelligence）の短い人類史と6つのブレインモード

「サピエンスの新しい言語のどこがそれほど特別だったので、私たちは世界を征服できたのだろう？」

ユヴァル・ノア・ハラリ［1］

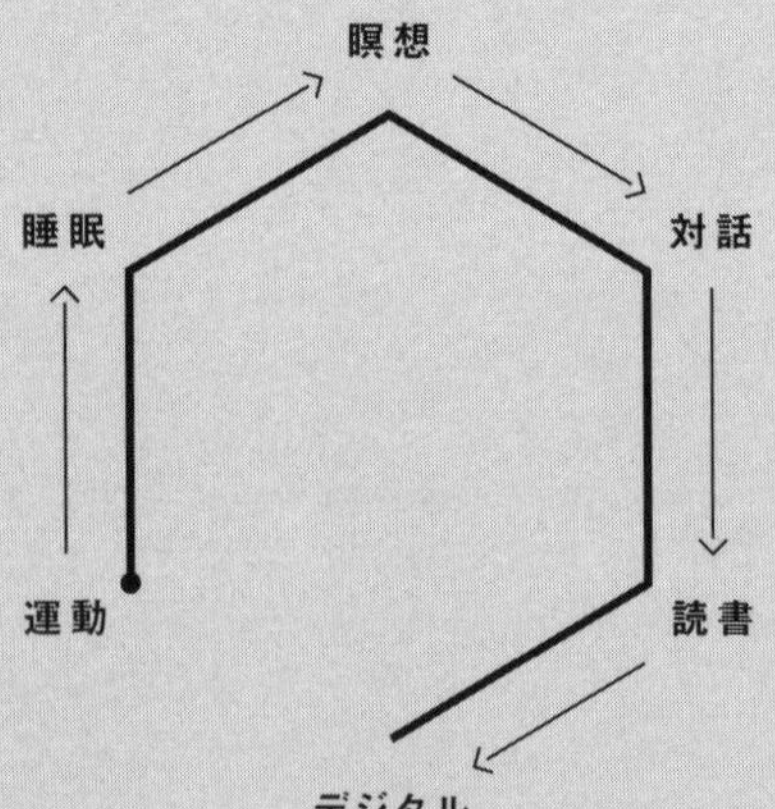

HI(Human Intelligence)の短い人類史と6つのモード——知能と知性、認知革命、精神革命、印刷革命、情報革命

私はブレインワークアウトのメニューを、運動、睡眠、瞑想《めいそう》、対話、読書、デジタルの6つに分けています。そしてこれらの6つは、脳の働きとして機能と役割が異なり、切り替えが必要なため、私はこれらを機械の運転様式に因《ちな》んで「モード」と呼んでいます。これらは、人類の生物としての進化や、文明誕生後に対応した進化の過程で、順に脳内に開発してきたものであり、今私達が開発中のものでもあると考えています。

人類は、もともとチンパンジーや類人猿と変わらない生活を送っていました。運動（狩猟と採集）、食事、睡眠、交流そして時折の求愛、性交と出産です。

その後、日常生活において情報の質と量が爆発的に増える事態に何度か直面してきました。言語能力の獲得による複雑な情報交換、文字の発明と普及による過去の情報へのアクセス、さらには印刷書籍やデジタルテクノロジーによる時空を超えた膨大な情報の生成と伝達です。そして、それらの情報爆発を体験する度に、私達の先祖は当初混乱しストレスを感じつつも、それらの情報を自分と人類のために正しく活用できるように、脳に新しい運転様式（モード）を開発追加し、自分達の脳のソフトウェアアップグレードの努力を続けてきたと私は考えます。

ブレインワークアウトでは、その6つのモードに対応した脳の働きを最大限に活《い》かすように、

メニューを組み立てていきます。まずは、皆さんのブレインワークアウトを効果的にするために、私達の脳、ＨＩ（Human Intelligence）がいかに進化し、６つのモードを持つようになったか、短い人類史を通して振り返ってみましょう。

1 運動モード：狩猟民族だった私達の動物としての知能

38億年前の誕生以来、多くの生物は、ホメオスタシスのためのエネルギー摂取に向けて移動（運動）するという性質を持っています。例えば、草食動物は植物を探して移動し、肉食動物は獲物を探して移動します。それ以外にも、繁殖、避難、等の様々な目的のために生物は移動（運動）します。

現生人類ホモサピエンスはこれまでの20万年の歴史のほとんどの期間、狩猟採集生活を送ってきました。類人猿からホモサピエンスに至る進化の過程は、獲物の狩猟のために長距離を走るようになったことと、肉食や火を使った調理によってエネルギー取得効率が高まり、余剰エネルギーを使って脳を大きくしてきたことの2点に集約されると言っても過言ではありません［2］。

アウストラロピテクスがホモエレクトスに進化する過程で、足とアキレス腱《けん》が長くなり、土踏まずが広くなり、大殿筋が発達しました。また、肌を覆う毛がなくなり、それによって発汗による体温調整が可能になり、三半規管が発達して平衡感覚を保って長時間走ることができるようになりました。何人かの仲間と獲物を何時間も追跡・追走し獲物が熱射病で倒れるまで続けるという狩りを行い［3］、木の実やキノコを摘みに行ったりした後は、それらを調理して食事をし、火を囲んで雑談をして過ごしていたのでしょう。私達が、今でもバーベキューや焚《た》き火をしながら談笑する時間に癒《い》やされるのはその名残でしょう。

食料を探し求めて野山を歩き、五感を使って周辺情報を得てそれらを記憶し、獲物を見つけては走り、天敵を見つけては逃げなければならない環境に適応するように、長く脳を進化させてきました。獲得した大型動物の肉を火や石器を使って調理して食べることで飛躍的に摂取カロリーを増やし、脳をさらに大きくしてきました。脳が大きくなることで、移動しながら獲物や食料を探索するための観察力と記憶力といった知能も、さらに発達しました。カラハリ砂漠のクン人は、砂漠の草原地帯で１０５種類の植物と２６０種類の動物の計３６５種類を食料にすると報告されています［4］。日中の活動として野山を移動し狩猟する時に、最も活性化する太古からの脳の働きを本書では「運動モード」としています。

❷ 睡眠モード：地球上の多くの生物が持つバイオリズム

「①生命／身体に関する仕組み」で触れたように、機械と多くの生物の違いは、バイオリズムによって活動と休息のオンとオフの時間があるかどうかです。

ＡＩや機械はエネルギー源さえあれば24時間、動き続けることが可能ですが、自転活動をしている地球に生きる私達生物は、全て何らかのオンとオフの「時間のリズム」を持っています。地球上に暮らすあらゆる動物が眠りますし、魚類、爬虫《はちゅう》類、両生類、昆虫までも、多くの生き物が睡眠状態というべきオフの時間を取っています[5]。生き物としての生命維持活動としての基本は、日中の運動等の活動の後の休息「睡眠モード」です。

3 瞑想モード
4 対話モード：認知革命と精神革命による「知性」の誕生

――認知革命による最初の脳のアップグレード

人類にとって、情報とその処理のための知能／知性に関する最初の大きな変化は、約7万年前から3万年前にかけて起きたとされる言語の誕生と、認知革命です[6]。私達の先祖は複雑な発話による言語を使って情報のやり取りをするようになりました。

霊長類の音声器官を比較すると、人間だけに母音と子音の組み合わせによる複雑な発話を可能とする声帯や声道空間があること[7]や、言語発達との関連が示唆される特有の遺伝子があること[8]など、様々な原因が研究されていますが、いずれにしても人類は言語を取得し、それによって複雑な思考とそれについての他者とのコミュニケーションを可能にしたとされています。

例えば、この頃に人類は「再帰言語」を操るようになっています。『絵を描く人を描く』人を描く」等の入れ子構造などを含む、複雑な言語構造は、2〜5歳までに触れて長期学習する必要があります（乳児期に狼に育てられるなどによって、その期間に学習できないと生涯習得できません）

［9］。複雑な発話と言語を取得した人類は、想像する力と抽象的な思考、そして他者との言語によるコミュニケーションを手に入れました。その結果、自分や他者の精神状態に注意を向けその精神状態についての認識を心にとどめおいて、考えたり吟味したり感じたりする能力、そして他者にも自分と同じ知性があり、共感できるという能力（メンタライジング能力）、そして他者を思う利他の気持ちなどが生まれたと言われています。

霊長類学の研究によれば、チンパンジーの知能は完全に利己的にできており、食べ物を他のチンパンジーと絶対に分け合ったりせずに、時に騙《だま》したり暴力をふるったりします。人間の幼児とチンパンジーとオランウータンの知能を比較したドイツの科学者の研究によると、空間認識、計算、因果性認識の全てにおいて実は大きく変わりません［10］が、社会的学習という「他者から学ぶ」能力項目においては、人間が楽勝するのです［11］。

また、進化心理学者のロビン・ダンバー教授によると、霊長類と人類の進化は、時間収支モデルで説明できると言われています。

多くの霊長類は、1日を「①栄養源探索の移動と摂取」「②休息と睡眠」「③捕食者から身を守る群れの社会維持活動」の3つの時間で過ごしています。類人猿や猿人の場合は、栄養源が地下茎や根茎、腐肉の骨髄等で、彼らはそれらを多くの時間をかけて咀嚼《そしゃく》して栄養摂取するしかありませんでした。それに対してホモサピエンスは、大型動物を捕獲し石器や火を使い調理して効率的に栄養とカロリーを摂取することで、自分の周囲の社会の維持活動に時間を使うことができるようになりました［12］。そして人類は、他の動物にはない突出した記憶力と、社会学習能力、家族単位を超えた部族単位での広範囲での利他的な協力関係を結ぶことで、ネアンデルタール人等の仲間が滅びる中で、唯一、絶滅を逃れることができました。

現生人類と最も似ていたとされるネアンデルタール人は、脳の大きさは現生人類よりも20％ほど大きく、単純な発話も行い、体も屈強で狩猟道具も作り、狩猟民族としては優秀だったことが判明していますが、絶滅しています。彼らは家族単位で行動し、男女や仲間との分業はなく、埋葬は腐臭を避けるためのシンプルなもので、移動交易距離の範囲が25キロメートル未満だったとも言われています。それに対して、現生人類は、洞窟《どうくつ》壁画等の芸術が多く残り、埋葬も特別に赤土を施し、多くの交易圏は25キロメートルを超え、200キロメートルに達するものもあったということです[13]。

認知革命の結果得た複雑な言語によって、衣服、釣り針、黒曜石を使った矢じりなどを作るノウハウや、虚構（神話、概念）を他者に伝えることが可能になりました。言語による他者との交流が増えたことから、日常で触れる情報量も爆発的に増えたと考えられます。芸術や宗教的様相を伴った埋葬、広域の移動と交易は、人類が生存のためだけの知能（本能）に加え、他者の存在を含めて幅広く情報を統合して、新しい認識や概念を生み出すという「知性」を兼ね備え始めた証拠と考えられます。トルコのギョベクリ・テペ遺跡は、近年の発掘作業で、農耕が発展しておらず人類が狩猟採集を行い生活していた約1万2000年前のものと判明しました[14]が、すでに高度な文明を持っていたことが明らかになっています。

文字による情報爆発、そして心、精神の誕生

その後、人類が世界中に拡散し、マンモスやオオナマケモノといった大型動物を捕獲し尽くして絶滅させてしまったこと[15]、同時に気候が世界的に安定し農業に適した高温期に入ったことから、人類は定住し農業生活へ徐々に移行を始めます。狩猟採集民族にとっては公正な分配が最重要であり、備蓄と貯蔵はタブーでしたが、定住農業生活によって徐々に私的所有物が増えていきました。この農業革命によって富の集積と貧富の格差が進み王国が誕生し、国境と所有物を守るための軍隊が誕生します。また、その徴税や貸借の管理のための文字（漢字、ヒエログリフ、楔形《くさびがた》文字等）が約5000～3000年前に生まれました。

それらの文字によって過去の記録にアクセスできるようになり、人類が扱う情報量はさらに増えました。過去と現在を比較する時間の概念が生まれ、過去の祖先の記憶をたどるだけでなく、強く自分達の未来も案じ、死後の世界も心配するようになりました。文字によって、遠くの場所や過去も含めた様々な情報にアクセスすることが可能になった人類は、様々な複雑な感情を抱くようになり、自身の存在を意識し、その精神について考え始めたと言われています。興味深いのは、動物に複雑な心の動きがないように見えるのと同様に、人類にも最初から心や精神はなかったのではないかということです。

動物行動学から出発し人間の意識の探究に踏み込んだジュリアン・ジェインズという研究者は

『神々の沈黙―意識の誕生と文明の興亡』という著書で、楔形文字の粘土板や碑文・彫刻、ギリシャ叙事詩『イーリアス』『オデュッセイア』、旧約聖書などの詳細な分析から、人類の意識は今からわずか3000年前に芽生えたものだという大胆な仮説を立てています。それ以前は、脳は命令を下す神の囁《ささや》きを聞く部分と、それに従う人間の部分の2つの領域に分かれていて、人間の自己や意識という感覚はなかったとしています[16]。

能楽師で中国の甲骨文字や古典、シュメール語等を独自に研究されている安田登《やすだのぼる》さんも、「あえて挑発的な言い方をすれば、古代の人には心がなかった」と仰っています。心（ココロ）という概念とそれを表す漢字は、漢字が生まれてから300年ほど後の紀元前1000年頃（ジェインズの仮説と同じ3000年前）に漸《よう》く現れます。シュメールの神話でも、「涙を流す」や「膝《ひざ》を叩《たた》く」等の感情表現の身体行為は多くなるものの、感情そのものを表現する語は少ないと指摘されています。人間が主人公になり、人間味溢《あふ》れる物語として記録に残っている最も古い物語と言われる『ギルガメッシュ叙事詩』も紀元前1300〜1200年頃のものとされています[17]。

私はこの、ジェインズや安田登さんの大胆な仮説に賛成です。「②脳に関する仕組み」で見てきたように、最初に身体が感受する情動から感情、そして心的イメージが生まれ、それらが個人の身体システムで統合されて初めて意識が生まれます。活動領域が広がり、社会が複雑になり、周辺情報が増えるにつれ、人々にも新しい心的イメージが生まれ、そして自分という意識が生まれた後、文字化されたのが「心」という漢字ではないかと私は思います。一度、心という言葉が生まれると快・愉・悦・怖・憎・恨・惜・悩・慢など、様々な感情を表現することが可能になります。新たに文字として名付けられた「心」の中に多様に表現可能な心的イメージが生まれました。また、文字による記録によって自身の一生より長い時間軸を理解するようになった結果、将来必ず訪れる「自分という存在」の死を恐れ悩むようになったのだと私は思います。

知性の覚醒〜世界同時精神革命〜

紀元前500年頃、今から2500年程前に、心や意識が生まれたことによる悩み・不安から人々を救う、宗教や哲学による精神の覚醒《かくせい》が世界同時に起きました。ゾロアスター教が誕生し、ユダヤ教が生まれ、インドではブッダが悟りを開き、ジャイナ教が生まれ、中国では儒教《じゆきよう》等の諸子百家が誕生し、ギリシャではソクラテス、プラトン、アリストテレスらがほぼ同時代に登場しました。これらの人類の知性の覚醒は、精神革命とも呼ばれるものです。世界で同時に生まれたこれらの宗教や哲学は、現在の私達にも大きな影響を与えています。

前述のように複雑な言語をもたらした認知革命によって人は虚構を信じる力と、同じ意識を持つ他者に共感する能力（メンタライジング能力）を手に入れました。さらに文字によって情報が増え、心や感情が芽生えました。同時に、ジェインズによると、人間としての意識が生まれると、これまで命令を下してくれた神の声が聞こえなくなってしまったのです。

そこから生まれる不安や葛藤《かつとう》を乗り越えるために人間は、神に半分を委《ゆだ》ねていた脳の働きを変え、すべてを自分で考える必要が生まれました。未来を予測し、死後も含めた世界に対する新しい認識（見方）が生まれ、より善く生きるために自ら問い続ける精神の働き（すなわち「知能」ではなく）「知性」を持つようになりました。生存のための知能（古い脳）だけでなく、明確な答えのない問いも探究する知性（新しい脳）へのメジャー・アップグレードでした。哲学者の下西風《しもにしかぜ》澄《と》氏は、ソクラテスによって初めて、制御する心＝自己が発明されたと説明しています。ソクラテスは意識と世界を切り離し、世界を対象化し、見たものをさらに観察することの大切さを説きました。そしてロゴス（論理／理性）によって、人間自身の心のなかの対話＝思考で世界を説明することを試みました。

「魂の内において音声を伴わずに、魂自身を相手に行なわれる対話（ディアロゴス）であって、これがわれわれによって、まさにこの思考という名で呼ばれるにいたった」（『ソピステス』プラトン）〔18〕

ここに、神に頼らず自己との対話で世界を理解しようとする「瞑想」（Meditation）と、さらにそれを他者に広げ深化させようとする「対話」（Dialogue）が生まれました。
同じ時期、坐禅《ざぜん》によって自己と世界を観察することの大切さや「諸行無常」を説いたブッダも、答えのない知性の世界に最初にたどり着いた賢人の一人かもしれません。このようにして人類は、生存本能の知能に加えて、ソクラテス（そしてプラトン）やブッダが体系的に理論化したとされる自分自身と向き合う「瞑想モード」と、他者との本質的な対話を通じて、より善く生きること、真善美について考える「対話モード」という知性を持つようになりました。

但《ただ》しそれは、神の命令に従って単に楽しく生きて恋して子孫を残して死ぬという動物的、楽園的生活の終焉《しゅうえん》も意味していました。

旧約聖書において禁断の木の実は善悪を知る木の実のことです。蛇に唆《そそのか》されてその実を食べたアダムとイブは知恵を得ましたが、代わりに、エデンの園から追放されたとされています[19]。知恵=人類ならではの知性を特別に得た私達は、中世の王侯貴族よりも豊かな生活をしながらも、現代に至るまで永遠に人生に悩み苦しみ葛藤しながら生きるようになりました。

5　読書モード：印刷革命による知性の拡張

――印刷革命～知性の拡張～

認知革命と精神革命以降、文字と書物はあったものの、長い中世において多くの人々にとって自分自身の思考を深めることは、もっぱら「瞑想モード」と他者との「対話モード」といった声の文化の中でなされました。文字を読むという行為は、あくまで聖職者や知識人が貴重な聖書や四書五経等の古典を、声を出して音読（口誦《こうしょう》）する時に限定されていました。

そのような状況を変え、大きな社会変革を生んだのが、1455年頃とされるグーテンベルクの活版印刷の発明による印刷革命です。まず唐《とう》とイスラムのアッバース朝とのタラス河畔の戦いで唐の紙漉工《かみすき》が捕虜にされたことによって製紙法がヨーロッパに伝播《でんぱ》し、12世紀～16世紀にかけてヨーロッパ全土で普及しました。そこでグーテンベルクが活版印刷機を製作し、書籍が一気に普及します。印刷革命により、推定およそ300分の1のコストで本の印刷出版が可能になり、大量の情報を流通させることができるようになりました[20]。わずか180部の聖書の印刷から始まった活版印刷は、15世紀末までの50年間に250都市・1000カ所にまで普及したと言われています[21]。書籍を黙読することから過去の叡智《えいち》を学び、著者との対話から思考を深める「読書モード」の誕生です。「知は力なり」で著名な哲学者フランシス・ベーコンは、近代化を導いた「火薬」「羅針盤」に並ぶ三大発明として「印刷技術」を絶賛しています。

「それは『全世界の事物の外見と状況を変化』させその結果、これ（印刷技術：著者挿入）よりも大きな力と影響を人間に対して与えることは、どんな帝国にも、宗派にも、星座にもできなくなったように思われる」（フランシス・ベーコン[22]）

宗教や星座よりも人類に大きな影響を与えたというのは大げさのようにも思えますが、その後の現在に至るまでの近代化の歴史を考えると、決して誇張した表現ではないと思います。自分が必要とする叡智を持った他者との「対話」を、時空を超えて拡張することができるのが「読書モード」であるとも言えます。

コペルニクスが天文学において地動説という重要な発見を行うことができたのは、コペルニクスがヨーロッパ中の天文学のデータを印刷物の形で取り寄せ、比較参照して考察することができきたからと言われています[23]。印刷革命によって時空を超えた古典の知識知恵の再解釈や、各地に分散していた研究データの交換がなされ、宗教革命と科学革命、それらによって生まれた近代精神を伴って産業革命が起きました。アイザック・ニュートンが「私がかなたを見渡せたのだとしたら、それは巨人の肩の上に立っていたからです[24]」と語っているように、過去の膨大な人類の叡智に触れることができるようになったのも、読みやすく印字された書籍があり、それを誰もが手軽に読むことができるからです。

6 デジタルモード：知的生産に向けたインプットとアウトプットの飛躍的効率化

そして、現代、人類は再度、革命的な情報爆発を経験しています。

今から50年前の1970年代、先進工業国は相次いで情報化社会に移行し始めたと言われています。デジタル化とネットワーク化、そしてスマホとAIの普及によって、情報の流通量と規模、その速度は無限大に拡大しています。インターネットとAIによって、私達は情報の収集と生成そして伝達のコストを驚異的に下げることができるようになりました。正しい検索の仕方や生成AIとの対話のコツを覚えれば適切な情報を即座に得ることができます。またブログやTwitterで自分自身の考えや思いを誰もが発信することもできます。また人間関係の構築も、以前は、家族や学校、地域や勤め先に限定されていたものが、様々なデジタル空間において拡張できる可能性が増えています。

情報のデジタル化とネットワーク化、そして生成ＡＩの登場によって入力情報（インプット）も豊富になり、自らの出力（アウトプット）の方法の選択肢も増え、個人の知的生産活動を大きく拡張することが可能になりました。世界中の様々な情報を入手し、個人の知的生産性を飛躍的に高めることができる「デジタルモード」を我々は手にしつつあります。

1000億人の脳の進化と、私達一人ひとりの脳の成長の相似

私は、全人類の脳の進化も、１人の赤ちゃんの成長と同じように捉《とら》えられるのではないかと考えています。いずれも脳において、生存本能があるだけの状態から、情報の質と量の飛躍的な変化を体験するごとに、知的な対応力（モード）を開発し、アップグレードするという意味においては同じだからです。

例えば、１人の人間の赤ちゃんのミクロの視点で見てみると、動物の赤ちゃんが生まれてすぐに立ち上がったりするのに対して、生まれたばかりの赤ちゃんは、おっぱいを吸う、おしっこやうんちをする、泣く、眠る以外ほぼ何もできません。

そこから徐々に、子宮の外の現実の世界の母親、父親、身の回りの物という新しい情報に触れ、心や感情が生まれてきます。そしてそれらの周辺情報が、時間をかけて自己や自我といった意識を育《はぐく》んでいきます。「いないいないばあ（Peekaboo、Peek-a-boo）」は赤ちゃんを喜ばせる遊びですが、他者が存在する・しないということを認識し始めるその時期から、自己と他者の分離が始まり、自己の意識が生まれ始めるとされています。

人間知性(Human Intelligence)の進化と6つのモード

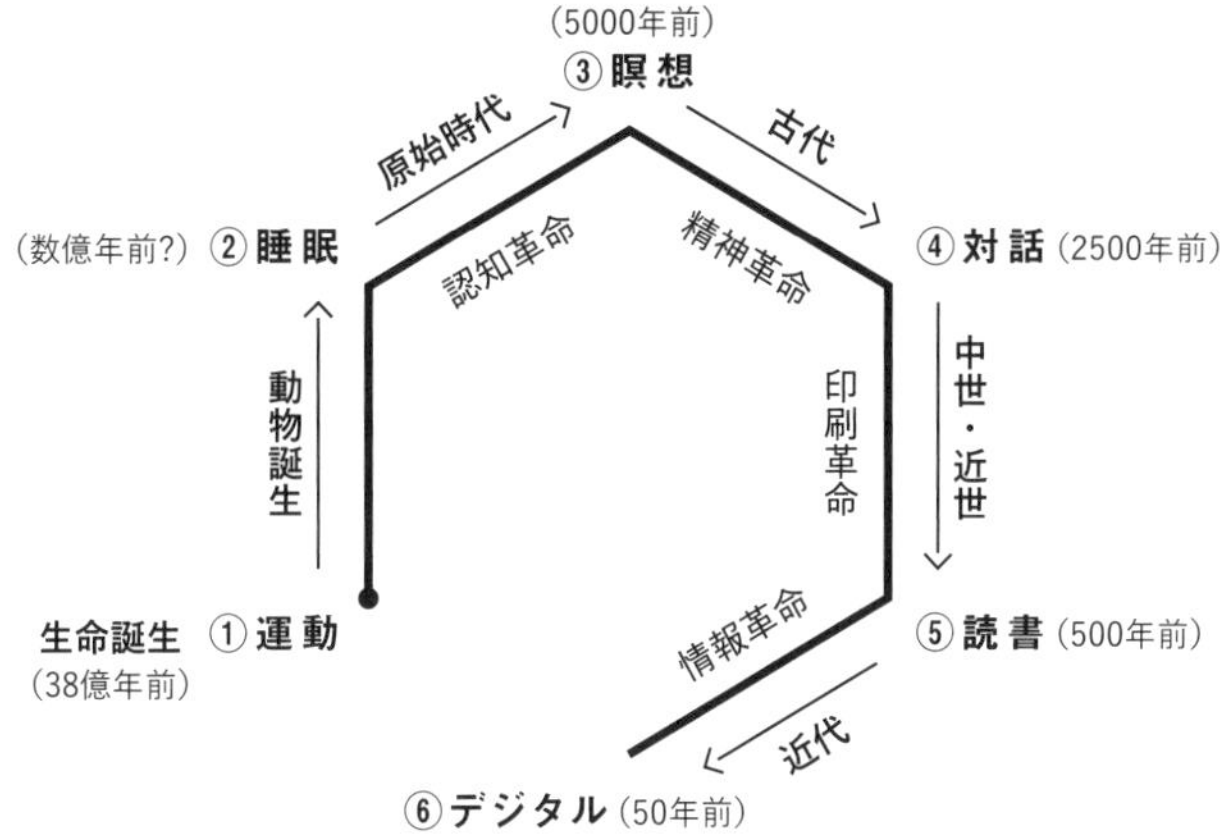

1歳前後で、自分で歩くようになって、身の回りの世界を徐々に広げていき、母親、父親以外の家族やまわりの人と関わるようになりより多くの情報に触れ、強固な自我の存在に気づきます。そして自我が芽生え始めた1歳から2歳にかけて、さらに自分で様々な体験をし、新しい情報を得て、考え行動するようになり、思うようにならないと癇癪《かんしゃく》を起こしたり反抗したりして、「第1次反抗期」「イヤイヤ期」「魔の2歳児」と呼ばれる時期に入っていきます。その後、保育園に入り、他者と交遊し言葉を交わし、言語情報から自分を取り囲む社会を徐々に認識するようになります。その頃に、小さな社会の疑似体験の「ままごと」で異なる人格の他者と対話をして遊びます。

就学期に入ると、時間をかけて後天的に読字能力をつけていきます。そして、徐々に、プログラミングや外国語等を取得し、PCやスマホを駆使して勉強や仕事をするようになります。私達は最初、ひたすら運動（はいはい）と睡眠を繰り返して、記憶と感情を整理する神経細胞ネットワークを構築し、自分で動くことで外部環境から情報を取得して、徐々に様々な感情が芽生えるようになり、自分と他者の違いの意識を覚え、そして他者との対話を経験し、文字から学習する脳を構築し、最後に必要なデジタルスキルを身に付けていくのです。

人類史において、赤ちゃんはこれまで累計1170億人誕生したと推定されています[25]。その全人類の脳の進化の過程においても、最初は、赤ちゃんのように複雑な言語は話せなかったのが、歩き出した赤ちゃんのように、獲物を追って外の世界を知り、徐々に複雑な言語を取得し、様々な情報を交換するようになりました。そして情報の質と量が飛躍的に増える変化を何度か経験し、その都度、情報処理のための脳のソフトウェアをアップグレードさせてきたと、私は考えています。1人の人間の一生の脳の成長過程から考えても、人類の数万年に及ぶ脳の進化の過程から考えても、私達は情報の質と量の変化に伴って脳のニューロンの繋《つな》がりのパターンを変化させ、成長と進化の過程で、新しいモードを加えて脳をアップグレードさせてきたと言えるのではないでしょうか。

以上が、短い人類史からみた、①運動と②睡眠、③瞑想と④対話、⑤読書と⑥デジタルの6つのモードです。新しいデジタルテクノロジーが私達の知能／知性に与える影響や、他者との人間関係や社会全体に与える影響はまだ流動的で明確にはわかっていませんが、人類がこれまでの歴史で手にした6つの脳のモードを理解し、それを正しく鍛えることで、私達はより善く生きることができると信じています。

6つのブレインモードと20のメニュー

さて、第2部からは、6つのブレインモードの詳細と、鍛えるための20の実践メニューについて、優れた先人やリーダーと呼ばれる人の事例や私自身が試みた実践例（失敗含む）などを元に説明していきます。最初のほうの運動や睡眠のメニューは全ての人に関連するものですが、後半になるに従って、読書やデジタル等、何らかの知的生産に関わる人向けの内容になっていきます。自分の今の状況、または職業において、重要なモードは何か、またそれを鍛えるためのメニューは何か、実践にあたって考慮する点は何かを考えながら、それぞれ独自のブレインワークアウトのメニューを設計して取り組んでみてください。

運動モード　メニュー①　全ては低強度の運動を週3回やることで解決する
メニュー②　距離移動と非日常空間で脳の働きは活発に学習する

睡眠モード　メニュー③　深い睡眠で記憶を固定化し、浅い睡眠で感情を整理する
メニュー④　睡眠を徹底してパーソナル化する（睡眠体質、仮眠、入眠ルーティン）
メニュー⑤　夢を意識して自分の心の中の本当のメッセージに気づく

瞑想モード　メニュー⑥　観察による「今、ここ」への意識の集中と自己との対話

対話モード

メニュー⑦　瞑想と家事でDMNを落ち着かせひらめきを得る
メニュー⑧　自己と世界との一致――自我（エゴ）から自己（セルフ）へ
メニュー⑨　人々の意識を変えていく「声の力」を再認識する
メニュー⑩　「対話」を理解し、「聞く」と「聴く」を正しく使い分ける
メニュー⑪　同じ目線で傾聴し、目的なく語り合う時間を作る

読書モード

メニュー⑫　興味のあるテーマを決めて、積読から始める
メニュー⑬　同テーマの複数の本を、同時に読む――シントピカルリーディング
メニュー⑭　紙の本に「徹底的に書き込む」ことで著者と対話する
メニュー⑮　著者と格闘し、脳細胞を鍛え、独自の思考様式を手に入れる

デジタルモード

メニュー⑯　メモ帳アプリで情報を「固定化」し、「規格単位化」する習慣
メニュー⑰　情報の一元管理＋発酵で、「自分だけの知の生態系（ビオトープ）」を構築
メニュー⑱　単位化された情報を組み合わせ、アウトプットし、共有する
メニュー⑲　マルチスクリーンとSNSでアウトプット作業を効率化
メニュー⑳　生成AIの活用で、インプットとアウトプットの幅を広げ、効率化する

それでは、まず運動モードから見ていきましょう。

3つの仕組み

①生命／身体に関する仕組み

現生人類（ホモサピエンス）の脳を含むハードウェアとしての身体は、狩猟採集民族の頃から数万年変化しておらず、恒常性（ホメオスタシス）や周期性（バイオリズム）の性質由来の知能を持っており、それらが様々な情動（Emotion）や感情（Feeling）を引き起こす。

②脳に関する仕組み

脳の知覚、着想、思考という活動は、脳神経細胞（ニューロン）が活性化し、シナプスにおいて複雑に繋がることで起き、ソフトウェアとしての脳はアップグレードもダウングレードもする（可塑的)。

③記憶と思考に関する仕組み

人間は本能的情動に仕える「古い脳」と、短期記憶と長期記憶の転送と想起によって深い思考を可能にする「新しい脳」を持っている。

第2部

6つの
ブレインモード

第1章

運動モード

――脳の基本能力を鍛え、着想を得る

「そして体育の内容をなすつらい鍛錬そのものも、彼は体の強さを目的とするよりはむしろ、自分の素質のなかにある気概的な要素に目を向け、それを目覚めさせるためにこそ行なうだろう」

ソクラテス（プラトン『国家』より）〔1〕

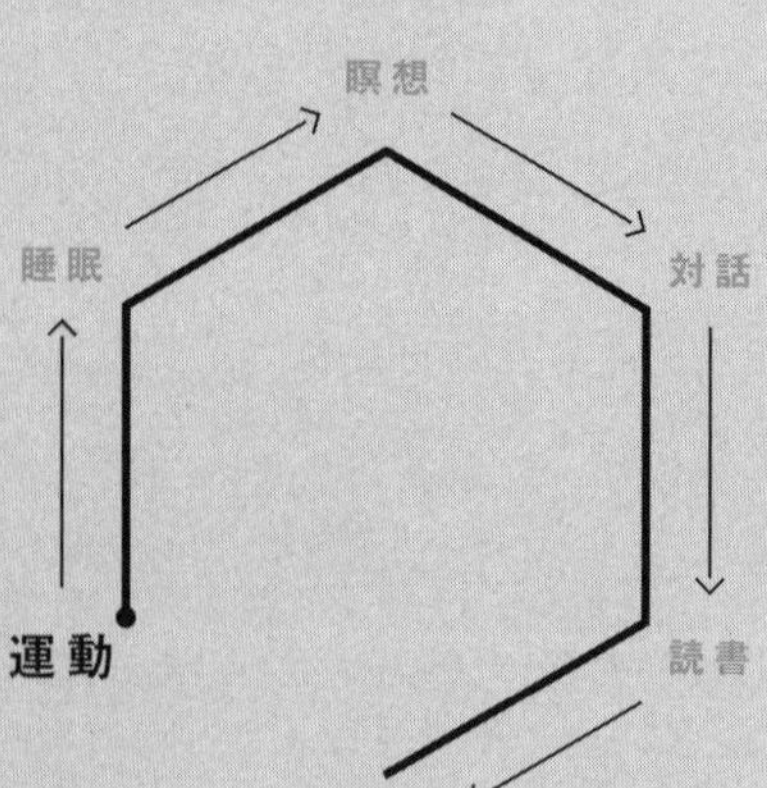

人類史上最も運動しない現代人

皆さんは、今日何歩歩いたでしょうか？　最後にしっかりと運動をしたのはいつでしょうか？　会社員時代は私も、オフィスビルに吸い込まれるように出社した後はミーティングが続き、10時間後にビルを出たら外は真っ暗という日々が毎日続いていました。コロナ禍による自粛期間はリモートワークで、身体を動かさない日が多かったのではないかと思います。

世界保健機関（WHO）によると、世界の14億人が運動不足であると報告されています。

東京都顧問をしていた時に、オリンピック開催後に残す遺産（レガシー）の1つとして、いかにスポーツの習慣を都民に持ってもらうかについて東京都のオリンピック・パラリンピック準備局の方々と検討したことがあります。日本では成人の35・5%が運動不足（男性33・8%、女性37・0%）であり、特に若い年代の女性に全く運動習慣がないことが問題視されていました[2]。

有酸素運動による健康上の効果は、内臓脂肪を減少させメタボリックシンドロームによる動脈硬化や心筋梗塞《こうそく》等様々な生活習慣病を予防・改善するとして、既に広く知られています。それ以上に、ここ10年の研究で注目されているのは、運動の脳の働きやメンタルヘルス改善への効果です。運動して汗を掻《か》くと爽《さわ》やかな気持ちになる、これは誰しも経験したことがあると思います。近年の研究によって、「低強度の運動は、記憶力や発想力を高め、健やかな精神をもたらす」ことが科学的に明らかになってきました[3]。

【AIとHIの違い】運動しながら思考する私達が車窓を眺めるのが好きな訳

――場所、座標軸、予測学習モデル

私はロボット開発企業のアドバイザーをしていた時期に、趣味のロードバイクに乗りながら、人間の感覚器官・脳の働き・身体器官の連携のスムーズさについて改めて考えたことがあります。視界に入ってくる情報から、路面の小さな段差によるショックの強さを想定したり、ハンドルをわずかに傾けることで小石を回避したりするなど、刻々と訪れる感覚情報から一瞬先を予測しながらペダルを漕《こ》ぐ身体機能は、ロボットが簡単に真似できるものではありません。

第1部で神経科学者のジェフ・ホーキンスの「1000の脳（Thousand Brains）」という説[4]を紹介しました（45ページ）。脳が物体の位置とその変化を記述する「座標系」を持っていて、移動する毎に、大脳の皮質コラムの予測モデルが新しい環境を学習・予測し、思考と体験を生むという説です。このような「感覚運動学習」が、私達の日常生活の行動全て（目の前のコーヒーカップを取る、階段を走り下りるなど）において起きています。

この理論によると脳は、無意識にたくさんの脳の皮質コラムの予測学習モデルを起動（活動電位までに至らないレベルで細胞の電圧を少し起動）させつつ、予想外の感覚情報が来るとニューロンを活動電位まで発火させ、判断と行動を行います。私達はビルを何気なく見上げている時に、

空から予想外の物体が落下してきたら、頭を抱えてしゃがむか、避《よ》けようとすると思います。予測学習モデルと違った感覚情報が突然現れた時、一気に活動電位にまでニューロンを発火させ新しい思考と行動を促すのです。

重要なことは、この「皮質コラム」の予測学習モデルは、思考と体験に基づく高次の概念においても同じように機能するということです。過去の学習によって、ボタンを押せば何が起きるか、という具体的な事象から、民主主義という言葉が何を意味するか、といった抽象的な概念においても、私達の知能は座標系の学習モデルを用いて思考しているのではないかとホーキンスは主張しています（これは、「②脳に関する仕組み」で確認したように、抽象概念の塊も長期記憶に格納可能だからではないかと推測できます）。

この発見の大きなポイントは、人間の脳は「場所移動」による感覚情報の変化に伴ってニューロンを活発化させ、思考と行動を行うということです。すなわち、家の中に引きこもっているのではなく、外に出て移動し、時に運動し、様々な刺激に出会う時に、脳の働きが最も活性化するように人間の脳は作られているということです。

人類の誕生から定住して農耕を始めるまで、その長い歴史は狩猟採集民族として、大型動物を追っての旅と移動の歴史でした。現生人類の祖先は、サハラ以南ボツワナあたりに住んでいたと言われています。彼らがアフリカを出て、ユーラシアを渡り、アメリカに渡り、南アメリカのフエゴ島にまで5万キロメートルを旅して、世界中に人類が拡散したと言われています[5]（ちなみに私の会社の社名は、その人類の旅「グレートジャーニー」にちなんでいます）。そうした意味では、人類の歴史の95%は、狩猟採集民族の歴史であると同時に、運動と移動の旅の歴史でもあります。

私達を「狩りの旅」に向かわせる神経伝達物質

「①生命／身体に関する仕組み」において、様々な神経伝達物質が私達の行動をコントロールしていることを説明しましたが、これらはいわば、私達を新しい場所への狩りの旅に向かわせるためのものでもあります。狩りにおいて天敵か獲物に出会った時、その情報はストレスとして察知され、コルチゾールが分泌されて、脳と身体が、闘争（Fight）か逃走（Flight）か、身を硬くしての防御（Freeze）かの臨戦態勢に入ります〔6〕。別の神経伝達物質ドーパミンは、感覚中枢から伝えられた情報の中からノイズを排除し目の前のことに集中させる機能も持っています。カフェやコワーキングスペースのざわめきの中でも、自分の読書や作業に集中できるのは、ドーパミンのおかげです。

また、集中していても近くで自分の名前が聞こえると突然、意識をその会話に向けることもできます。先述の「皮質コラム」の予測学習モデルとドーパミンのおかげです。自分の名前が出ないと予測している状況では、ニューロンを活動電位に至らないレベルで起動させつつ、自分の名前が聞こえたという感覚中枢からの情報にはニューロンが発火し、集中力を向けさせます〔7〕。このような「喧騒《けんそう》のなかで意味のある情報を抽出する」ということがＡＩはとても苦手だと言われています。なぜなら、ＡＩには自己意識や、そのための意味抽出という概念がなく、マイクから均等に収集された音声情報の中で何が意味があるのか、（事前にプログラムされていない限り）判断できないからです。

ロボットに搭載されているＡＩには今のところ、人間が命令した特定用途の目的遂行のための知能しかなく、自己保存や自己複製を目的に様々な行動を動機づける人間の神経伝達物質のような自律的な機能はありません。機械やロボットが事前にプログラムされた以外の行動を取ることはありません。何らかのセンサーデータを集めて特定の動きに関する学習をすることはありますが、そこから感情が芽生えたりすることももちろんないのです。

全ての生物は、生存の為に自分の意思で自律的に運動を行います。微生物ですら、刺激源に対して方向性をもって体を移動させる「走性［8］」の運動能力を持っています。

私達が、快適な自宅を離れて、ふと知らない場所への旅に出たくなるのも、それによって癒《い》やされるのも、そうした生物としての根源的な脳の働きのためと言えます。

私達は、ぼんやりと車窓に流れる景色を眺めることが好きです。しかし、放浪の旅に出てしまうＡＩや、車窓の景色を見ながらふと涙を浮かべるロボットはいません。移動と運動に対する根源的欲求、それらは私達の脳（ＨＩ）の特徴です。

メニュー①　全ては低強度の運動を週3回やることで解決する

――問題はストレスが発生することではなく、解消できないこと

ストレスという言葉には心労や重圧といった否定的な印象がありますが、実は本来、生存や成

長のためには不可欠な「外部情報への反応」です。ストレスを感じ、身体を一時的に緊張状態に持っていくことで、危機と対峙《たいじ》し、それを乗り越えたり、困難に前向きに対処することができます。またストレスは、より高い目標を掲げたからこそ発生する場合もあります。優れたアスリートは、プレッシャーを前向きに楽しみ、それを糧に好成績を挙げます。

しかし、狩猟採集民族の頃から変わらない私達の身体と現代社会のミスマッチによって、私達はストレス状態から逃れられない状況に陥る場合があります。

人類の死因が飢餓、感染症、殺人、出産、出血死だった時代は過ぎ去り、日常的に生命の危険に直結するストレスを感じる機会は少なくなったはずです。しかしそれでも私達は生命の危険を抽象概念として理解することができるので、何か危険な状況に陥る可能性を想像するだけでストレスを感じます。会社の将来に対する漠然とした不安、考え方の合わない上司に対する不信、さらには自分自身の能力や才能に対する不満……など、将来の可能性を想像する力があるがゆえの私達のストレスは、生命の危険がなくなっても減ることはありません。

身体的には安全でも、狩猟採集民族としての私達の身体機能は、ストレスに対して同様にコルチゾールを分泌させるため、快適なオフィスビルの会議室の中でも動悸《どうき》が高まり筋肉が緊張し、喉《のど》がカラカラになります。一方で、近代社会においてはストレスを感じても、闘争も逃走も防御もできないという閉塞状態に陥ることがままあります。嫌いな上司がいる職場でも、上司を首にすること（闘争：Fight）も、会社を辞めること（逃走：Flight）も、定時前帰宅や出社拒否をすること（防御：Freeze）もできない状況が続き、豊かで清潔で安全な環境にもかかわらず、狩猟採集民族の頃と同じ強いストレス状態が構造的に（安全だからこそ）慢性化する危険があるのです。

コルチゾールが分泌される状態が続くと、脳の短期記憶に重要な役割を占める海馬や、抽象的な思考や分析的な思考を司《つかさど》る前頭前皮質を含む前頭葉が萎縮《いしゅく》してくると言われています〔9〕。ストレスを感じてイライラしている人が、冷静で合理的な判断を下すことが期待できなくなっている状態です。このストレスによるコルチゾールが、定期的な運動によって過度に上昇しなくなることがわかってきています〔10〕。

身体を動かしている時は感覚器が鋭敏に機能しているため、ものが飛んできた時に避けたりするなど、外部環境の変化に素早く反応できます。常に運動状態にあると身体が認識することで、コルチゾール分泌が少なくても闘争か逃走かの状態に身体が速やかに反応できると判断している、もしくは運動によって疑似的にでも、闘争や逃走による危険回避行動を取っていると脳が感じているのかもしれません。

また、スポーツマンや登山を趣味にする人は、特にその運動の最中は、性格が落ち着いていて爽やかな人が多いように思えます。これらは、運動によって日常生活における過度のストレスを解消し、気持ちのコントロールが常にできているからではないでしょうか。

――集中力とドーパミンの問題

またストレスに立ち向かい困難を前向きに対処するには集中力が必要です。

集中力について理解するには、脳の「報酬系」の仕組みを理解する必要があります。

理解の鍵《かぎ》になるのは脳の側坐核《そくざかく》から放出されるドーパミンです。ドーパミンは、ともすればエネルギー消費を避け怠惰になりがちな私達の意識を、外部環境に向けさせ行動させるための神経伝達物質です。ドーパミンが出ると、その瞬間は多幸感で満たされるため、「快楽物質」と捉《とら》えられていますが違います。正確には人間に行動を起こす動機を与える「期待物質〔11〕」です。

デート当日よりもデートを企画している時、マイホームを手に入れた後よりも、マイホームについて思いを巡らせている時にドーパミンは分泌されます。また、ギャンブルが止められず賭《か》け金が高額になっていくのも、一度得た快楽は脳にとって想定内となって、新たな期待に向けたドーパミンは賭け金を上げていかない限り分泌されなくなるからです。

ドーパミンは本来「報酬系」として必要な行動に集中させますが、抽象的思考や論理的思考を担当し脳の司令塔として集中力をコントロールする前頭前皮質にも良い影響を与える効果があります〔12〕。そしてこのドーパミンは有酸素運動によって分泌量が増えることが明らかになっています〔13〕。正確には、運動を終えた数分後に分泌量が上がり、数時間その状態が続くとされています。

私達も、眠くて最初は嫌だった朝のジョギングでも、走り終えた後には爽快《そうかい》な気持ちになった経験があると思います。また、その後の会議や作業も普段より集中して行えた記憶もあるかもしれません。それらはドーパミンのおかげです。それは、恐らく狩猟採集民族として、獲物を追って走っている時こそ、全集中力を発揮して、地理的な状況や獲物の動きを推測し、適切な判断をすることが切実に求められていたからだと思います。

運動や移動によって脳の記憶力強化のスイッチが入る

狩猟採集民族としての私達の先祖は、獲物の群れを見つけた、食料となりうる果実やキノコ類の群生を見つけた、もしくは天敵と出くわしたなど、狩猟採集の運動中に重要な情報を発見すると、その位置や変化を脳の「座標系」モデルとともに記憶したのだと思います。その座標系モデルの〝脳のGPS〟ともいうべき、空間の認知学習とその記憶を司るのは、「③記憶と思考に関する仕組み」で出てきた海馬という部位です[14]。

「①生命／身体に関する仕組み」で触れたように、私達の身体ハードウェアの仕組みは狩猟採集民族の頃と変わっていませんが、細胞単位では生成と解体が進んでいます。

脳の大きさは25歳頃がピークで、脳細胞は毎日10万個ずつ失われています。また、脳には1000億個の細胞がありますが、脳は毎年0・5〜1％程度縮んでいます[15]。1日中、ユーカリの木でユーカリ葉を食べるだけの生活を送っているうちにコアラの脳が頭骨よりも小さくなった例は既に挙げました。一方で、運動をすれば脳細胞を新生させられることが明らかになっています。「②脳に関する仕組み」でも挙げましたが、アメリカの研究チームによると、心拍数が上がる持久力系の運動を1年行ったグループは、海馬のニューロンが新生し、サイズが2％大きくなっていたのです[16]。

海馬の成長に重要な役割を果たすのがBDNF（脳由来神経栄養因子）というタンパク質です。

このBDNFは脳細胞を保護し、生存と成長を促し、脳細胞間の連係を強化し、学習力と記憶力を高めているとされ[17]、有酸素運動によって生成され分泌が促されます[18]。BDNFによって、脳で新しい細胞が生成され、多幸感が訪れ、性格も少し変わるとされています[19]。また、BDNFが増える結果、短期記憶が長期記憶に転送されやすいこともわかっています[20]。哲学的な思考や、抽象概念を長期記憶に多く格納し、それらをたどりながら考えるためにも、散歩や軽く運動することで海馬を鍛え、そして考えることが重要なことがわかります。

また新生した脳神経細胞は50％しか生き延びられないのが、「新しい環境」にいると80％生存することが、マウスの研究等から確認されています[21]。最新の生命科学では、生物は常に最適化に向けた最短距離を求めるアルゴリズムよりも、一見無目的に経路を様々に探索するアルゴリズムのほうが、環境変化への対応に適していると言われています[22]。これは、短期的な効率化だけの追求が必ずしも長期的な生存目的には適さないということも意味しています。

私達の身体は遺伝的にも、無目的に新しい環境条件を試すことで、自らを進化成長させる傾向があります。新しい環境へと移動し、出来事に出会い、必要な情報を記憶し、そこで身体を動かすという生活に適応するように人類は進化してきました。私達は、休暇を取って旅に出て、見知らぬ街を散歩したり、山を登ったり海で泳いだりすることを好みますし、軽い運動をすると気持ちがリフレッシュします。最先端の脳神経科学が証明しつつあることは、私達が普段から経験的にごく当たり前に行ってきたことでもあるのです。

野山を歩いて山菜や木苺《きいちご》を以前見つけた場所に行って採ったり、うさぎやイノシシを追いかけて捕まえたりしていたように活動すれば、集中力や記憶力が向上するといわれても、ピンとこないかもしれません。しかし、繰り返し述べているように私達の身体ハードウェアはどこまでいっても、狩猟採集民族として生存するようにプログラムされているのです。できれば自然のなかで運動をすることで、それらの脳の働きにスイッチが入るのです。

週3回以上、30分程度、息が少し上がる程度の運動習慣

脳に関するベストセラー作家で、スウェーデンの精神科医であるアンデシュ・ハンセンによると、週3回以上、30分程度、息が少し上がる程度の運動習慣をつけることが大切とのことです。先程の研究チームによる海馬の成長を確認した持久力系運動も、実際には週3回、40分早歩きで歩いただけでした[23]。運動によって海馬だけでなくストレス反応を抑制する前頭葉も強化され、ストレス反応が減るのです。

また、運動は、アイデアの着想を得ることにも効果があります。

思考にはアイデアや発想を広げる発散型と、それらを抽象概念等でまとめていく収束型がありますが、有酸素運動は海馬が拡張するため、発散型思考力のほうは運動で強化されるとされています[24]。読書モードの章で後述しますが、抽象概念で収束させる思考は、まだ人類にとっても比較的新しいため、私達が長く行ってきた運動とはまだ関係が証明されていないのかもしれません。

運動は、手軽なジョギングやウォーキング以外には、テニスやフットサル、ダンスなどの心血管系と脳を同時に使うスポーツを低から中強度で行うのが良いようです。また10分ほど有酸素運

動をした後、ロッククライミングやボルダリング等の頭を使うスポーツをすることも効果的とされています[25]。旅先でのトレイルランニングも良いと思います。非日常の自然環境の中で、脳に新しい刺激を受けながら、軽く汗ばむ程度の運動を30分ほどする、これが脳を鍛える目的の運動には一番効果的なようです。

逆に高強度のトレーニングは、疲労回復をするために血流が脳ではなく筋肉に向かうため学習力と記憶力の強化ができない、意識が動作そのものに集中するためあまり思考することができない、等の理由から、脳の機能向上にとっては望ましくないという方向に科学者の見解は向かっているようです。あまり追い込まずに、少し心拍が上がる程度の運動を定期的に行う。気の赴くままに森や公園を散歩する。まずはここから始めると良いと思います。

運動の回数は、毎日である必要はなく、週に2〜3回30分程度でも効果があるとされています。また、筋肉トレーニングは顔と名前を一致させるなどの連想記憶が強化されるという説[26]もあります。

メニュー②　距離移動と非日常空間で脳は活発に学習する

――運動はできるだけ非日常空間で、移動と旅が大切な理由

私は、40代になってダイエットと健康のためにジムに通い始めました。最初は、トレッドミル

で走っていましたが、そのうちに外のほうが気持ち良いことに気づき、皇居の周りや都内を走るようになり、最終的には森の中でトレイルランニングをするようになりました。また、トライアスロンを始めるようになり、プールを泳ぐよりも、波にもまれながら海で泳ぐことの気持ち良さを知りました。最近はトライアスロンやフルマラソン等の激しい運動は避けていますが、仲間との登山が趣味になっています。

様々な場所で運動を行うようになって気づいたのは、私達は、原始時代の昔から、自然環境で、できればそれも見知らぬ場所で身体を動かすことが本能的に好きなのではないかということです。旅先で知らない土地の空気を吸うと、全く違った発想や考え方が急に浮かんだりします。読書モードで後述しますが、私は読書に専念するために、何冊か本を持って読書のためのワーケーションの旅に出ることもあります。

私達の体重あたりの脳の容積は、他の動物の何倍も大きいことはよく知られています。興味深いことに、ある研究チームが様々な動物の脳の容積を調べたところ、ラットやイヌといった高い持久力を持った動物も脳の容積が大きいことがわかったのです。枝に座って全く動かないコアラの逆です（とはいえコアラのほうが人間よりも幸せかもしれません）。

私が数年興味を持ってフォローしてる学問領域に人工生命学（Artificial Intelligence ではなくArtificial Life, A-Life と呼ばれています）があります。分子生物学が実際の生物を分析するのに対して、人工生命学は生命の本質とは何かを追究することで、知能だけでなく生命そのものを人工的に生み出すことはできないか、について研究している分野です。そこで明らかになったことが、先程も少し触れましたが、生物にはどのような環境変化にも耐えられるように永遠に進化しようとする性質（Open-Ended Evolution）があるということです。外部環境に最適化して収束させるのではなく、常に新しい解を求めて発散的に探索し続けるという仕組みがあらゆる生命体の本質だと言われています。環境変化に強いのは、その時代の環境に効率的に最適化した種ではなく、無目的とも見えるほどに経路探索を行って、その累積距離が最も長い種が生き延びると言われているのです[27]。これは生命が誕生して以来38億年の間に、70～95％の生物種が同時に滅んだ「大量絶滅」を過去5回も経験していることと深く関係していると思います[28]。

既存環境に適応することに甘んじることなく、無限に新しい環境と新しい変化を求め続ける。私は、この生命としての性質は、私達の人生の生き方にもヒントと勇気を与えてくれている気がしています。つまり、変化の激しい今、良い高校に入って良い大学に入って良い会社に勤めてというかつてのキャリアの最適化モデルは崩壊しています。一見、無目的に興味の赴くまま、様々なキャリアを経験している人が、意外と生き残るのではないか、いわば人生経験の累積経路探索距離が長い人が様々な危機にもしぶとく生き延び、結果として充実した人生を送ることができるのではないかと思えるのです。

こうした生き方・働き方をわかりやすく表現すれば、それは「旅」です。それも、出張や余暇やレジャーといった目的がある旅行ではなく、新しい人に出会い、新しい発見を求める旅です。旅に出て、知らない場所で身体を動かすことで、自分の生命体として刷り込まれた太古の遺伝子のスイッチが入ります。脳が一気に活性化し、リブートを始めます。できるだけ見知らぬ新しい場所を訪れてみましょう。それは普段の散歩や通勤の経路の曲がり角を少し変えてみることでも構いません。そして出張や旅行の場合はそこで何か軽い運動ができるように、簡単な着替えやシューズをかばんに忍ばせておきましょう。

【優れたリーダーによる実践】

散歩が思索にとても効果的なことは、これまでも多くの賢者が実証してきたことです。プラトンやアリストテレスは逍遥《しょうよう》（散歩）をしながら講義を行い、アリストテレスの学派は逍遥学派と呼ばれていました。進化論を説いたチャールズ・ダーウィンは屋敷の周りの「思索の小《こ》径《みち》（Thinking Path）」と呼ぶ散歩道を何時間も歩いて過ごしました。アルベルト・アインシュタインは自転車を漕《こ》いでいる時に、相対性理論を思いついたと言われています。また、京都帝国大学教授西田幾太郎《にしだきたろう》は、毎朝、銀閣《ぎんかく》寺と若王子《にゃくおうじ》神社の間を結ぶ、約2キロメートルにわたる散歩道を歩いて思索に耽《ふけ》っていました。小説家村上春樹《むらかみはるき》氏は、小説家になってからは小説を書いている間は毎日10キロメートル走り、プールで泳ぐことを習慣にしています。

こうした例には枚挙にいとまがありませんが、その人にとっての低強度の運動を、できれば気持ちの良い自然の中で行う習慣は、ブレインワークアウトの基本中の基本です。孫社長も徹底的に考える時には、中学の頃に没頭した剣道や野球の練習の習慣から、社長室で木刀を振ったりバットを振ったりしながら1人で考えていました。

また、医学の祖と言われる古代ギリシャのヒポクラテスは「あなたが不機嫌なら散歩に出かけなさい。それでもまだ不機嫌なら、もう一度散歩に出かけなさい」[29]と散歩がメンタルヘルス改善にも効果があることを2000年以上前に指摘しています。

運動は、短時間でも、短距離でも、低強度でも（むしろ低強度のほうが）、そして死ぬ直前まで何歳からでも、やればやるほど効果があがります。

サッカー選手等、プロスポーツのスター選手の長寿命化が指摘されています。トレーニング方法が進化し、データを駆使して、故障を最小限にしながらパフォーマンスを向上させることができるようになったことは大きいですが、それに加えて試合が高度にシステム化され、身体能力よりも高度な頭脳プレイが要求されるようになったからではないかと思います。

アルゼンチンをワールドカップ優勝に導いたリオネル・メッシは、ボールに触りながらのプレイだけでなく、試合の状況判断とポジショニングに優れています。試合中、ほとんどの時間を歩いているように見えますが、その間も彼はずっと考えています。そしてチャンスと見ると誰よりも速く走り、ゴールに繋がるパスを繰り出します。彼の脳の皮質コラムが、瞬間瞬間にピッチの上での選手とボールの変化を座標軸で捉えて予測学習し、ボールと選手の動きに関する豊富な試合経験と選手の過去のデータから、どんなパスやドリブルが必要かを判断し実行しています。こうした豊富な経験に基づく司令塔の判断力が勝敗を決めるため、各チームでも経験豊富な30代のスター選手が現役で活躍するのだと思います。彼らの運動中の空間と状況の認知能力は、瞬間瞬間の閃《ひらめ》きや、インスピレーションを生み、身体機能が衰えてもゲームの勝敗を決定付けることができます。

移動すること、旅をすることの大切さを物語るエピソードは他にもあります。インスピレーションを得るための旅を欠かさなかった偉人としては、モーツァルト、ゲーテ、デカルト等、たくさん挙げることができます。スティーブ・ジョブズも「The Journey is the reward. Not the destination（行き先なんてどうでもいいからとにかく旅に行けよ！）」と言っています。チベットの高僧ダライ・ラマ14世も「年に一度、今までに行ったことのない場所に旅に出なさい」と同じ場所に留《とど》まらず、新しい環境に身を置くことの大切さを説いています。

ミネルバ大学という世界のエリート養成機関は、キャンパスを持たずに全授業をオンラインで行い、4年間で7都市を移動しながら学ぶ全寮制の大学として注目を集めています。合格率は2％未満でアメリカのハーバード大学やスタンフォード大学などよりも難関と言われ、学生は世界中の都市を巡り、現地企業でインターンを行ったり、街の雰囲気を実際に感じながら学んでいきます。私も彼らが日本を訪問した時に、何度かメンターとして接したことがありますが、彼らは、仲間と世界中を旅しながら、教科書には書かれていない知識を各地の現場から全身で貪欲《どんよく》に吸収していました。

【私の試み】頭が良くなるハンタージョギングとワーケーション

私は、朝一番もしくは仕事後の夕方、iPhoneを持って約40分のスロージョギングにでかけます。最初は、家を出てぶらぶらと散歩します。できれば、近くに神社等の神域があれば、そこに向かって境内の杜《もり》を散歩します。私の場合は神社の杜を歩いている時に、特に頭が整理されるからです。境内の散歩を終えた後、徐々にペースを上げて、心拍数が最大心拍数（220から年齢を引くと概算できる）の55〜65％になる低強度、そして65〜75％になる中強度のスロージョギングをします。私の場合は中強度のときの心拍数の目安が毎分110〜120くらいなので、アップルウォッチ等で時々心拍数を見ながら運動の強度の調整をしています。

大会で記録を出したい人はラップ速度、内臓脂肪を減らしたい人は消費カロリーの数値が大切ですが、頭を良くしたい人は、心拍数が大事です。但《ただ》し、「息が苦しくなる手前で心地よく、少し汗ばんでいる」という感覚さえつかめれば、毎回計測する必要はありません。

スロージョギングを始めて5〜10分後くらいから、今取り掛かっている仕事や資料について考え始めると頭が整理されていきます。また、なぜか忘れていたタスクや、あの人に久しぶりに連絡をとってみようなど、2〜3個のやることリストができてきます。そんな時は一旦《いったん》メモ帳アプリに書き落としながらもジョギングは続けます。走っている間、ずっと何かしら思い浮かぶ時もありますが、数個のアイデアが浮かんで、終わる時もあります。ただ、何も思い浮かばなかったということはありません。大抵、1〜2個のアイデア（資料のあそこにあのデータを入れよう、こう整理できるのではないか）と、1〜2個のタスク（あの人に連絡を取る、あの作業をする）が浮かぶので、私にとってジョギングは、重要な知的生産の時間の一部になっています。

おそらく運動することで、血流が良くなりニューロンが発火しやすくなり、記憶が整理され、ドーパミンが出て気持ちも前向きになっているのだと思います。私の場合、現在は幸い勤務時間に縛られている訳でも上司からの命令や部下からの報告が待っている訳でもありません。コンディショニングとモチベーションコントロールを1人で行う必要があるので、こうした運動習慣を大切にしているのです。

ジョギングを開始してさらに30分もすると、頭には何も浮かばずに、ただ運動しながらぼんやりしているだけの状態になります。おそらく長時間運動すると疲労回復のため、血流が脳よりも筋肉に向かうためのようです。脳の活性化につながらないのであれば、そろそろ切り上げ時です。最後に、直線をまっすぐ走れる場所に出て、30秒全力疾走してから、またスロージョギングで家に帰ります。

私はジョギングを、狩猟採集民族としての先祖が行っていた狩りのイメージで行っています（これには科学的な根拠がある訳ではないのですが）。最初は、ゆっくり歩いて、獲物を見つけたら少し早足で近づいて、獲物に見つかったら追いかけて、最後はダッシュで獲物を捕らえる、そのようなイメージです。最後に全速力で30秒走ると、関節と筋肉全体が動き、体幹を中心とした身体の状態がわかります。

先ほど述べた通り、私は元々、フルマラソンやトライアスロンにも参戦し、ラップタイムを意識して負荷をかけ追い込むトレーニングをしていました。コロナ禍で大会もなくなり、一緒に走る仲間もいなかった時期に、ただ運動不足解消のために、ダラダラとゆっくりタイムを気にせず走るようになってみると、なぜか、アイデアが色々と浮かんでくることに気づいたのです。

そして、地方や海外出張の際は、できるだけ朝30分早く起きてジョギングをするようにしています。旅先という非日常の空間で、運動をしながら、新しい景色を眺め、色々な思考を巡らせるのです。

【実践に向けて】

私の友人に、ロンドンオリンピックで日本人としては44年ぶりに800メートル走のオリンピック代表選手になった横田《よこた》真人《まさと》さんがいます。彼は引退後、中距離走を楽しみ、競技に参加し、選手を支える陸上クラブを運営しています。現役時代は過酷な高強度のトレーニングを重ねていましたが、今は、仲間を増やすために一般の人々とファンランを行ったりしています。

一般の人の中強度のランニングペースは彼にとっての低強度になるのですが、その低強度のトレーニングを朝に行うと、その後1日中頭が冴《さ》え、ランチ後も一切眠くならず、ストレスも感じなくなったと話しています。その人にとっての低強度トレーニングを行ってみると、頭は冴えます。横田さんも私と同様、極端に強度を下げてみることで、スロージョギングの効果に気づきました。ゆっくり走ることで、健康になるだけでなく、頭と気持ちがすっきりすることを知ってから私は、意識的に運動の時間を最優先に取るようにしています。

クロスワードパズルや脳トレアプリで脳を鍛えることが流行しましたが、最近の研究結果によって、脳トレゲームをやると脳トレゲームが得意になるだけで、認知機能において改善効果は見られないことが明らかになりました。また、２０１０年、米国ペンシルベニア大学の研究チームによる「軽度から中程度のうつ症状には抗うつ薬は効果がみられない」との報告がありました[30]。実際に抗うつ薬が効くのは20％程度ということです。あまり効果のないアプリや薬に頼るよりも、まずはゆっくり（自分にとっての低強度で）走ってみることをお勧めします。

スポーツ習慣が免疫機能改善や医療費の削減につながることが明らかになり、企業においても、フィットネスプログラム等を通じた運動習慣を推奨する会社が増えています。日本でも、スポーツ庁が従業員の健康増進のためにスポーツをする環境づくりを進める企業を「スポーツエールカンパニー」として認定する制度が始まり、２０２２年には、６８５社が認定されました。日本総研の各社の従業員アンケート調査によると、45％の人が勤務中のストレス改善効果を認め、41％の人が勤務中の集中力や作業効率の向上を認めています[31]。

会社の支援制度が十分整っていなくても、出勤時にいつもより30分早く家を出て、一つ前の駅で降りて歩いたり、回り道をしたりして、歩く距離を増やしてみてください。いつもの風景であっても、スナップ写真を撮るようなつもりで、「座標系」の意識を集中して視線を移動させて景色を眺めながら散歩してみるなど、少し意識と方法を変えるだけで、適度な軽い運動によって私達の脳を鍛えることができます。

企業でも、長期ビジョンの検討会議や研修は、いつものオフィスビルを離れ、リゾート地等の非日常空間で開催することが多いと思います。それは、移動して新しい場所で見知らぬ風景に出会うことで、狩猟採集民族だった私達の脳が活性化し、新しいアイデアや挑戦する気持ちが湧いてくるからだと思います。

【次章に向けて】身体を動かすことと、休めることとの大切さ

運動習慣を取り戻すことで、脳の働きが良くなるだけでなく、旺盛《おうせい》な食欲や、快適な睡眠が得られます。そして十分な睡眠によって、日中の記憶や感情が整理され、スッキリした頭で朝を迎え、日中の活動に臨むことができるようになります。そして運動してクタクタに疲れて深い眠りに落ちることは、実は体力回復のためだけでなく、私達の知的生産のための脳の働きにも密接に関係しています。それでは、次なる重要なブレインワークアウト、睡眠モードについて見ていきましょう。

第2章

睡眠モード
——記憶と感情を整理する

「そんなことよりも、食事をして休んでからたっぷりと眠るのが一番だ。しかも、いつもよりずっと多くだ。目覚めたとき、新しい力が漲《みなぎ》る別の自分になっているだろう」

フリードリヒ・ヴィルヘルム・ニーチェ[1]

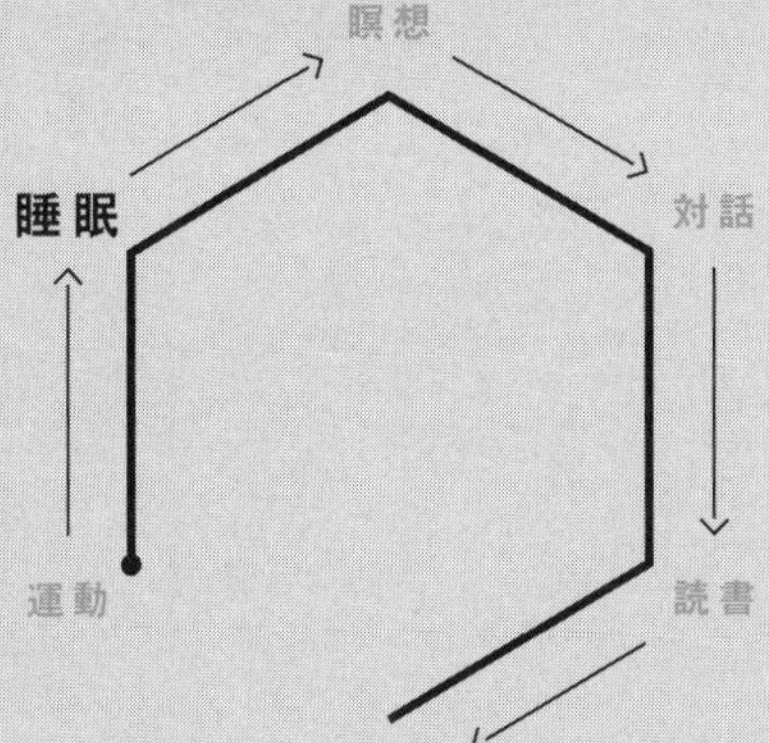

日本人の低い生産性の元凶、短時間睡眠とその礼賛

日中に仕事や勉強をしたり、運動をした後は、誰しも休息と睡眠が必要です。しかし、効率化と競争のプレッシャーに晒《さら》され続けている我々は、それらを軽視しがちです。私は、日本の失われた30年の元凶は「昭和の高度成長時代の働き方ノスタルジー」にあると思っています。高度成長期は、少しでも長く働いたほうが個人も会社の業績もあがりました。そして新卒大学生を大量一括採用し、長時間残業で働かせ、「男性主体、女性はサポート」と男女の役割を明確に分け、体力勝負の男性中心の組織と昇進システムを作り上げました。

バブル期やＩＴバブル期などの高度成長企業の職場を経験した私には、その時の様子がありありとイメージできます。日本経済や業界がうねりと熱量を持って急成長している時は、少しでも長い時間働けば、個人にも組織にも必ず結果が付いてきます。職場全体にある種の高揚感があるなかで仕事をしているので、気づいたら終電の時間になっていたり、深夜遅い時間からでも皆で飲みに行ってしまったりしました。経済全体も業界も会社も激しく変化しているので、早起きして誰よりも早く出社した人間が、職場の情報をいち早くつかみ、上司の意向を理解して先に仕事に取り掛かれ、結果として高い評価を得ます。

高度成長期とは、空からハラリハラリと紙幣が永遠に落ちてくるイメージです。誰もが同じ方向を向いて、寝る時間を惜しんで少しでもそれらを拾おうとします。遅くまで残業をし、終電で

帰って家では寝るだけ、また誰よりも早起きして出社する、一生懸命上司のいう通り働いていると、給与は保証され、人生の帳尻は最後には合う（と信じている）——それが、高度経済成長期においての出世するサラリーマンの働き方と生き方でした。

さて、運動の必要性については誰もがある程度認識しているのに対して、睡眠の重要性の認識は、特に日本においては進んでいません。日本人は受験勉強でも仕事においても、夜遅くまで長時間、オフィスで頑張る人が、未《いま》だに評価される傾向があります。

フランスのヘルスケアスタートアップ、ウィジングスが睡眠デバイスで各国ユーザの睡眠について調査した結果、２０２０年の日本人の平均睡眠時間は6時間22分と14カ国中最下位でした［2］。また、日本生産性本部によると、２０２０年の日本の就業者１人あたりの労働生産性は７万８６５５ドルで38カ国中28位と低く、主要７カ国（Ｇ７）で見れば最下位になっていて、研究者によって「睡眠時間の不足と生産性の低さに相関がある」とも指摘されています。慶應義塾大学の山本《やまもと》勲《いさむ》教授の分析によると、社員の睡眠時間が長い上位20％の企業と下位20％の企業で売上高経常利益率に３・７ポイントの差があり、睡眠以外の要素を統計的に除外して算出しても、１・８～２・０ポイントの差が生じたとされています［3］。

睡眠時間を削ると脳のパフォーマンスが著しく低下します。6時間睡眠を14日間続けると48時間徹夜したのと同程度の認知機能になります。別の研究では、6時間睡眠を10日間続けただけで、24時間徹夜したのと同程度の認知機能になるという研究もあります［4］。具体的には、日本酒１

〜2合飲んだような状態で仕事をしているということになります。また、2016年の世界的シンクタンクのランド研究所の試算では、日本人の睡眠不足による経済損失は15兆円規模に上っているとされています〔5〕。

日本人に特有の長時間労働と慢性的な睡眠不足は、高度成長期の悪しき残滓《ざんし》です。終業から始業まで一定時間の休息を義務づける制度を導入した企業への助成金支給や税制優遇がEU企業からようやく始まり、日本でも徐々に広がりを見せています。仮眠も含めて睡眠時間を増やして労働生産性の向上につなげる狙いがあり、徐々に変化の兆しはあります。

【AIとHIの違い】生物は周期性を持っているが脳は常に活動している

仕組み①で触れたように、地球上の生物は全て活動と休息のバイオリズムを持っています。ホモサピエンスに至るヒト属の睡眠は、徐々に進化してきました。例えば、深い眠りのノンレム睡眠と、浅い眠りで夢はみるが全身の筋肉は弛緩《しかん》してしまうレム睡眠が、約90分交代で訪れます〔6〕。そのある種無防備なレム睡眠を取るようになったのも、サバンナの地面で仲間と暮らすようになり、木に摑《つか》まったまま眠る必要がなくなったからと言えます。

また、私達は一人ひとりが、概日リズム、最適な睡眠時間、朝型か夜型かのクロノタイプ（概日リズムの型）に、個人で異なる遺伝傾向を持っています。

睡眠や夢のメカニズムとその役割は全ては解明されていませんが、睡眠中や、ただボーッとしている間も、意識があって脳神経細胞が繋《つな》がり、感情や思考が発生するというのは、ＡＩにはない脳の神秘的な働きです。

私達の脳は、意識的に集中して思考や発言をしている時だけでなく、睡眠中もボーッとしている時も活発に活動しています。21世紀に入って、ワシントン大学医学部のマーカス・レイクル教授の研究により、意識的な活動をしていないときにも脳は働いていることが判明しました。意識下とは異なるこの脳の状態は「デフォルトモードネットワーク（ＤＭＮ）」と呼ばれています。ＤＭＮがあるおかげで、色々と考え事をしながら通勤したり、突然、市中で名前を呼ばれても反応できたりします。逆に、作業を実行しているときの脳の状態は実行に集中しているため「タスクポジティブネットワーク（ＴＰＮ）」と呼ばれています。

脳のエネルギー消費の割合は、議論や読書等の意識的な活動は５％程度で、意識的な活動をしていないときに60~80％が使われています[7]。何も考えずにボーッとしている時のほうが、仕事をしているときの20倍エネルギーを使っているというのは、理解し難いかもしれませんが、携帯電話が電波の悪い山の中などでは様々な基地局の電波を探しに行く為に、エネルギーの消費が多く電池の減りが早いのと同じだと私は理解しています。ボーッとしている状態の時は、異なる基地局と電波をやり取りするように、複数の領域が分断的に活性化し、思考や感情が移ろっている状態といえます。

メニュー③　深い睡眠で記憶を固定化し、浅い睡眠で感情を整理する

睡眠の目的は、身体を休ませて疲れを取るだけではありません。脳を有効に機能させるためにも重要です。

主に前半の深い眠りのノンレム睡眠と、主に後半の浅い眠りのレム睡眠は、それぞれ脳にとっての役割は異なります。

ノンレム睡眠の熟睡は、身体を休め身体機能を回復させるだけでなく、日中の記憶の中で重要な記憶をある種オフライン処理して、短期記憶の海馬から長期記憶の大脳新皮質に移し、定着させ「固定化」させる役割があります［8］。同時に、ノンレム睡眠中の脳脊髄《せきずい》液によって海馬の脳の老廃物が流され、短期記憶を司《つかさど》る海馬の記憶容量に空きスペースが生まれ、これによって翌日の短期記憶容量が確保されます［9］（昨晩ぐっすり眠れて、朝起きて頭がスッキリしていて勉強も仕事も捗《はかど》るという感覚です）。このノンレム睡眠の時間が不足すると、脳神経細胞の「洗浄」が行われずに、アルツハイマー病の原因とされるアミロイドβ等の老廃物が溜《た》まり続けます。短期記憶容量が十分に確保されず、遂《つい》には新しいことを全く覚えられない認知症状態になりやすいと言われています。

このノンレム睡眠において、前半よりも、ステージ2と呼ばれる後半のノンレム睡眠を確保することが記憶への影響が大きいとされています。記憶の移行と脳神経細胞の洗浄のためには、

睡眠深度

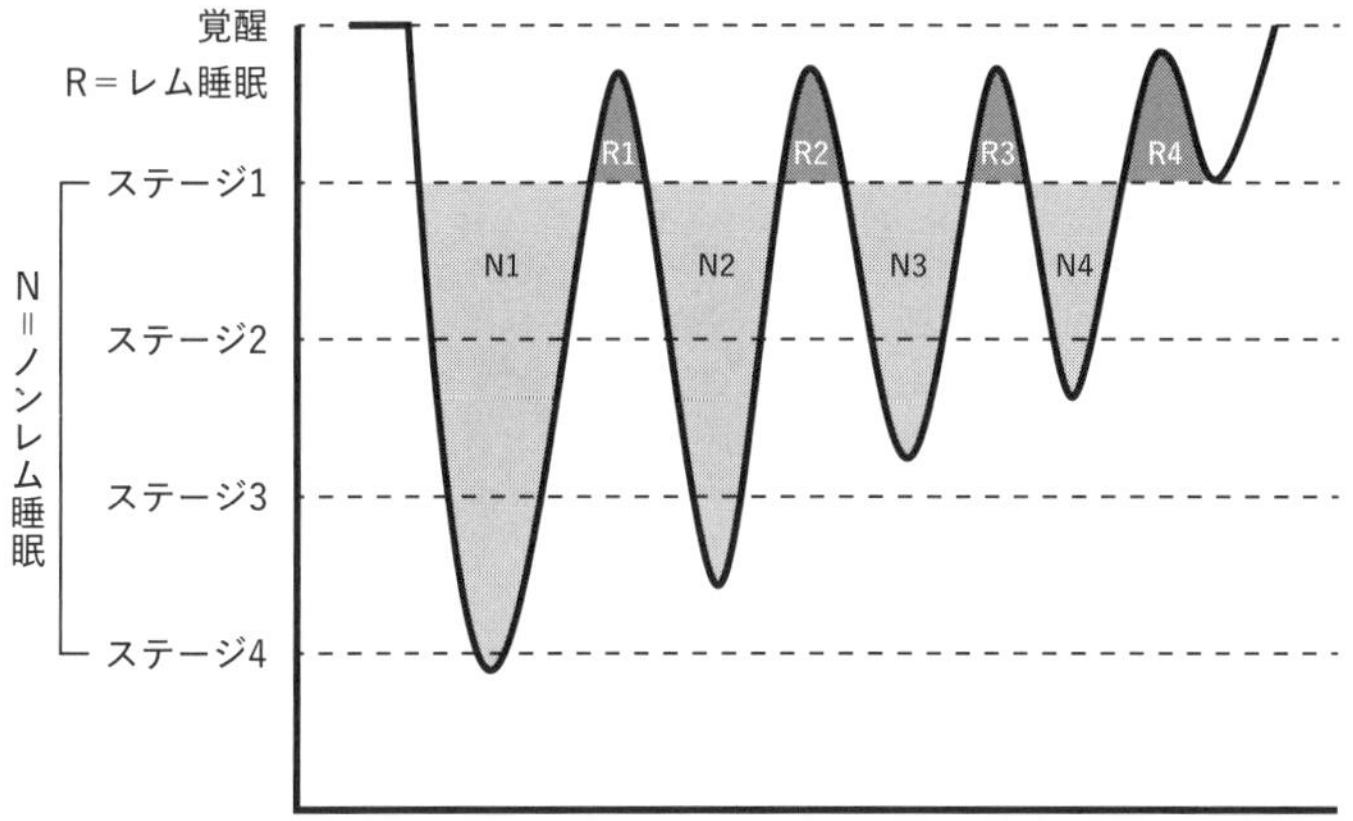

このノンレム睡眠を十分に深い睡眠にする必要があります。そのためにも、日中の間に適度に運動を行うことで、入眠前には心地よく疲れている状態にしておき、毎夜ぐっすり眠れるようにすることが望ましいです。

一方でレム睡眠のほうにも重要な役割があります。私達は、子供の頃から、朝布団でグズグズしているのなら起きてしまいなさい、と早起きを勧められて育ちました。しかし現代の私達に必要なのは、実は深夜のノンレム睡眠よりも、明け方のレム睡眠（R3、R4）です。

レム睡眠時には、①複雑な視覚認知、②運動野、③記憶を司る海馬、④感情を司る扁桃《へんとう》体の4つが活発になるとされています（特に④は起きているときよりも30%活動量が増えます）。一方で、理性や深い思考の前頭前皮質は全く不活発なことが確認されています。

　これらのことから、レム睡眠において、記憶や感情の統合と整理が行われていると考えられているのです。

　興味深いことに、生後6カ月の赤ちゃんは、寝るとすぐにレム睡眠に入り、1日にトータル14時間ほど眠りますが、その5割はレム睡眠であるとされています。近くで見ているとわかると思いますが、眠っている赤ちゃんは、笑ったり、手足をばたつかせたり、かすかに声を出したり、おっぱいを吸う仕草をみせたりと、様々な動きをします。そして、薄いまぶた越しに、眼球が右左と動いています。5歳になると睡眠時間は11時間でレム睡眠の割合は3割になり、10代後期からは2割になり、その後中年期まで維持されます[10]。赤ちゃんから10代にかけて私達が脳を成長させる過程において、レム睡眠が外部情報の記憶を整理し、脳の感情や意識を整理し、長期記憶を形成する重要な役割を担っていると推定されます。ですから、脳の機能の健全な成長のためにも、赤ちゃんや幼児はなるべく早く寝かせることが大切です。


　現代に生きる私達は、エッセンシャルワーカーの方以外、よくも悪くも日常生活においてあまり肉体を使わないため身体疲労はあまりありません。一方で、様々な情報や精神的なストレスにさらされているため、記憶や感情の整理は以前より重要になっています。

　そのため、疲労回復のためのノンレム睡眠よりも、記憶や感情を整理する後半のレム睡眠のほうがより重要になっているのです。この記憶と感情を整理する朝のレム睡眠を削り続けると（つまり短時間睡眠を続けると）、不安や混乱、抑うつ傾向が強まることが報告されています[11]。また、レム睡眠が少なくなると、感情のシグナル（表情）を読み取る能力が奪われるとされており、さらに冷静な判断力が鈍るとされています[12]。睡眠不足の状態では、お互いの感情に鈍感になり、後悔するような感情的な発言、行動をしやすくなります。早朝、子供のお弁当作りのために頑張って早起きしていた家族に話しかけて、なぜか怒られたという人も少なくないと思います。前日の感情の整理が終わらないままに、早朝に起こされているからです。確かに、寝入り端《ばな》に足等踏んで起こしても、人は特に怒らずまた寝てしまうのに、同じことを朝方にされると大抵不機嫌になります。逆にレム睡眠をしっかり取ると、夢の中で記憶と感情が整理され、場合によっては朝起きてぼんやりしている時に、ふと良いアイデアが浮かぶことがあります。

農場や工場での肉体労働中心の昔は、主に前半の深いノンレム睡眠で体力回復さえすれば十分だったため、頑張って早起きすることには合理性がありました。しかし、知識社会でかつ感情労働の現代は、感情を整理する後半の明け方の浅いレム睡眠を確保するためにも、7～8時間の睡眠時間の確保は大切です。加齢によって明け方に目が覚めるようになってしまっても、頑張って二度寝、三度寝して、朝方の睡眠時間は確保したほうが良いということになります。

メニュー④　睡眠を徹底してパーソナル化する（睡眠体質、仮眠、入眠ルーティン）

いつもより30分早く出社しないといけなかった日に、1日中あくびが止まらず頭が回っていないなと思ったことはありませんか？　または、昼過ぎの会議に、突然睡魔が襲ってきたことはありませんか？　眠気やあくびは50％の確率で伝染する[13]（これが乗車中に助手席の人が寝てはいけない理由です）と言われていて、個人の問題だけではなく、会議全体や組織のパフォーマンスをも下げてしまうので注意が必要です。

自分に必要な睡眠を十分にとるには、ポイントがいくつかあります。

まず、睡眠時間の適切な長さには個人差がありますが、6時間を切ると本来のパフォーマンスができる人はゼロに等しいことは確かなようです。日本における大規模調査では睡眠時間が7時間の人が最も死亡率が低く長寿でした[14]。8時間を超える睡眠時間の人は死亡リスクが上昇するという結果も出ていましたが、これは身体に何らかの不具合があり寝たきりの状態にある人のデータも含んでいる可能性があり、長時間睡眠が健康に良くないということは証明されていません。いずれにしても、「自分の頭がすっきりするまで」個人が必要とする睡眠時間をたっぷり取るのが理想です。

遺伝体質によって、個人が起きる時間と寝る時間のクロノタイプはある程度固定化されており、またそのクロノタイプは朝型・夜型など個人によって異なる傾向があります。例えば孫正義社長は、夜型です。私が社長室長だった時は、経営会議や社長ミーティングは夕方5時から深夜まで行っていましたが、社長の頭脳は冴え渡っていました。一方で、朝のミーティングは少し眠そうでスローでした。私も同じ夜型だったので、長時間残業にも耐えられたのかもしれません。

また、仮眠を頻繁にとったほうが脳の働きや身体パフォーマンスが良くなる人もいます。陸上

100メートルのスーパースター、ウサイン・ボルトは、「睡眠はこの上なく重要だ」として最低8時間の睡眠時間は確保した上で、レースの直前にも昼寝をしていることで有名です[15]。

元々人間以外の哺乳《ほにゅう》類動物の多くは、1日に何度も短時間の睡眠を繰り返す多相性睡眠です。寝不足で睡眠負債が多い、あるいは考え過ぎて頭が疲れたという時などは、昼間でも仮眠を取ることによって、感情と思考を整理できます。仮眠を積極的に取ることの生産性への効果も最近認められるようになってきました。仮眠室を設け、日中のインターバル勤務と仮眠を推奨する企業も出てきています[16]。

良質な睡眠を得るためにも、就寝前の過ごし方には気をつける必要があります。夜、暗くなってくると、睡眠を促すホルモンであるメラトニンの分泌量が増えます[17]。メラトニンが脈拍・体温・血圧などを低下させることで睡眠の準備ができたと体が認識し、睡眠に向かわせます。そうして深部体温が急激に下がっていく時に眠気を催すので、就寝時間の、大体1時間くらい前に入浴やストレッチをして、一度深部体温を上げてからベッドに向かうようにすると速やかに入眠できます[18]。


私達は、日中の活動における個人の才能や特性には強い関心を持ちますが、夜の睡眠についての個人的な特性についてはあまり関心を持たず、単にもっとゆっくり眠りたいと漠然と思うに留まっています。アップルウォッチ等のウエアラブルデバイスで、自分のノンレム睡眠、レム睡眠のスリープサイクルがどのようなリズムで訪れるか、自分の睡眠ステージ、睡眠中の身体動作の変動やいびき等の睡眠習慣についても、可視化することが可能です。ブレインワークアウトにおいてまず大切なことは、人生における脳の働きの3分の1を占める自分の睡眠の仕組みと実態について理解し、自分に合った生活ルーティンを設計することです。

メニュー⑤　夢を意識して自分の心の中の本当のメッセージに気づく

私達は、時折夢を見ますが、その夢は大抵、何かに追いかけられたり、高いところから落ちそうになったり、準備が間に合わなくて焦ったりと、嫌な感情を伴うものが多くないでしょうか？感情負荷によって中途覚醒《かくせい》するため悪夢のほうが記憶に残りやすいのです。

時に悪夢を見て夜中に飛び起きたりすることもあるかもしれませんが、次に紹介する知識があれば、そうした夢も極めて前向きに捉《とら》えることができます。

まず、レム睡眠においては記憶や感情が整理されますが、それらの一部は夢として映像の形で表れます。私達が覚えている夢は、レム睡眠中の情報処理の一部が起こった瞬間に映像として認識されたものなのです。ハーバード大学のスティックゴールド教授の実験によると、起きている時に感じた大きな感情や心配事のうち35〜55％は、その日の夢にはっきりとわかる形で登場していたと報告されています[19]。

そもそも夢には、3つの機能があると言われています。

1つめは、「危機のシミュレーション」です。夢の中で、現実世界で起きるであろう様々なシチュエーションを設定し、覚醒時の理性の働きを脇において、どのような感情でどのように行動すればどのような結末になるのかをシミュレーションしているのではないか、と言われています。

2つめは、ひらめきなどの「創造性の発揮」です。これは普段から徹底して1つのテーマについて考えている研究者や、音楽家等、専門的な職業の人が、夢の中でひらめくケースです。ローリング・ストーンズの『サティスファクション』の印象的なリフは、キース・リチャーズの夢の中で浮かんだものです。ベッドサイドにギターとカセットテープレコーダーを置いて寝る習慣のあったキース・リチャーズは、夢で何か印象的なリフがひらめいた気がして、翌朝テープを聴いてみると、その数秒の有名なリフといびきが40分ほど録音されていたと言われています[20]。

また、ポール・マッカートニーが夢で素敵なメロディを聞き、起きてすぐに覚えているままにピアノで弾いてみたのが、名曲『イエスタデイ』です[21]。夢で浮かんだメロディがまさか自分のオリジナルと思わず、ポール・マッカートニーは、しばらく誰が作った曲かを、弾いては聞いて回っていたそうです。元素周期表を発明したロシアの化学者ドミトリ・メンデレーエフは35歳の時、夢の中で全ての元素がきちんと並んでいる一覧表の夢を見て、目が覚めてすぐにその表を紙に書き留めたら、彼が長年、まとめようとしていた元素周期表だったというエピソードがあります[22]。数学者や科学者が、夢の中で大きな発見をしたエピソードも枚挙にいとまがありません。これも人間の睡眠中の脳ならではの不思議な働きです。

3つめが、「自己の感情への気づき」です。社会生活を送る上で、私達は自分の理想に近い良い人でありたいと思い、行動しています。しかし、往々にしてその仮面（ペルソナ）が本来の自分と乖離《かいり》し、自分の気づいていない闇のネガティブな感情を無意識のうちに育てていたりします。スイスの精神科医・心理学者であり、ユング心理学の創始者であるC・G・ユングは、これを影（シャドー）と呼び、抑圧が限界に来ると、他者に投影したり、自分の夢のかたちで表れたりと、自意識の外に現れると指摘しました[23]。この理論を理解していると、夢を通して、自分が何を望み、何を恐れているのかなど、心の奥底にある感情に気づくことができます。

表面上は仲良くしているつもりの人に対して、自分が実は強い嫌悪感を抱いていたとか、平気だと思っていたが、実は自分は深く傷ついていた、などです。そうした無意識の感情が夢で表れることで、その感情の一部は解放されたのだと前向きに捉えることができます。また、その夢の意味を朝、自分なりに考えてみることで、自分の無意識の感情や思考にも気づくことができるでしょう。

私も、悪夢を時々見ます。以前は「なぜ、悪夢なんて見るのか」とマイナスに捉えていましたが、睡眠と夢に関する理論を理解した今は、夢は、問題に立ち向かい、感情を整理しようとしている自分の潜在的な意志の表れであり、心の夜間セラピーだと前向きに捉えられるようになりました。夢を見る度に、何らかのバグの修正とパフォーマンス改善のソフトウェアの夜間アップグレードがされたのだと考えるようにしています。

不思議な夢や印象に残る夢を見た時は、朝イチでメモ帳アプリに入れて、定期的にそれらを見返し、自分の無意識を探る夢分析を行っています。私は、人生で自分が死ぬ夢を過去3回見たことがあります。最初は、ソフトバンク転職時の孫正義社長面談の当日夜でした。面談会場から出てきた時に向こうから来た誰かが私を撃ち、自分のお腹にぽっかり穴が開き、自分は死ぬだろうなと思ったところで夜中に目が覚めました。後に、そうした夢は自分が生まれ変わることを予見していると知り、納得したことを覚えています。後の2回も、人生に大きな転機が訪れていることを無意識が先に認識していた時に、予知夢のかたちで表れた時でした。

私達は、理性を停止し感情を活発にするレム睡眠の夢の中で、普段の自分なら理性で律して決して取らないような行動を取ったり、感情を爆発させたりするなどして、生々しい記憶やドロドロとした感情を整理していきます。大失恋をして、号泣したまま寝てしまって朝を迎えると意外と気持ちがすっきりしていたことや、仕事で大失敗をしてもう終わりだと思って朝を迎えたら、まだやれることがあると頭を切り替えられるようになっていた、といった経験は誰しもあると思います。

ブレインワークアウトでは、睡眠やその時に見る夢についても、それらを理解し、意識的に活用していきます。

【優れたリーダーによる実践】

——長時間睡眠の確保

90年代のアメリカのエグゼクティブといったパワーエリートは短時間睡眠で、朝5時や場合によっては4時や3時から働いていることが当たり前でした。私もマッキンゼーのシカゴ事務所で働いていた時は、上司のパートナーからのボイスメールは大抵、朝3時に残されていたことを覚えています。時代は変わり、現代のアメリカの経営者たちの間では、しっかり睡眠を取ることが、自らの知的生産性の基本条件として認識されるようになり、次のように述べています[24]。

「8時間眠ったときが最も調子がいい」サティア・ナデラ（マイクロソフト）

「注意力が高まって、思考もはっきりする。8時間眠ると1日ずっと調子よく過ごせる」ジェフ・ベゾス（アマゾン）

「7時間半ならそう問題なくやれる。7時間だと落ち始める。6時間は最適以下。5は大問題。4ならゾンビだ」マーク・アンドリーセン（ベンチャー投資家）

「私が最高のパフォーマンスを発揮するには、毎晩8時間の睡眠を取ることが欠かせません。エネルギーを回復して、活動する脳を休めて、元気に目覚めるために」デニス・モリソン（キャンベル・スープ）

この他にもGoogle元会長のエリック・シュミットは、疲労の危険性も熟知しており（パイロット免許も持っている）、毎晩8時間半の睡眠を取ると言われています。

トップアスリートはもっと睡眠を確保しています。テニスのロジャー・フェデラーや、ゴルフ界のレジェンドであるタイガー・ウッズは、毎晩必ず10時間、世界最高峰のＦ１レーサーであるミハエル・シューマッハは最低12時間、テニスのヴィーナス・ウィリアムズは最低8時間の睡眠を確保しています［25］。メジャーリーガーの大谷翔平《おおたにしょうへい》も生活は睡眠時間の確保が最優先で、遠征中は数日前から時差を考慮して睡眠の予定を決めています。また、肩幅の広い自分のサイズに合った枕や身体に合ったマットなどを寝具メーカーに特別注文し遠征先にも携行したりするほど、睡眠に強いこだわりを見せています。

逆に、悪い例はアメリカのレーガン元大統領や英国のサッチャー元首相です。いつも4〜5時間しか睡眠を取っていないことを公言していましたが、2人共引退後、アルツハイマー病を発症し［26］、亡くなるまで10年以上も闘病していました。トランプ前大統領は「自分の成功は毎晩3〜4時間しか寝ない」ことにあると公言していると報道されていますが、精神的な不安定さ、巨大なエゴ、自己防御と攻撃性等は、短時間睡眠に由来するのかもしれません。

戦略的仮眠の実践

『思考の整理学』の著者・外山滋比古氏は、朝起きて、朝食を取らずに4時間仕事をして、朝食兼昼食を取った後、睡魔のままに眠ってしまい、また午後3時頃起きて、午後7時くらいまで食事を取らずに再び仕事をすることを習慣にしていたといいます。起床後、食事を取っていない状態が一番、頭がスッキリしているため、この生活リズムだと1日に2回、スッキリした頭で仕事ができるので効率的だとしています［27］。実際に研究者や執筆に追われる作家などは、何度も仮眠を取りながら思考と作業を続ける人も少なくありません。そもそも動物の多くは1日に何度も眠る多相性睡眠です。

ショートスリーパーとして有名なのは3時間睡眠で膨大な執務をこなしたと言われるナポレオンですが、合間をみて頻繁に昼寝を取っていたということがわかっています［28］。

発明王エジソンも3時間しか寝ないショートスリーパーとして有名でしたが、紙とペンを置いた仕事机の脇に肘《ひじ》掛《か》け椅子を置き、右の肘掛けの真下にフライパンを置いて、鉄製のボールベアリングを握りながら眠りに入るという変わった昼寝をしていたとされています。まどろんで夢を見ていると、筋肉が弛緩してボールベアリングが落下し、フライパンに当たった音で起き、その時みていた夢の創造的なアイデアを急いでメモ書きする、というユニークなものです［29］。画家のサルバドール・ダリも、インスピレーションを得るために昼寝をしていたと言われています［30］。ダリの目指したシュールレアリスムという現実世界の理性を排除した作者の感性による自由な表現は、まさに彼の夢の中の世界を描きつつも、私達もどこかで見たことがあるような不思議な既視感を与えます。

【私の試み】日中は脳に負荷をかけ、夜は時間の許す限り眠る

私は以前、仕事や人生に悩みを抱えていた時、長期間にわたって不眠症に悩まされていたことがあります。今夜も眠れないのではないか、と眠る前から緊張し、頭の中でデフォルトモードネットワークが暴走し、夜中に考えても仕方がないことを考えて様々な感情が脳内を巡ります。

そのまま一晩中眠れないままに、鳥のさえずりが聞こえ外が白々と明るくなって朝を迎えるのは最悪の気持ちでした。

睡眠は、食事や運動と同じくらい身体にとって重要な要素です。私は50歳を過ぎてからは朝早くに自然と目が覚めるようになりました。また時には、夜中に目が覚めてしまうことがあります。それでも二度寝、三度寝してでもできるだけ7時間睡眠は確保して頭をスッキリとさせるようにしています。朝方の浅い睡眠で変な夢を見ることもありますが、「明け方の睡眠では脳が記憶を整理している、もしくは何かをシミュレーションしてくれている」と考え、脳にとっては知的生産における重要な活動中として受け止め、寝続けるようにしています。

夏は早めに、朝が暗い冬は少し遅めにという具合に、季節によって起床時刻を変え、起きてすぐに朝日を浴びて概日リズムをリセットできるようにします。そして深い睡眠を得るために1日のどこかで運動します。また、睡眠負債を抱えないように、夜に眠くなれば、夜9時や10時などの早い時間であっても就寝してしまいます。

眠くなったり身体に不調を感じたらすぐに寝る、夜やることがなかったら早く寝る、一度寝たら頭がスッキリとするまでできるだけ長く寝る——私が心がけているのはこの3点です。

その他にも、睡眠を徹底してパーソナル化するためにできることはやるようにしています。

朝から4時間ほど作業して疲れたり、食後に睡魔が襲ってきた時は、迷わず15分から30分の昼寝をします。頭がクタクタになった後でも、15分程度の仮眠で脳が回復していることを感じることができます。

また、睡眠の質を高めるためには、就寝時には原則スマホを寝室に持ち込まないことがベストです。運動モードで述べたように、人間の脳の皮質コラムは「座標系」の場所と物をセットで記憶します。スマホを寝室に持ち込むと無意識のうちに、誰かから連絡が来る、作業をしないといけない等と、脳のどこかが緊張します。米テキサス大学オースティン校の心理学者エイドリアン・ウォード氏の実験によると、スマホが目に見える場所にあるだけで、意識が分散し、集中力と思考力が低下することが明らかになっています[31]。小学生を対象とした実験でスマホがベッドの脇に置いてあるだけで、睡眠の平均時間が21分短くなったという報告もあります[32]。専門家によると、スマホやPC、本等、普段遊びや仕事で使っているものを寝室に持ち込むのは良くないとされています。「学習する場所」「仕事する場所」「遊ぶ場所」等、睡眠する場所以外の認識を持ってしまうため、脳が睡眠に集中できないからです[33]。

私の場合は、朝起きる直前のぼんやりしたモードの時に様々なことを思いつくことが多いため、メモ帳と辞書とブラウザだけの仕事用の機能に限定したiPhoneを枕元に置きますが、外部とのネットワークは切ってあります。

夜は枕元においたそのiPhoneは見ません。私は散文や詩等、仕事に関係のない古典を数冊枕元においておき、就寝前に、その時の気分に合った本を読みます。私にとって就寝前の読書は小学生の頃からの習慣でもあるのですが、数分で睡魔が訪れ、眠ることができ、翌朝爽《さわ》やかに目覚めることができるようになります。脳が思考を始めてしまうような仕事に関係する内容の本や、面白すぎて興奮するものは避けます。数百年前の海外小説や、和歌の解説本、昔の外国人の日本の紀行文等です。また、紙の書籍に限定しています。理由は後で詳述しますが、1つの理由は睡眠に影響を与えるブルーライトをカットするためです。ブルーライトを浴びると、人間はまだ昼間だと認識してしまうので、入眠に必要なメラトニンの分泌が妨げられます。

朝、何か思いついた時、また不思議な夢や印象に残る夢を見た時は、メモ帳アプリに短いメモを残します。スマホのブルーライトも、概日リズムをリセットする朝であれば問題ありません。

また、私は時折アップルウォッチを装着して就寝し、アプリで睡眠のパターンと質を確認します。私はこのデータから、運動を含めた日中の活動量が多い日は、深い睡眠が長い時間取れている、自分ではしっかり眠っていたつもりでも深夜の覚醒の時間が意外と長い、等、自分の睡眠特性をしっかり把握するようにしています。

睡眠による「記憶定着」の実体験

睡眠による記憶の定着については、私自身の実体験があります。大学受験の時に、多相睡眠による記憶術を結果的に実践していたことがあるのです。

高校2年生までは、高校の成績も全体で下のほうでした。この時期、身長が伸び成長ホルモンが常に分泌されていたため、常時眠気と闘っているような状態でした。学校から帰宅すると、16時くらいですが、眠くてしょうがないためすぐに昼寝をしてしまいます。しかしつい6〜7時間眠ってしまい、起きたら22時から23時だったということが多くありました。結局、夜中0時から4時過ぎくらいまで、深夜に集中して勉強して、再び数時間寝て、朝起きて学校に行きました。

結果的には、学校の始業時間から、帰宅して、そのまま夜まで長時間勉強する通常の生活ではなく、授業終了と自習開始の間に長時間の昼寝を挟み、スッキリした頭で短時間集中して勉強するスタイルになっていました。結果的に、学校の授業と夜中の自習の内容の記憶を1日2回の多相睡眠によって長期記憶に移行することができていたためか、高校3年生になると成績が上がっていきました。特に、年号や単語等の暗記系は眠る直前に集中して眺めることで、翌日の朝のテストに一夜漬け対応していました。

この時の経験から、眠っている時も脳は働いていて、睡眠と勉強を交互に時間配分をすることで結果を出せることを感覚的に理解し、実践していたことを思い出します。受験勉強を成功させた他の人からも同様に、試験勉強の合間に睡眠を入れ込むことによって効率的に記憶力を向上させた話を何回か聞いたことがあります。今ではどの受験予備校や進学塾も、睡眠中に記憶が作られるメカニズムを説明し、睡眠時間確保の大切さを訴えています。

【実践に向けて】

睡眠・食事・排泄《はいせつ》といった生物としての生理現象の不調（睡眠のリズムの不安定さや、便秘、拒食・過食など）は、身体からの最大の警告です。仕事の重圧や職場環境のストレスによっては、時折眠れない夜もあると思います。まずは、身体を横たえているだけで実は身体は休んでいるという事実を思い出しリラックスしてください。眠ることや眠れないことを過剰に意識するのではなく、矛盾するようですが、睡眠の質に過剰にこだわらないことが大切です。

ウエアラブルデバイスによる睡眠の測定や評価、トラッキング、比較が可能になった結果、適切な睡眠に対する過剰な意識が不眠症を誘発してしまうという本末転倒な状況も報告されつつあります。自分の睡眠の傾向が一度わかれば、ウエアラブルデバイスを毎晩装着して眠る必要はありません。自分がぐっすり眠れたと思うかどうか、起きた時の感覚が何よりも大切です。

私も長く会社勤めをしていたので、思うように睡眠時間を確保することが難しい諸事情は良く理解できます。ただ、今や多くの企業がフレックス勤務やリモートワーク、副業を認めています。就業時間の途中で社員が十分にリフレッシュできるよう昼休みの時間を長く設定するシエスタ制度を設けている企業も増えています。これまでのメンバーシップ型雇用では、朝誰よりも早く会社に出社しているだけで、一定の評価がされました（私自身「彼は、俺が何時に出社しても必ず既に席に着いていて偉い」と経営幹部が高評価しているのを聞いたことがあります）が、仕事はジョブ型に変化しつつあり、アウトプットとパフォーマンスのみで評価される時代に変化しています。

私は、情報化社会における知的生産の時代に、工業化社会の工業生産の発想の勤怠管理、特にワークライフバランスを考慮した残業時間規制は、知的生産性の点でマイナスだと思います。人はそれぞれ、朝型か夜型かといった、異なるバイオリズムを持っています。また、仕事の内容によっては、長時間の連続した集中的な思考を必要とする作業や、終わりが見えにくい創造的な作業もあります。私は、定時の出退勤やワークライフバランスに向けた残業規制や、会社ＰＣのログインログアウトの時間管理は意味がないだけでなく、知的生産性や創造性を著しく損なう管理だと思っています。

個人の睡眠特性に合った自由な勤怠時間と健康管理を両立させるためには、希望する社員にウエアラブルデバイスを貸与して、1週間単位で十分な睡眠時間が取れているかのログだけを管理するほうが良いのではないかと思います。自分の睡眠特性にあった睡眠時間さえ確保できていれば、集中して作業するために時に遅くまで残業しても、もしくは朝早く出社しても問題ないはずです。長時間働くから健康を損なうのではなく、睡眠が不足するから健康と知的生産性を損なうのです。

まずは、個人としてウエアラブルデバイスを買うか、友人から借りるかして、自分の睡眠の特性を把握しましょう。そして、自分にとって最もパフォーマンスが良くなる睡眠のパターンと時間帯を見極めましょう。なんとなくいつもの就寝時間まではスマホやテレビを観ながら起きていたりするとしたら、それらを止めて、早く寝る習慣をつけましょう。

睡眠はどれだけ長く眠っても、良いことしかなく、悪いことは何もないのですから。

ウィズウイルス社会における免疫力強化の必要性

これまでみてきた運動と睡眠の2つのモードは、ブレインアスリートにとって大切な「免疫力」とも大いに関係しています。新型コロナウイルス感染症は既存の季節性インフルエンザと同等とみなされ、社会活動が正常に戻っています。但《ただ》し、新型コロナウイルス感染症が季節性インフルエンザと大きく異なるのは、基礎疾患があったり免疫系が弱かったりすると重症化しやすいことと、時に重篤な後遺症、特にブレインフォグと呼ばれる脳の働きを低下させる後遺症を一部の人に残すということです。

頭に霧（フォグ）がかかったような状態になり、何かを考えるにしても何かが邪魔してうまく考えられなかったり、集中力がなくなり、脳みそが半分になった感じがしたり、記憶に自信が持てなくなるなどの症状は、ピッチャーが肩を壊すのと同じく、ブレインアスリートにとって致命的です。ウイルス感染の重症化とその後遺症を避けるためにも、普段からの免疫力を維持しておくことが、ブレインアスリートにとって今後ますます重要になってくると思います。

運動をすると筋肉が動いて血行が促進され、体のすみずみまで酸素や栄養が届けられ、体温が上がります。体温が高くなると、血液中の白血球に含まれる免疫細胞が活性化されるため、免疫力も高まります（但し、あまりに激しい運動は逆効果です。ハードなトレーニングを連日しているアスリートは免疫機能の低下を招きやすく、風邪の諸症状が出る頻度が一般人より数倍高いと言われています）。また、運動や散歩で日中に太陽を浴びることで、自然な眠りを誘発させるホルモン、メラトニンの分泌を促すことができますが、このメラトニンは抗酸化作用があり[34]、免疫力を向上させます。

運動と睡眠による基本生活習慣を大切にし、基礎免疫力を維持することが、健康のためだけでなく、脳の働きのためにも今後益々《ますます》重要になってくると思われます。

【次章に向けて】DMN（デフォルトモードネットワーク）の意外な重要性

運動と睡眠ではオンとオフの脳のモードを説明してきましたが、その中でも、オンとオフの中間、ボーッとしている時間や夢を見ているデフォルトモードネットワークの時間の意外な重要性について触れてきました。理性を一時停止し、脳を無意識に自由に活動させ、ひらめきや記憶や感情の整理を可能にするデフォルトモードネットワークですが、時に暴走し、脳のエネルギーを多大に消費します。色んなことについて何時間も悩んでいたら、1日の終わりにグッタリ疲れている状態です。こうしたDMNの暴走をコントロールし、自分が何者で、世界とどう繋がっているのかについて正しく認識できるようになる――それが次章のブレインワークアウト、瞑想モードです。

第3章

瞑想モード

――「今、ここ」の自分を観察し、世界と一体化させる

「自らが自らのよりどころであり、自分以外の誰をよりどころとすることができようか？」

ブッダ［1］

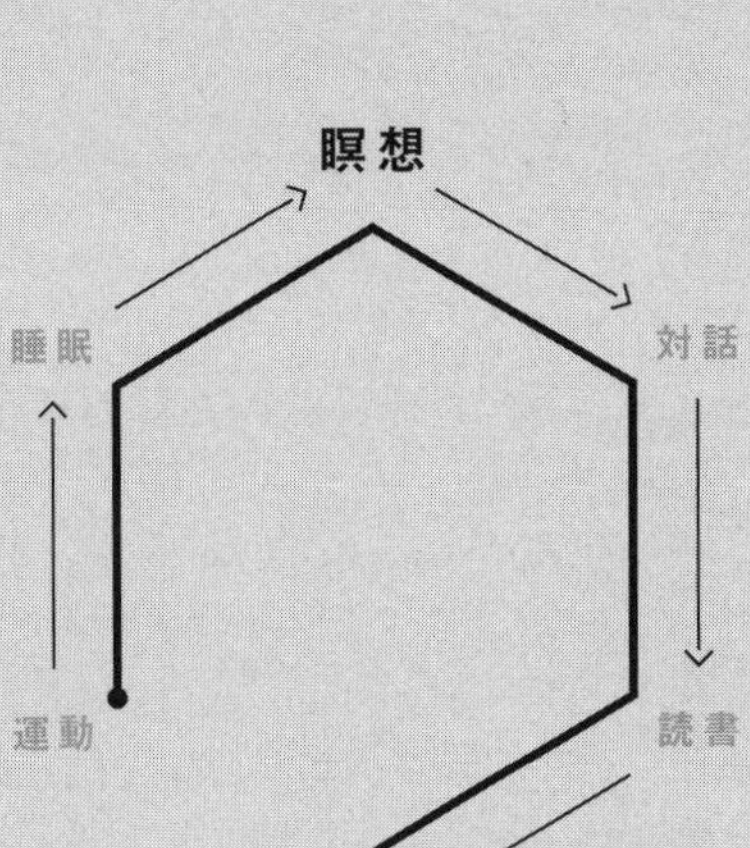

時間に追われ、自分を見失う私達

日本人の「時間」についての感覚を調査し続けているセイコーグループの『セイコー時間白書』によると、時間に追われる感覚を持つ日本人は66・3％（2022年）で、年々増加傾向にあります。時間に追われる感覚が強くなったと答える人は48％とこちらも増加傾向にあり、57・2％の人が1日24時間では足りないと答えています[2]。私も、マッキンゼーやソフトバンクにいた時は、会議とタスクに追われ、じっくりと自分自身のことや将来のことを考える余裕など全くありませんでした。

現代の高度資本主義社会において、ビジネスの現場はある意味、戦場です。始業して、戦闘が始まり、砲弾が飛び交い始めると、弾はどこから飛んでくるかわかりません。前夜に起きた悪い報告を顔色の悪い部下から朝一番に聞いている時に、孫社長から緊急電話が鳴り、それに対応していると、会社を辞めたいので相談のお時間くださいという部下からのメッセージがチャット画面に上がってくる、毎日がそんな日々でした。刻々と変わる戦況に即応できないと、流れ弾にあたってその場で自分自身が死んでしまいます。忙しい日々のなかで文字通り「心」を「亡」くした状態で生きていました。

――流動化し漂流するペルソナ

これまでの高度成長社会の日本においては、人々の属性は、所属会社名、年齢、さらには最終学歴を聞けばおおよその想像がつきました。没個性的で、また社会が認知する成功モデルも画一的なものでした。ネット社会になってからは、匿名での発信やアバターでの活動も可能になりました。SNSで公にしているメインアカウント以外の、プライベートで使う「裏アカウント」を5割の若者が所持していると言われています[3]。SNSが広く普及し企業の人事採用担当が業者を通じてチェックしているような状況では、公のアカウントでの建前と、親しい友人との間だけでの本音を使い分ける必要がある実状も理解できますが、本音に歯止めが利かなくなると、誹謗《ひぼう》中傷などの書き込みにつながる人もいて、実際に依存症などの問題も起きています。

私はかつて、ロシア出身のファッショニスタで実業家のミロスラヴァ・デュマさんにファッション業界を持続可能にするプロジェクトを一緒にやろうと誘われたことがあります。しかし、彼女とのプロジェクトがスタートすることはありませんでした。彼女が余命7カ月と宣告される病気になってしまったからです。元祖インフルエンサー・モデルとして若くして成功し、2児の母でもあり、世界経済フォーラムのヤング・グローバル・リーダーとして活躍していたデュマさんですが、モデルとして、インフルエンサーとして完璧《かんぺき》でないといけないと思う自分と本当の自分との乖離《かいり》に悩み、重篤な免疫性の肺疾患にかかってしまったのです。

「これまでの人生、私は自分で自分を『いいね』と認める方法を学ばなくてはいけないことに気がつかないまま、現実の世界でもバーチャルでもみんなから認められること、『いいね』

をもらうことを求めて生きてきました。自己批判や自分への不信、ストレス、ダイエット、身体的、精神的、感情的に自分を追い詰めることを何年も続けてきたことで私の免疫機能は壊れてしまいました。自分で自分を死に至る病にしたのです」(ミロスラヴァ・デュマ)〔4〕

低い自己肯定感、インポスター症候群

時間に追われ、職場やネット空間で別のキャラクターを演じながら、本当の自分というものを見失い、誰かとつながっているようで、誰ともつながっていない孤独に多くの人が苛《さいな》まれています。誰かに承認してもらいたいと願いながら、自分自身すら自分を認めてあげることができず、低い自己肯定感を抱えたまま生きています。

平成30(2018)年度に内閣府が実施した「我が国と諸外国の若者の意識に関する調査」によると「私は、自分自身に満足している」という質問に「そう思う」と答えたアメリカ人57・9%、イギリス人42・0%、韓国人36・3%に対して日本人の若者はわずか10・4%で、圧倒的に低いという結果が出ています〔5〕。自己評価が著しく低く、「自分の能力が足りない」などの強烈な自己不信の感覚を抱いてしまう状態が続くと、インポスター症候群とも呼ばれる心理状態に長く陥ってしまいます。自分は本当はこの地位や成功に値しない「詐欺師(=インポスター)」ではないかと思ってしまうのです。普通の人だけでなく、女優のエマ・ワトソン(『ハリー・ポッター』のハーマイオニー役で有名)や、Facebookの元最高執行責任者シェリル・サンドバーグな

ど多くの著名人までもが、自分はインポスターではないかと感じる時がある［6］となると、これは構造的な課題です。

恐らく、自分を取り巻く環境の急激な変化や、ネット社会において誰もが評価や批判を受けるという環境において、本当の自分を見失っている状況に陥っているのだと思います。情報が限られ、自分が生きる世界が狭かった昔は、村一番の美女（美男）と結婚できた自分は幸せだと満足することもできました。情報に溢《あふ》れ、自分が生きる世界が広がった今は、世界で一番の美女（美男）と結婚できない自分は不幸だと考える人も出てきてしまいます。中世の王様よりも物質的に豊かで健康な生活を送ることができているのに、労働者の半数以上が「仕事や職業生活に強いストレスがある」と回答しています［7］。

じっくりと時間をかけて、本当の自分の心や意識と向き合うことは、格差の広がる現実の競争社会と、他者との荒涼としたデジタル仮想空間が広がる現代において、今後益々《ますます》重要になってきます。

【AIとHIの違い】AIが持たない「意識」とは――瞑想

人間が一方的に、対話型AIやロボットとの間に感情を感じてしまうことはありますが、AIやロボットには意識も感情もありません。AIやロボットに感情を持たせる研究も様々なされてきましたが、成果は出ていません。

自分とは何か――それを正しく認識しようとすることこそが、人間知性の大前提です。

「②脳に関する仕組み」で紹介したように、アントニオ・ダマシオ教授は五官や身体感覚で感知した感覚情報が、私達に様々な心的イメージや感情を作り出し、それらが、自分の心の内部で生じているのだと把握した時に「意識」が生まれると説明しました。意識の特徴は、①心によって映し出される内容が感じられること、そして、②自分こそがその心の内容の所有者だという固有の視点を持つことが重要だとしています。

その視点とは、「自分自身の身体の内部で知覚するものと、私自身との関係」です。そして心・感情・意識は、脳だけでなく身体感覚全体での動的な相互作用だと強調しています。ダマシオ教授は、直接は触れていませんが、瞑想《めいそう》や禅における意識と身体性に極めて近いことを述べていると思います。

本章では、あなたの意識を明確にし、それを承認し、最終的に等身大の自分を肯定する上で、極めて重要な瞑想モードについて解説していきます。

意識と瞑想

瞑想の歴史は古く、ほぼ文明の誕生と同じ5000～6000年前頃に遡《さかのぼ》るとされています。第1部でも説明したように、四大文明が興り都市が生まれることで社会が一気に複雑化し、文明と共に生まれた文字による情報の増加によって心が生まれ、人々は人生の不安に悩み苦しむようになりました。それらの不安や悩みと向き合い、心を鎮めるための方法として「瞑想」や「祈り」という行為が生まれました。モヘンジョ・ダロの遺跡からは、ヨガの安坐《あんざ》のポーズの像が発掘されています［8］。

イスラム教を創始した預言者ムハンマドも、商人を引退して、山の洞窟《どうくつ》での瞑想生活を送っていた時に神の啓示を受けました［9］。現代のイスラム教の信者が1日に5回もの礼拝の時間を大切にするのも、礼拝によって頭がリセットされ覚醒《かくせい》し集中力も増すからだとイスラム教徒の友人が打ち明けてくれました。

2500年前に、ブッダも菩提樹《ぼだいじゅ》の下で坐禅を組み瞑想し、悟りを開きました。『念処経』という釈迦《しゃか》自身が瞑想法について具体的に説明した経典があります。驚くのは、ダマシオ教授などの最先端の神経科学者が、人間の身体、心、感覚、そして思考について説明している内容と、2500年前に、ブッダが『念処教』で明らかにしている内容がほぼ一致することです。

『念処教』は、身体、感受、心、法（事象）の4部門を観察し、集中して記憶に刻み込む修行を指しています。

「身体」においては、呼吸に意識を集中させ、自分の身体の動きに意識を集中させ、身体はいずれ滅する不浄なもので、人生の全ては苦であることを観察します。「感受」においては、様々な欲望に基づく苦や楽の感受に意識を集中させ、自分の五識《ごしき》「目、耳、鼻、舌、身体」で観察します。次に「心」においては、心の動きに意識を集中させ、それらの考え方は自分のなかで常に変化する「諸行無常」であると観察し、最後に「法（事象）」において、もろもろの事象をよく観察して、「あらゆる事象は無我」（因果関係があり単独で成り立っていない）と観察するとあります。そして、「身体、感受、心、法（事象）あるのみ」との想念に至り、執着なく智慧《ちえ》の醸成に向かうことができ、それらの観察がブッダに至る道だと説いています［10］。

このように、ブッダの教えにおいても、まず呼吸等の自分の身体そのものから入り、苦や楽といった感知（感受）に移り、それらが生み出していく心、そしてさらに識別（想）、記憶意志（行）、判断（識）といった、より複雑な事象の順に展開しています。これは、ダマシオ教授の心や意識が生まれる過程についての説明や、この本のブレインワークアウトの6つのモードおよびその順番とも一致します。

坐禅と瞑想は、元来ブッダが発見し実践した仏教の修行法でしたが、日本では禅宗の修行法の一つとして発展してきました。一方で、欧米ではマインドフルネスとして、1970年代よりアメリカを中心に科学的・医学的な研究が進み、宗教性を除いて身心に良い影響を与える瞑想法として普及してきました。禅の教えとマインドフルネスは、アプローチや使っている言葉は違いますが、本質は同じ、次の3点です。

①観察によって「今、ここ」に意識を集中させる、②自己と対話し内省する、③自己と世界を一体化させ最終的に世界と自己の肯定に至る、です。瞑想モードにおいて、私達は次に紹介する3つのメニューで脳を鍛えることができます。

メニュー⑥ 観察による「今、ここ」への意識の集中と自己との対話

瞑想というと、森の中でじっと座っているイメージがあるので、リラックス効果を求めるものと思われている節がありますが、その本質の第一は「自分と世界の観察」です。それによって、現実をありのままに見つめ、受け入れることができる精神状態に至ることができます。

運動も、心拍数を上げ血流を脳に行き渡らせ脳の活動を活性化するものですが、動きを伴うために視点や景色が定まらず集中できません。坐禅においては、正しく結跏趺坐《けっかふざ》（瞑想をする際の坐法）の姿勢で坐《すわ》り気道を確保し、半眼で静かに、できれば壁に向かって坐ります。我々の活動の基本となる、言葉や景色を無にし、手足を固定させることで、自分の身体と思考を静かに観察し、「今、ここ」に集中することができます。

前述のようにブッダは、①身体、②感受、③心、④事象の4つを観察し、集中してそれらを記憶する修行が大切だと説いています。つまり、自分が息をしていることや、死後死体が腐敗して白骨化する等の「身体」の変化、楽や苦、欲望が絡むもの絡まないものの「感覚」の変化、貪《むさぼ》り・瞋《いか》り・散乱・集中等の「心」の変化、貪欲《どんよく》さ、気分の落ち込み・気怠さ、後悔・ざわつき・ためらいといった「事象」の変化等がいかに生まれ、いかに消えるかについて徹底的に観察することを問いています。

また〝目覚める〟ためには、記憶力（念）、事象を弁別する力（択《ちゃく》法）、鉄の勇気（精進）、真理

に接する喜び（喜）、身心の軽快さ（軽安《きょうあん》）、集中力（定）、無関心（捨）といった7つの「事象」にも意識を向けよとも説いています。

それらの人間の様々な念処を観察することで、精神を集中させることができます。釈迦となったゴータマ・シッダールタは、青年の頃から、非常に論理的で時に突き詰めすぎる繊細な性格だったと言われていますが、坐禅を通して観察した身体と精神についてありとあらゆる対象を詳細に解析した結果が経典に収められています。念処教においても、以上のように、道を身体、感受、心、法（事象）の4つの部門に分け、身体を4つの元素に分け、身体が滅びていく様子を9つの様相に分け、心を覆う事象を5つに分け、目覚めるための事象を7つに分ける——など徹底して論理的に分解しそれらを観察することを勧めています。

「今、ここ」に意識を集中することで、過去の後悔や未来の不安から離れることができる瞑想の効果を、臨床心理学、行動療法、認知療法の領域に応用したのがマインドフルネス瞑想です。「今、ここ」へ意識を集中させることの効果は「②脳に関する仕組み」で紹介した『心はこうして創られる』のニック・チェイター教授も解説しています。真面目な人ほど深い思考の結果を啓示や運命のように捉《とら》えがちです。時にそれは、鬱《うつ》病や不安神経症等に結びつくようなマイナス思考に囚《とら》われているケースもあります。しかし、感情や意識は身体から生まれ、脳は常に刺激に応じて瞬間瞬間に配線されているということを理解し、自分の身体の「今、ここ」へ意識を集中させることによって、凝り固まったマイナス思考も「脳の作り話である」とみなし解き放つことができます[11]。

ストレス、うつ、不安疾患、薬物依存、パーソナル障害といった分野で、マインドフルネスの瞑想が効果的であるという臨床結果が出ています[12]。また、ビジネスパーソンも、瞑想を続けることで、集中力の向上だけでなく、心の落ち着きと状況変化に動じない強さを得ることができるということから、2007年にはGoogleが研修で正式に採用するなど、ビジネスリーダーを中心に広がっています[13]。こうして徹底的に自分を観察することで、自己との対話が成立し、自分を冷静に振り返ることもできるようになります。

メニュー⑦　瞑想と家事でDMNを落ち着かせひらめきを得る

睡眠の夢の部分でも触れましたが、私達の脳は、睡眠中もボーッとしている時も、デフォルトモードネットワーク（DMN）が活発に活動しています。DMNは外界ではなく自己の内部を対象として活動しています。自分の過去、性格、能力、感情や他人の考え、感情、そして将来への期待と不安等が対象です。例えば、私達が後ろ向きの気持ちでボーッとしていると、たくさんのマイナスの考えや負の感情が頭を巡り続ける時があります。

また、ボーッとシャワーを浴びている時に突然良いアイデアが浮かんだりします。

アイデアが浮かぶ場所として1000年前の中国の政治家・学者欧陽修《おうようしゅう》は馬上・枕上《ちんじょう》・厠上《しじょう》（便所）の三上が良いとしました。馬上というのは、馬に乗って移りゆく景色を眺めている時。

枕上は、布団に横になっている時。廁上は、トイレでリラックスしている時です[14]。いずれも、何も考えていないようで、DMNが活動している時です。

このような良い面がある一方で、DMNが過剰に活発化すると、様々な雑念や思考がとりとめもなく出てきて止まらない、という状態になります。私もかつて経験した不眠症等もこれに含まれます。心の不安状態が長く続くと、仕組み①で触れたように神経伝達物質であるコルチゾールが出続け、脳に影響を与え、引きこもりやうつの症状を引き起こすことにもつながります。

瞑想を続けると、このDMNの活動を抑制しエネルギー消費を抑えながら集中できるという、瞑想とDMNの関係を分析した論文もあります[15]。

とはいえ、日常生活のなかに瞑想を取り入れるのが難しいという人もいるかもしれませんので、同様の効果が得られるかもしれない方法を、ここで1つ紹介しましょう。

それは、「無心になって家事をする」ということです。

あまり知られていませんが、禅寺では清掃を始めとするあらゆる労務は「作務《さむ》」と呼ばれ、坐禅と同じく重要な修行と位置づけられています。ブッダがどうしても経文を覚えることができない弟子に、経文の代わりに「塵《ちり》を取る、垢《あか》を取る」と唱えながらの庭掃除を命じたところ、優秀な弟子よりも先に悟りを得たという逸話もあります。作務を修行とする考え方には、禅修行を観念的な世界に終わらせず現実世界の身体性と一体化させる目的があると言われています。私は、作務には瞑想と同じく千々に乱れるDMN（デフォルトモードネットワーク）を抑制し、意識を集中させる修行効果があるためだと考えています。

例えば、世界富豪ランキングの1位、2位を争う、マイクロソフト創業者ビル・ゲイツとアマゾンの創業者ジェフ・ベゾスには、毎晩、夕食後に皿洗いをするという共通点があります。しかも2人共、皿洗いをすることが好きで、他の人にはやらせないとも断言しています[16]。私の友人の中にも家事の分担という理由を超えて、皿洗いや掃除は自分がやるという人が多くいます。

これは、無心で家事や雑事に専念することが、瞑想した時と同じように（DMNを沈静化させ）、時にアイデアがひらめく効果をもたらすということに気づいているからかもしれません。瞑想の時間が取れない場合は、皿洗いや掃除等の家事を率先して行うようにすれば、家庭円満以外にブレインワークアウト効果が得られるかもしれません。

メニュー⑧　自己と世界との一致——自我（エゴ）から自己（セルフ）へ

心が落ち着き、集中力が増し、アイデアがひらめく——瞑想には、こうした実利的なメリットも十分にありますが、その最も大きな効用は、自分の存在を世界の一部と見なす意識が芽生え、自己と世界が一体化した感覚が得られることです。

親ガチャ、会社ガチャ、上司ガチャ、等という言葉があります。スマホゲームの「ガチャ」のように自分では選べない環境のせいで、今の自分の状況が生まれていることを表す言葉です。過剰な自我（エゴ）に意識が向かい過ぎて、結果として、自分の不満な状況の原因を、自分の周囲の人々や置かれた環境の責任、つまり他責のみに帰してしまう思考です。あるいは、自己中心化が進み巨大なエゴを抱えながらも、世界における自分を肯定することができない、自分が自分でないと感じる、自分自身を見失っている状態です。たとえ周囲が羨《うらや》むような社会的な成功を収めていたとしても、それは当人としては地獄のような状況です。

これらは、環境における相対的な自我（エゴ）が強くなりすぎたり、逆に小さくなりすぎたりして、バランスを崩している状況と言うこともできます。

自己（セルフ）も世界も万物は刻々と永遠に変化し続けるというのが仏教の教えですが、単なる自我（エゴ）からくる幻想の自分のイメージと、それに達していない現実とのギャップに苦しんでいるのではないでしょうか？　ＳＮＳの影響は否定できません。２０１９年のFacebook社の社内調査では、インスタグラムの利用によって「10代の少女の3人に1人が、体についてのイメージを悪化させている」と記されていたり、イギリスとアメリカの10代のインスタグラムのユーザーのごく一部は、インスタグラムによって自殺を考えるようになったという報告がされていました[17]。これらは、デジタルテクノロジーによって拡張されてしまった自我（エゴ）と本当の身体性を伴った自己（セルフ）のギャップによる、今の時代特有の苦悩です。


瞑想や坐禅によって、自我（エゴ）と自己（セルフ）の分離された状態を脱し、世界における等身大の自己を回復し、それを承認し受容し肯定することができるようになります。

坐禅では、とにかく様々な形で、自分の呼吸に意識を集中します。私の場合は、呼吸を通じて自分の身体性に意識を集中させていく中で、徐々に自分を包み込む空間に意識が向かっていきます。そして、小さな鳥のさえずりの声等、周囲の小さな音が聞こえてくるようになります。呼吸に集中するうちに、小さな観念や欲望で凝り固まっていた自分が少しずつ溶けていくような気持ちが訪れ、意識が徐々に身体を離れていく感覚に陥ります。それによって、自分と他、自分と世界を隔てている壁のようなものが取り払われ、自分と世界が、共に変化し続け、そして徐々に一体になってくる感覚を感じるようになってきます。

チベット仏教のダライ・ラマ14世が、自己否定感に悩むアメリカ人から、どうしたら良いかアドバイスを求められた時、通訳を通しても「自己否定」という言葉がどうしても理解できなかったというエピソードを伺ったことがあります。幼い頃から長時間の瞑想修行を積んだダライ・ラマにとって、自己と世界は限りなく一体化しており、その一体化して存在している世界を否定するという発想が、言語的に理解できないということだったようです。

瞑想によるこの状態においては、自己の捉え方に関与する側頭頭頂接合部と呼ばれる部位に「脱中心化」という変化が起きることが脳神経科学的にも確認されています。「脱中心化」とは脳領域のすべてのネットワークが統合され「自」と「他」の境界がなくなっていくことを指します[18]。臨床心理療法的にも、これによってストレスや不安疾患が改善されると言われています。ビジネスパーソンとしては、これによって自我（エゴ）の意識が徐々に弱まり、他、つまり仲間や組織や社会全体を常に俯瞰《ふかん》して考える方向に意識が向かっていくようになり、そして自然とリーダーシップが生まれるようにもなります。

【優れたリーダーによる実践】

これまでも、松下幸之助《まつしたこうのすけ》氏、稲盛和夫《いなもりかずお》氏等多くの日本の名経営者が禅を取り入れてきました。

これは経営者にとって、多くの現実と、様々な欲望が押し寄せる中で、まずは自分が立っている位置と自分自身の心の中を正しく観察することが非常に大切だからだと思います。経営者だけでなく私達も、それによって、

・意思決定にぶれない「軸」が生まれる
・集中力が高まることで業務の生産性が向上する
・現場の「気づき」力が高まり、顧客対応力や危機管理能力が高まる

などの様々な現実的な効果を感じることができます。

シリコンバレーでも、坐禅はマインドフルネス瞑想法として広く取り入れられてきました。代表例はスティーブ・ジョブズです。日本人の禅僧・乙川弘文《おとがわこうぶん》を師と仰ぎ[19]、毎日のように坐禅を行っていたと言われています。iPhoneやMacBookといった画期的な製品を開発する際、市場や顧客の声の分析でなく、自分の中の美意識に深く降りて考え抜くために瞑想を役立てたと言われています。セールスフォース・ドットコムの創業者マーク・ベニオフ、ペイパル創業者のピーター・ティール、リンクトイン会長のジェフ・ウェイナーも坐禅の実践者として知られています[20]。また、『サピエンス全史』の著者として有名な歴史学者ユヴァル・ノア・ハラリは、

2000年にヴィパッサナー瞑想を体験して以来、毎日2時間瞑想し、毎年1カ月か2カ月は瞑想の修行に行くと語っています。そしてその目的は、「現実からの逃避ではなく、現実と接触するためだ」と説明しています[21]。

徹底的に、自分と世界の境界をなくし、世界の現実と向き合う行為、それが坐禅による瞑想です。

坐禅という身体的な体験を伴う形でなくても、古来優れたリーダーは1人で静かに考える「自己との対話」としての瞑想の時間を大切にしてきました。最後の五賢帝・第16代ローマ皇帝マルクス・アウレリウス・アントニヌスは、折々の思索や自戒の言葉を書き留めた覚書『自省録』を書き記しましたが、英語のタイトルはMeditations（瞑想）です。宮廷の自室や、前線の野営テントで、皇帝としての職務の合間にも瞑想の時間を確保し、自己との対話を徹底して繰り返しました。

アメリカの実業家でテスラの共同設立者兼CEOとして有名なイーロン・マスクは、考え始めると急に瞑想状態に入り、自分の世界に引きこもってしまう奇癖があることで有名です。1つ判断を求める質問をすると、長い時には10分近くその場で沈黙し考え込むこともあると言われています[22]。AppleのCEOティム・クックも、1つの質問に対して長く沈黙して答えを熟考することで知られています[23]。

孫社長も、瞑想の時間を大切にしていました。社長室には、箱崎《はこざき》の本社ビル時代には畳と掛け軸の和室の間があり、汐留《しおどめ》の本社ビル時代も社長室の隣には茶室と川の流れる日本庭園がありました。そこで会議と会議の間に、抹茶を飲んで坐禅をしたり散歩したりしながら、意識を集中させて考えをまとめていました。また大切な朝一の打ち合わせの時には、自宅でサウナに入って思考と集中力を最大限高めてから会議に臨むことを当時は習慣にしていました（朝一の会議で逆光の朝日に孫社長の頭から文字通り湯気が立ち上る瞬間を何度も目撃したことがあります）。また、運動モードの章でも触れましたが、徹底的に考える時に社長室で木刀やバットを黙々と振っていたのは、思考の集中のためだったのかもしれません。

坐禅のスタイルではなくても、脳にとって静かな瞑想の時間を確保することは大切だと理解できます。

【私の試み】お寺でもオフィスでも瞑想できる

会社員時代の私は、何度か坐禅に挑戦してみたものの、坐禅に意味を感じることができず、率直に言って退屈でした。そう思ってしまった理由の1つには、仕事が気になって25分の時間であってももったいないとどこかで思っていたことがあると思います。またそれ以上に、実践上の留意点を知らずに、ただ畳の部屋で座っていたことが大きいと思います。

その後、たまたま京都妙心寺春光院《みょうしんじしゅんこういん》の川上全龍《かわかみぜんりゅう》和尚と出会い、正しい坐法を教えていただいたことで、坐禅の効果を理解することができました。今では時々、各地の禅寺で坐禅を組ませてもらっています。

私はお寺などの静寂な空間で、何時間も坐っていることが好きです。身体、感受、心、事象を観察することによって感覚を研ぎ澄ますうちに、頭に雑然と入っていた考えが整理され、1つの大きな考え方に収斂《しゅうれん》していくことがあります。こうしたことは、机のPCの前に何時間座っていても起きない体験です。

正しい坐法によって、瞑想状態に入ることが体得できてからは、1週間に数回、休憩の時間に簡易的な瞑想（メディテーション）を行っています。私は、オフィスの中にいて外の音が聞こえない時も、これまでに観た雄大な景色を思い出し、そこを空から俯瞰して見ているようなイメージを描いてみるようにしています。自我や固まった雑念が少し解《ほど》け、ゆったりとした落ち着いた気持ちになれます。

【実践に向けて】

私のケースにもあるように、初心者の間は、坐禅会等で正しい姿勢かどうかをチェックしてもらったり、瞑想状態に入りやすい呼吸法などのガイダンスを受けたほうが良いと思います。瞑想の実践において基礎をおさえることは重要です。

例えば、坐布という坐禅用の座布団を用意することが大切だったりします。道元《どうげん》など高名な禅僧が坐禅の実践マニュアルを残してくれているのですが、彼らも高さのある座布団は意外と忘れがちだが必ず敷くようにと注意しています。

「坐処には厚く坐物を敷き、上に蒲団《ふとん》を用う」（日本曹洞《そうとう》宗の開祖道元禅師『普勧坐禅儀』）

「蒲団略すことなかれ。（袈裟は）まったく趺坐を支ふるにあらず」（日本曹洞宗中興の祖瑩山《けいざん》禅師『坐禅用心記』）

これは、まずは背筋をまっすぐにして姿勢を正して坐ることが何よりも大切だからです。これによって、呼吸を整え、集中することで、最終的に精神を整えることができるようになります。背筋をまっすぐにし、安定した姿勢が取れるようになると、腹式呼吸をしていきます。そして徐々に、手の重さを感じてみたり、身体の内部に意識を持っていったりして、「今、ここ」に意識を集中させていきます。

また、私が当初間違っていたのは、「瞑想中は無の境地に入らないといけない」「坐禅中に考えや雑念が浮かんでくることは良くないことだ」と考えていたことです。瞑想中に、無念無想になる必要はなく、むしろ良いアイデアが浮かんだ時は、メモしたりしても良いのです[24]。

自宅で狭いスペースで日常のものに囲まれているとなかなか瞑想状態に入ることはできませんが、最初に坐法の基礎と適切なガイダンスを学んで経験を積み、感覚がつかめるようになった後は、比較的簡単に場所を選ばず瞑想状態に入ることができるようになります。

坐禅を習慣的に組むようになった人は、自宅のちょっとした空間でも坐禅を組んで瞑想状態に入ることができるようになります。時間は25分が理想です。15分くらいでリラックスしてくるのでそこで止めてしまう人もいますが、瞑想のメリットを享受するには、その後10分続けることが大切です。

昼休みの少しの時間でも、心を落ち着けたいときなどに、坐禅でない瞑想（メディテーション）ができます。静かで邪魔されない場所を選び、足裏を地面につけて、背筋をまっすぐにして壁に向かって坐り、半眼で呼吸に集中します。

【次章に向けて】他者の意識との共感へ

20世紀の政治学者・哲学者のハンナ・アレントは「思考はわたしと自己とが沈黙のうちで交わす対話」であり、「すべての人間は自己と話し合う必要がある」と表現しています[25]。皇帝マルクス・アウレリウス・アントニヌスの『自省録』のように、瞑想はありのままの自分を観察し、自分と沈黙の中で対話する行為でした。自己と世界の一体化の認識、そして他者との「対話」による相互の人間性の理解、それらはどちらも脳細胞の中で意識が繋がることによるものです。

それでは、他者と意識を交換し繋がることで、新たに共通の意味、価値そして共感を探し出す行為、対話モードを見ていきましょう。

第4章 対話モード
——自己の意識を他者と共有し世界認識を広げる

「対話の目的は、物事の分析ではなく、議論に勝つことでも意見を交換することでもない。いわば、あなたの意見を目の前に掲げて、それを見ることなのである」

デヴィッド・ボーム〔1〕

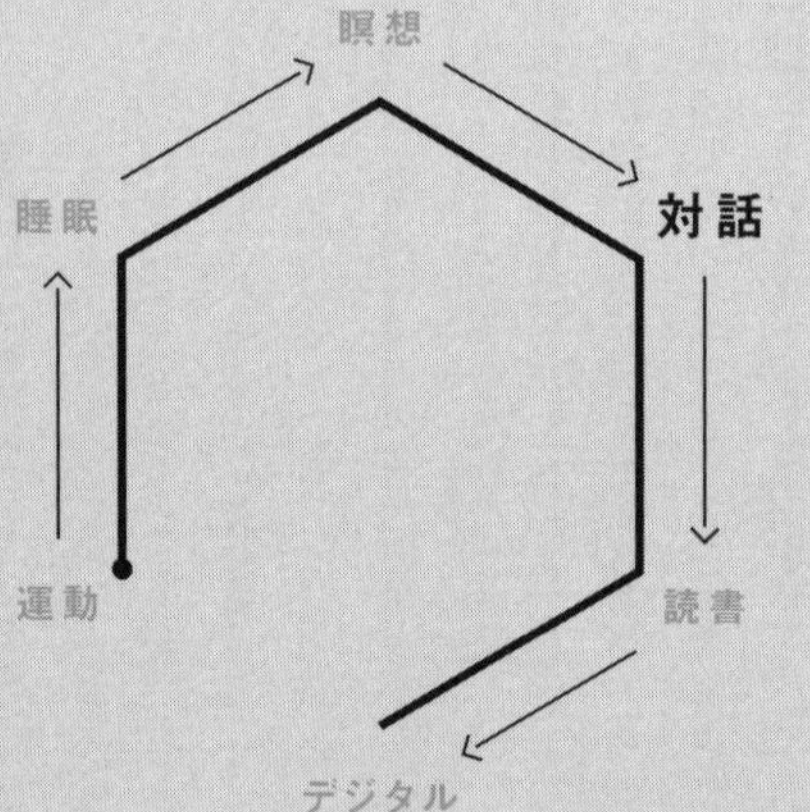

孤立し、分断される私達――誰かと繫がっているようで誰とも繫がっていない

あなたは、1日誰とも話さない日があるでしょうか？　または、家族や仕事仲間と最後に日常会話以外のことをじっくり話したのはいつでしょうか？

リモートワークは時間効率や、生産性改善やワークライフバランスの点でメリットも多いと思いますが、7割以上の人が会話や雑談をする時間が減ったことを認め、そのうちの4割近くが、ちょっとした不安や孤立感を覚えています［2］。またコロナ禍に学校がオンラインになったことで、自宅や下宿での引きこもり状態を余儀なくされた学生の多くが、孤独やうつ症状を訴えました。秋田大学の調査によると、オンライン授業期間中の2021年に学内アンケートを行った結果、16・6％に中等度以上のうつ症状、11・5％に死にたいと思う「自死念慮」が見られ、2020年5〜6月に実施した初回調査の数字をそれぞれ大幅に上回っていたと報告されました［3］。

独居老人の増加、晩婚化や未婚化の進展の結果、2040年には全世帯に占める「1人暮らし」の割合は39・3％と予測されています［4］。また、少し前のデータ（2012）になりますが、国立社会保障・人口問題研究所の「65歳以上の世帯タイプ別・会話頻度」のアンケート調査によると、65歳以上で1人暮らしの男性の18・3％、女性の24・9％が、2〜3日に1回しか誰かと会話をしていません。この属性の男性の16・7％に至っては2週間に1回以下しか会話していません［5］。近所付き合いも勤め先もなく、コンビニや外食で食事を済ませほとんど会話せずに生

活しているのかもしれません。

日本のおじさんは、世界一孤独と言われています。男性全体の生涯未婚率は29・5%（2030年予測）で「ほとんど、もしくは人に会わない人」の割合は17%と、OECD加盟国平均の2倍に上ります[6]。

単身者世帯が増加しているなかで、日常的なコミュニケーションがなく孤独を感じている人が増えつつあります。内閣官房孤独・孤立対策担当室が行った人々のつながりに関する基礎調査（令和3年）では、男性単身者の59・2%、女性単身者の47・4%が、孤独感が「常にある」もしくは「時々ある」と答えています[7]。イギリスで孤独担当大臣が新設されるきっかけとなった「孤独はタバコを1日に15本分喫煙することと同じ程度、健康への害を与える」という報告書は有名です[8]。

私が、就職した頃は、仕事はまだ電話とFAXが中心で、職場は騒然としていました。会話での様々なやり取りがあり、休憩中には同僚や上司部下で雑談や冗談なども話したりしていました。今の多くの職場は良くも悪くも静まり返っています。皆がモニターに向かって作業をし、ランチも自席でSNSを眺めながら済ませ、「おはようございます」と「お先に失礼します」以外、1日中誰とも話さず黙々と仕事をしている人も多いと思います。

家庭、職場、学校で言葉でのコミュニケーションが圧倒的に減っていく中、私達は以前よりもスマホやSNSを眺めて時間を過ごすようになりました。SNSを活用することで、#MeToo運動のように、知らない人同士が情報の共有と拡散によって共感と連帯を生むことも可能です。しかし、孤独な状況によって自己中心的で攻撃的で反社会的な傾向を徐々に強めた人々が、孤独の解消に長時間インターネットやSNSの情報に触れていると、自分の考えに近い意見を目にすることによってその傾向を強め、社会の分断傾向が加速していきます。この極化の傾向は特に高齢者世代によく見られると言われています。ネットからの大量の一方的な情報に晒《さら》されながらも、それらについて誰かと話す機会が孤独な環境から少ないからではないかと思います。

アメリカのトマス・ジェファーソン元大統領は「よく知らされた市民は民主主義の砦《とりで》だ」と市民への情報公開の重要性を主張しました。しかし市民は、実は情報を得てそれだけで判断するわけではありません。その情報の意味合いについて、対話し討議し、自分の意見を披露し、他者と意見を比較してから総合的に判断をするものです。かつて私達は、長屋のご隠居さんや職場の上司との日常的なコミュニケーションから様々な情報についての意見を聞き、その判断をしていました。今はそのような場は失われ、ネット上での過激な応酬か、コメンテーターのポジショントークを眺めることしかありません。

また皮肉なことですが、平和で安定した社会で自由競争資本主義経済が続くと、必然的に、より資産を保有している人間がより豊かになります。結果として、既存秩序が続く競争社会では世代を重ねる毎に、経済的に豊かな家庭に育った子弟ばかりが良い教育を受け、所得の高い職業につくことで、格差は拡大し、階級は固定化されていきます。私達日本人は、イギリスやアメリカは文化に多様性があり、様々な立場でのオープンな議論や対話が行われていると思いがちですが、現地に住む友人に聞くと、最近は政治的な話は、経済状態の近い同じ「階級」の余程信頼できる友人以外とはタブーだと話していました。

こうした階級社会における庶民の不満は、これまでも様々な形で存在していました。しかし今は、SNSによって、小さな不満すら可視化され、大きな流れを生みます。論点は単純化され、人々の理性的な意見というよりは、匿名のアカウントからの感情的な反応で、ヘイトもフェイクニュースもシェアされ、うねりのように拡散していきます。

瞑想《めいそう》モードで触れたように、そのような自分の身体の中で発生したマイナスの感情、煩悩や苦しみ等を外に出すとしても、これまでは本人が自分の言葉でその場で発言し、その発言は一定の人間関係の中の噂話で止まっていました。それが、SNS空間では、本人の身体性やコミュニティから切り離された感情的な文字が、徐々に意味や形を変えながら拡散していきます。複雑な内容の記事も読まずに、記事のタイトルだけをみて芽生えた「けしからん」とか「ザマアw(草)」といった負の感情がシェアされ、ただただ消費されていきます。

その連鎖は、複雑な社会を単純化します。共和党支持者か民主党支持者か、保守かリベラルか等で分断し、それぞれはそれぞれの主張を裏付けるテレビ番組のみを視聴し、アカウントをフォローし、分断は益々《ますます》広がる傾向にあります。

世界で29億人と繫《つな》がれるFacebookや、26億人が使っているYouTubeを利用していたとしても、世界の人々と繫がっているようで誰とも繫がっていない私達の多くは、孤独に苛《さいな》まれています。

リアルな人間とは本当の意味で触れ合っていないし、話せていないからです。

孤独が恒常化すると人を嫌いになり、攻撃的・反社会的な性格になりやすいと言われています［9］。銃乱射事件やテロの犯人に共通するのは、社会との接点がなく孤独な生活を送っていた人たちです。そしてその動機は世界共通です。「誰も自分の話を聞いてくれなかった」と。

【AIとHIの違い】意識の交換と、自らと集団の成長

私達は、地平線に夕陽が沈むのを1人で見ていたりすると、感傷的で寂しい気持ちになることがあります。狩猟採集民族としてジャングルや山で1人取り残されることは、即《すなわ》ち死を意味しました。狩猟採集民族の脳は、仲間がそばにいないと大量のコルチゾールを分泌しストレスと不安を感じるようにプログラムされています。

かつて北アメリカのある部族と生活し研究した人類学者は、その50人くらいの部族が、時々何の目的もなく、ただひたすら話すだけの寄り合いを持つことを観察しています。特に何かの結論が得られることもなく、やがて会合は終了するのですが、誰もが自分の成すべきこととお互いを十分に理解したように見え、その後、より少人数の会合で判断したり行動を取るとのことでした［10］。何かのアルゴリズムや論理的思考によらず、ひたすら声のコミュニケーションを取ることで集団全体の意識とそれぞれの存在と役割を確認する、これは人間ならではです。別の言い方をすれば、自分の意識と知能／知性だけでなく、他者にも自分と同じ意識と知能／知性があると認

識して、コミュニケーションを取る。そして見知らぬ他者から学び、他者と共感し、集団を良い方向に進化させようと努力する。これは他の動物と違った人間だけの特徴です。

ChatGPTなどの生成AIは、言語データを大規模に事前学習しているので、あたかも対話が成立しているようなやり取りになりますが、AIにもちろん意識はなく、お互いの共感も芽生えません。

メニュー⑨　人々の意識を変えていく「声の力」を再認識する

オフィスはキーボードの音が響くだけの静かな場所になり、テレビやYouTube番組には字幕が必ずつくようになり、電車の車内を見渡すと全員がスマホの小さな画面を見て小さな文字を打ち込んでいます。

効率性、特にタイパ（Time Performance／時間効率）が求められる現代において、情報一覧性があり、深く読み込むか浅く斜め読みするかも選べ、興味がなければ簡単に離脱も可能なテキストメディアに私達は囲まれています。

しかし近年、徐々に声（Voice）や音声メディアの役割が見直されつつあります。

1つには、アマゾンのアレクサ等のスマートスピーカーやワイヤレスイヤフォンといったデジタル機器が普及し、高音質で音声コンテンツを楽しめるようになったことがあります。また、可処分時間を奪う様々なコンテンツに囲まれた人々が、益々タイパを求め、家事やジョギングをしながらの「ながら利用」が可能な音声コンテンツに流れている傾向があります。コンテンツの制作側にとっても、動画に比べて編集作業等も少なく、コストを抑えられるメリットがあります。これまでニッチなアナログメディアの印象が強かった音声ですが、皮肉にもさらなる情報化とデジタル化の流れによって改めて注目されているのです。

文字を石や貴重な羊皮紙に記すしかなかった時代においては、多くの人々にとって情報伝達の主体は声でした。人々は子や孫に伝えるべき情報を、『ギルガメッシュ叙事詩』や『古事記』などの口承文学や神話に託し、言葉を身体に刻み込み記憶することで伝承してきました。中国の『論語』をはじめとする四書五経も音読（素読）が基本です。内容をすぐに理解することよりも、幼児期から言葉の響きとリズムを反復・復唱する素読によって、身体で体得し、さらにはそれを子や孫の後世に伝えることに重きをおいてきました。

音声・声によるコミュニケーションは私達の脳の記憶や身体性と強い関係性があり、視覚や文字とは本来的に異なる特性を持っています。アメリカの哲学者、文化史家ウォルター・J・オングは『声の文化と文字の文化』において、文字に対する声の文化の特徴とその重要性を次のようにまとめています[11]。

まず、第一に声には特別の没入感を持って人々の感情に直接訴える感情移入的要素があり、話し手と聞き手を一体化する力を持ちます。音声や声が熱狂を生み出す有名な例が、ドイツの独裁者アドルフ・ヒトラーの演説です。開発されたばかりのラウドスピーカーによって、ヒトラーの演説は、10万人以上の集会参加者の最後尾まで届き、演説がプロパガンダに有効であることに気づいたナチスは、当時高価だったラジオの廉価版を開発普及させ、歓声や拍手を交えた演説を連日国民に向けて放送したと言われています[12]。

ラジオ放送でも言われてきたことですが、ミュージシャンやポッドキャスト配信者と紐《ひも》づく広告はエンゲージメントが高いということがデータとして示されています[13]。私達が何かコンテンツを配信する時も、場合によってはテキストブログではなく、ポッドキャストのほうが良いかもしれません。

企業においても、メールや社内コミュニケーションツールがある中で、上司と部下が、改めて時間を取って1on1ミーティングを行うのも、異動や解雇等の重要な人事決定を直接会って口頭で伝える必要があるのも、声の文化における感情を込めた全人格的なやりとりが必要だからです。

第二に、文字による記録に頼ることができない「声の文化」においては記憶が大切です。そのため口誦《こうしょう》は、韻やリズムを大切にし、キーフレーズが繰り返される傾向にあります。お経は「声明《しょうみょう》」と呼ばれる独特の節をつけて、リズムに乗せて読誦されることで、文字の読めない庶民にも暗唱されるようになりました。ヒップホップにおけるラップの歌唱法が、リズム感（グルーヴ）を伴って、韻（ライム）を踏んだ歌詞（リリック）を歌うのも同じです。

情報は必要な時に調べれば良いと考えがちな現代の私達は、あまり記憶することに重きを置かなくなっていますが、行動や判断をする際に重要になる言葉や文章は頭に刻み込んでおく必要があります。

政治家は街頭演説を行い、人々の記憶に残るよう自分の名前を連呼し、当選すると国会で言葉の論戦を繰り広げます。トランプ前大統領がMake America Great Again等の決まり文句を繰り返し、音楽やダンスを交えたライブのような政治イベントを演出したのも、平易なフレーズを繰り返す声の文化が熱狂を生み、支持者を増やすことを理解しているからです。楽天グループが月曜朝8時の朝会を創業以来欠かさないのも、重要なメッセージを社員の記憶に徹底させるには、声によって繰り返し伝達することが大切だからでしょう。

社内の改革に取り組む社長や役員の方から、改革を成功させるには、話している本人が飽き飽きするほど同じ話を繰り返し現場に伝えることだ、と伺ったことが何度かあります。声のコミュニケーションによって人々はメッセージを記憶し、自らの行動を変えていきますが、それには話し手が思う以上に聞き手に同じメッセージを繰り返す必要があるのです。

オングがいう声の文化の第三の特徴として、声による会話は、その場での答えを得るためのものが多く、実践的かつ具体的になります。また相手の背景知識と理解力次第という意味で状況依存的であり、即興的になります。そういう意味では、声の文化は、「②脳に関する仕組み」「③記憶と思考に関する仕組み」でいうところの、即興的に行う脳の働きそのものです。

せっかちな孫正義社長は実は電話魔です。問題や疑問があると、会議中でもそれを解決できそうな社員にすぐに電話を繋ぎ、質問し、そしてその場でネクストアクションをコミットさせます。また、仕事において時に、テキストメールのやり取りで双方が感情的な応酬を延々と続けてしまうことがあります。しかし仕事ができる人は、齟齬《そご》があることを確認すると、メール返信の文章を考える前に、すぐに相手の席に行き、話し合って解決してしまいます。

テクノロジーの進化によって声の文化と文字の文化を融合させるケースも出てきています。例えば、メールほど堅苦しくなく、電話のように相手の時間を一方的に奪わないテキストチャットは、仕事でもプライベートでも活用されています。

チャットはテキストで表現されていますが、声のコミュニケーションの延長です。そのため、絵文字やスタンプ等の非言語コミュニケーションや、感嘆符や長音符等の感情を込めたニュアンスをつけるセンスが求められます。「よろしく!」や「よろしくー」という親しみを込めた声の感情のニュアンスが求められるなかで、「よろしく。」のように句読点を多用した文章は、冷たさと圧を感じ、おじさん構文として嫌われます。チャットを文字の文化（メール）の延長として捉《とら》えてしまっているからです。

私は、少し込み入った状況の説明や、読んだ本の感想など、声で説明してしまったほうが簡単でかつ伝わりやすいと思ったときは、1分ほどの音声メッセージを残してメッセンジャーで相手に送っておきます。記録ができ、再現性があり、非同期でお互いの都合の良い時に情報を取得できるのは文字の文化の良いところです。そこに声の文化の状況依存性、即興性、感情移入性などの要素を上手《うま》く組み合わせることで、文字・声の良い点を活《い》かしたコミュニケーションが可能になります。

メニュー⑩「対話」を理解し、「聞く」と「聴く」を正しく使い分ける

文字とは違う、声によるコミュニケーションの特徴と、ブレインアスリートにとっての重要性が理解できたとして、皆さんは普段、会社や学校で、どのような声によるコミュニケーションを取っているでしょうか。

まず、ビジネスシーンや教育現場における声によるコミュニケーションは、大きく4つに分かれます。討議（Discussion）、討論（Debate）、会話（Conversation）、そして対話（Dialogue）です。

討議（Discussion）は、会議のやり取りに見られるように、テーマと論点、時に対立点を明らかにし、結論を出すためのものです。Discussionには、Percussion（打楽器）と同じcuss（打つ、叩《たた》くという意味）が含まれています。徹底的に、ありとあらゆる角度から叩くというのが、討議です。

討論（Debate）は、討議の1つの方法ですが、加えて自分の意見を第三者に認めさせることを目的にしています。テレビ討論会や政治家の議会討論、ビジネス上の交渉などがこれにあたります。どちらが正しいかよりも、自分の意見なり主張なり条件なりを相手に認めさせることが目的です。いくら相手が指摘してきた論点に自分の中で納得しても、それを相手に対して認めてはいけません。自分の失点に繋がるからです。論点は明らかになりますが、最終的にはどちらが勝つ

か負けるかを決めるためのコミュニケーションです。

会話（Conversation）は既に価値観を共有し信頼関係のある者同士でのやりとりで、日常会話のように他愛《たわい》のないやりとりも含みます。知らない人同士の会話がその日の天候や季節の話やお互いの、出身地等の無難なテーマから入るのも、共通の話題を見つけ共通の価値観を確認することから会話が始まるからです。

これらに対して対話（Dialogue）とは、お互いが違う意識と人格を持っていることを理解した上で、共通の価値観を求めて、自分の考えや意識そのものが変わるかもしれないことを前提に話し合うことです。


この「対話」については、多くの誤解があります。

日本語の「対話」には「対」の漢字が使われているため、1対1の2人による双方向コミュニケーションかのように理解されていますが、そうではありません。

DialogueのDiaというのは「通して」、logueが由来するlogosというのはギリシャ語で「言葉、言葉の意味」であり、「言葉の意味」の相互理解を「通して」、参加者が共通の価値観や新たな気づきや発見に近づいていく、それが対話です[14]。

対話は少人数のグループで行われることもありますし、Googleが毎週金曜日に開催しているTGIF（"Thank God It's Friday!"／今日は金曜日だ！）のように、全社員と経営者との間の大人数の対話の場合もあります。対話は議論と違って、1人の人が話していることを他の人が傾聴することが本質です。参加者が複数の場合は、交代で複数の人が話すこともありますが、1対1のコミュニケーションが前提ではありません。

お互いに聴き合う力の向上のための企業研修や人材開発を行っているエール株式会社の取締役で、ケイト・マーフィの『LISTEN』を監訳された篠田真貴子《しのだまきこ》さんによると、大企業の職場においては、同じ会社の文化と価値観を共有している人々の間の「会話」はあり、また、課題に対して答えを見つけるための「討議」も、外部との交渉等の「討論」もあるが、お互いの相違点を理解し、多様性を認め合うための「対話」が圧倒的に足りないようです。

これまでの高度成長期の製造業を中心とした日本企業では、多様性よりも同質性と効率性が求められました。同じ価値観の間で、企業文化の浸透を高め「我ら○○マン」のような組織依存型スキルを持った人間を作り上げるための飲みニケーションや懇親会はたくさんありました。また、個人が責任を取らず、集団無責任体制にするための根回し調整等はありました。しかし、組織の中の多様性を明らかにし、それを包摂し（Diversity and Inclusion）、新しい価値観や未来に向けた気づき・発見を生むためのコミュニケーションは、ほとんどなかったと思われます。

例えば、経営者と従業員、上司と部下、男性社員と女性社員、若手と中堅、プロパー社員と転職組等の間で、「対話をする」経験というのは会社においてこれまでなかったのではないでしょうか？　おそらく、どこかで管理職のおじさんがこう言っていたはずです。「そんな色んな意見を順番に聞き出していったら、まとまるものもまとまらない。第一、時間も無駄だ」、と。そしてゴルフ場やタバコ部屋で、親しい間柄同士で「会話」して重要方針や人事を決めているうちに、本来大切にすべき価値観を見失い、会社の未来の兆しを見逃していったのだと思います。昭和の頃はまだそうした雑談や飲み会の中で、新しい気づきに繋がる対話が社員の間にありましたが、それも、収益最大化に向けた業務の効率化や人件費抑制も睨《にら》んだ残業規制の中で消えていきました。今は、普段は一緒にいる職場の仲間にすら、自分の話を聞いてもらっていないと感じている人がとても多いようです。

マッキンゼーでコンサルタントをしていた頃に、クライアントや関係者にインタビューを設定する時に、できるだけ60分ではなくて、90分で設定するようにという指示がありました。自己紹介やプロジェクトの背景説明とそれに対する質問という「会話」が10～20分あり、インタビューテーマに沿った「討議」を行い、1時間で何らかの結論を得て終了するのが通常のインタビューです。今振り返ると、その後に追加した最後の30分に、重要な意味がありました。その時間で、インタビューテーマには直接関係のない会社や事業への思いや、製品や事業の根幹となる重要なコンセプトの定義について等、リラックスしたオープンな「対話」ができた時に初めて、立場を超えて全社改革に向かう共通の価値観や信頼関係が生まれていたことを思い出します。期せずして、マッキンゼーの頃に私が行っていたのは、価値観の違う外部のコンサルタントとクライアントとの間の「対話」だったのです。

篠田真貴子さんによると、話し手の話す内容を自分の考えに合っているかを判断しながら「聞く」姿勢と、判断を留保して、話し手の見ている景色や感じている感覚に意識を集中させる「聴く」姿勢は異なります。

「討議」や「討論」のコミュニケーションでは、自分の考えやコミュニケーションの目的と照らし合わせながら「聞く」姿勢になります。時に、自分の知りたい内容に焦点を合わせるため、論点を整理するため、もしくは相手に主張させないために、話を遮ることがあるかもしれません。「会話」においても、共通の価値観が前提となっているため、価値観が合わないとわかった人の話を「聞く」ことを止めてしまうこともあるかもしれません。

これに対して「対話」は、「言葉《ロゴス》を通して」共通の価値観の構築や、双方が気づいていない新しい気づき・発見を目指す行為です。

そのためには、まずは意識にあるものだけでなく、言語化されていない無意識の段階のものまでも含めて、相手の全てを受け入れる必要があります。全てを受け入れるには、時間を気にせず、相手の会話を遮ることなく、無目的に最後まで「聴く」「傾聴する」姿勢が必要なのです。マッキンゼーのインタビューで、時間に大幅な余裕を持っていたのも、最後の「対話」と「傾聴」が直接の声のコミュニケーションにおいて最も大切だと認識していたからだと思います。

社会が大きく変わり、多様な価値観を理解し受け入れる必要がある今、「討議」「討論」「会話」（話す、聞く）という声のコミュニケーションに加えて、4つめの「対話」（傾聴）が必要です。企業内で「対話」を増やすには、「対話」というものを正しく理解し、対話が組織にもたらす効果をメンバー全員で認識することです。

メニュー⑪　同じ目線で傾聴し、目的なく語り合う時間を作る

本書で何度か触れている言語生成ＡＩについてですが、私はこれを「対話型ＡＩサービス」と呼ぶことには抵抗があります。正確には、対話というよりも言語インタフェースによる単なる双方向のやり取りだからです。

質問に対して返される回答が滑らかで時に人間らしく感じられるので、対話風にはなっていますが、メニュー⑩で紹介した４つの声によるコミュニケーションの定義からすると、意識を持たない人工知能とは、「意識の相互理解や交換」はできません。

実際の人間が生み出した言語情報を大規模学習したある種の集合知なので、私達は、ある意味「知の巨人」と対話しているとも言えますが、相手はあくまで意識の存在しない巨大な言語モデルを事前学習した生成ＡＩです。疑似的な会話や対話を行うことはできますが、ＡＩの気持ちになることも、眺めている景色を想像することもできません。

「会話」は価値観を共有している人との間で成立するコミュニケーションですが、「対話」は価値観をまだ共有できていない人とのコミュニケーションです。理論物理学、哲学、神経心理学に大きな影響を与えた物理学者デヴィッド・ボームが『ダイアローグ』という対話についての名著を残しています。それによると、対話とは意識それ自体の理解を目的としたものです。また本質

的には、人間とは何かという従来の定義が適切か、より人間的であることの可能性を集団で探るプロセスです。これはビジネスシーンで当てはめると、「○○社とは、どういう会社と定義するのが適切か」「○○ wayともいえる、○○社らしさとは何か」を集団で探るプロセスと言うことができます。自分が知っている情報や、自分の立場上からのコメントではなく、自分の意識そのものを提出し、じっくりと聴いてもらって、それを相手と交換し、融合させ、新しい価値観に気づき、見つけ出そうとするプロセスです。近年の日本の大企業の失われた30年は、この社内対話の時間を徹底して削り業務の効率化を図ったことが原因のひとつだと私は思います。

ではどうすればいいかといえば、「自らをさらけ出せる心理的安全性が確保できているメンバー同士でお互いの話を傾聴する」ことがまずは重要です。

相手を理解するとともに、他者の視点から自分自身や自分の属性の特徴を見つめ直して再発見する。そのためには、自分の考えや意識との相違点をじっくりと傾聴し、むしろそれを新鮮な驚きとともに好奇心を持って味わうくらいの姿勢が大切です。じっくりと聴いてもらえるという安心感から、自分の中でも言語化されていない、無意識の感覚的な何かを引っ張り出し、他者に差し出すことができます。

これまで「②脳に関する仕組み」で、情動、感情が心的イメージを生み、それが統合されて自分の意識が生まれるプロセスを見てきました。私は、対話は、相手を理解するだけでなく、言葉になりきらない感情や心的イメージを相手に聴いてもらうことで、まだ気づいていない自分自身を理解することでもあると思います。しっかりと目を見て傾聴してくれている相手と話しているうちに、自分自身から思わぬ言葉が出てくる時があります。そのためには参加者が「特に目的を持たずに話す」ことが大切です。討議とは違って、アジェンダは事前に設定しません。大切なことは、何かの結論を見つけ出すことではなく、対話を通して参加者が、新しい共通の意味や価値観を共有している状態に、少しでも近づいているかです。多様性や意見の相違点はそのままに可視化されながらも、それらをそのまま認め合えるという意識に持っていけるかです。「対話」以外の3つのコミュニケーションは、何らかの目的を持っていますが、「対話」は個別の目的を設定しないことが大切なのです。

また、参加者が一定の想定や前提を持っていることに注意を払いながら、それらを留保する姿勢が必要です。私達は過去の経験や思考から、何らかの想定や先入観を持ってコミュニケーションを行っています。それらの想定は、自分の世界観ではあまりに当然であり、議論の余地もなかったりするものですが、異なる属性やグループの出身者は、全く違う想定を持っていたりします。会合が進むうちに、話が噛《か》み合わないと全員が感じ始める瞬間がありますが、そういう時は大抵、そもそもの想定が異なる時です。

また自分の想定を覆されることに、人格を否定されたように感じて強い拒否感を示す人も時々います。特に、匿名のTwitter等のデジタル空間では、正解が多数あるはずの社会において、自らの間違いの修正は自分の生き方の否定に直結すると考え、泥沼化した罵《のの》り合いが延々と続くことがあります。

デヴィッド・ボームは、そうした想定が最初から存在する前提に立ち、否定しないように注意して、必要に応じてお互いに留保することを勧めています。グループ全員が相違点も含めてあらゆる想定を共有するようになると、意識は本質的に同じになり、新しい価値観が生まれます。また、お互いの意識の内容が理解でき、相違点も明らかになりますが、相手を説得した形での一致を目指さずに相違点も含めてお互いに受け入れることで、1つの身体、1つの心という感覚を得ることができます。

対話による共通意識とは、カルトのような多様性を排除した集団意識や、かつての学生運動の共同幻想とも、日本人特有の画一的な同調圧力とも異なります。

内容の一致よりは、私達の良心の一体化を目指すもの、と呼ぶことができるものです。それぞれが対話によって、一人ひとりが自由な存在として、本人自身、そしてその本人がいる場所（世界）とその未来についての共通の意味（理念、ビジョン、働き方、行動規範等）を探って行くのです。

声のコミュニケーションにおいて「対話」の相対的な重要性は今後益々高まっていくと思います。なぜなら、答えのある問いに対しては、即答できる生成ＡＩが現実に登場しつつあるからです。交渉ＡＩは既に企業でサプライヤーとの「交渉」に導入されています。目的や正解を条件設定する「討議」「討論」はＡＩが得意なコミュニケーションです。ただし、「対話」だけは、意識を持つ人間ならではのコミュニケーションです。対話を通じ、人々はいかに善く生きるべきかを問い、これからの未来をどう創っていくか、二項対立を超えて模索し合うことができます。

【優れたリーダーによる実践】

――ソクラテス

知性を磨く方法論として、「対話問答」というアプローチを最初に確立したのがソクラテスです。プラトンがソクラテスの対話集を編纂《へんさん》しています。

ソクラテスがもたらしたものは、問いに対する答えを求める過程の重要性であり、明確な答えがないものについて問いかけることの意義でした。

ソクラテスは、①人が考えることの重要性と、②答えられないままで問答を繰り返すことによってのみ到達可能な「問答者が自らの無知を自覚すること」の重要性を強調しました[15]。答えのない問いを求めること、そしてまだ何も知らないことを自覚すること、これこそが知能ではなく知性です。ちなみに、ソクラテスは、マンティネイア出身で弟子たちを対話法によって指導していた女性哲学者ディオティマの弟子です[16]。ソクラテスに対話を教えた先生が女性であることに対話の多様性の本質を感じます。

――禅問答

『論語』や禅における師匠と弟子の間の「公案問答」も同じです。隻手音声《せきしゅおんしょう》は、「両手を打ち合わせると音がする。では片手ではどんな音がしますか？」という公案です。これは白隠慧鶴《はくいんえかく》が創始した有名な公案ですが、音は耳で聴くものという固定観念を捨て去る問いです。誰もいない森の中で大木が倒れた時、音はするでしょうか。人間が鼓膜で音と呼ばれるものを認識した時に音がするのでしょうか。大気の波動は音でしょうか？

このように答えのない問いを繰り返すことはときにそれを揶揄《やゆ》して禅問答と言われますが、人は人と繰り返し対話し、思考を深めていくことで、自分の意識の領域を広げ、物事の本質や新しい価値に近づくことができます。

シリコンバレーや日本企業

前述のようにGoogleでは全社員集会ＴＧＩＦ（Thank God It's Friday!）という全社員集会を開きトップとの直接対話の場を設けていることは有名です。また、共同創業者のセルゲイ・ブリンとラリー・ペイジからバトンを受け取った現ＣＥＯのサンダー・ピチャイは共感型のリーダーとして有名で、社員との対話を重視する姿勢を受け継いでいます。社員の間でのコミュニケーションも重視し、週３日の出社を推奨しています[17]。

Appleのティム・クックも「直接会って話したときの活気、エネルギー、創造性、相乗効果、そして我々が築いてきたコミュニティ意識を懐かしく思うのは、私だけではないはずだ」として週３日出勤を求め、職場での社員間での様々な対話を求めています[18]。

企業における正しい対話は、企業の時価総額を数倍増加させるインパクトを生みます。マイクロソフトのCEOのサティア・ナデラも、ビル・ゲイツ、スティーブ・バルマーからCEO職を譲り受けた時、そもそものマイクロソフトの企業の存在価値について、社員との対話を通じて考えることから改革を始めました。もし「マイクロソフトが存在しなかったら、世の中はどんなふうに困ったか」、という問いをシニアリーダーや社員と何度もミーティングをして話し合い、現在のミッションにたどり着いたといいます。また、イノベーションに最も必要なことは、才能や経験ではなく、他人の気持ちを理解し、他の人の立場に立って、その人が見ているように世界を見ることができる共感力だと指摘しています[19]。それを鍛えるために、世界の時価総額の1〜2位を争う企業の多忙なCEOが、徹底した社員との対話を行っているのです。ナデラの傾聴と対話の姿勢は、マイクロソフトがややもすると官僚的で傲慢《ごうまん》だった文化を、柔軟で謙虚なものに大きく変えました。PCからモバイルへ、パッケージソフトからクラウドへの大改革を成功させたナデラCEOは、マイクロソフトを再び時価総額で世界の首位を争う企業へと復活させました。

社員との対話を重視するこれらのスタイルは、多くのシリコンバレー企業に受け継がれています。Facebookのザッカーバーグは2017年に米国のすべての州を訪問し、一般の人々と実際に会って対話することを年間目標にし、「テクノロジーの進化とグローバル化は多大な恩恵をもたらしたが、多数の人々の生活を困難にしてもいる」という現実を対話によって深く理解しようと試みました[20]。ビル・ゲイツやイーロン・マスクも個人として電子掲示板に時折「降臨」し、ＡＭＡ（Ask Me Anything：何でも聞いて）と呼ばれるセッションで様々な質問に回答し、人々との対話に応じています。その質問は、「人類にとって最大の脅威とは何か？」から「今、幸せか？」まで多岐にわたり、それに対する率直な回答が共感を生んでいます。彼らは演説をしているわけでもキーノートスピーチを行っている訳でもありません。一人ひとりの質問について考え、誠実に答えています。繰り返しになりますが対話とは、１人の人が考えながら話し、それを全員で傾聴する行為です。

日本でも、例えばホンダではワイガヤと呼ばれる「建前でない本音の私」が喧々《けんけん》囂々《ごうごう》議論する伝統があります[21]。

また、日本企業で最近、社員との対話で復活を遂げつつあるのがＮＥＣです。ＮＥＣは、長い業績不振に苦しみ、立派なビジョンと中期3カ年計画はあるものの結果がついてこない状況が続き、２０１７年の中期経営計画は1年で撤廃しました。現場の実行力、マインドから変えないと何も変わらないと確信した新野隆《にいのたかし》社長（当時）は、自身が全国の拠点をまわり、対話会を実施することにしました。２０１８年7月末までに26回の対話会を開催し、約1万人の社員と対話をしました。現場からの時に厳しい質問に、同行したスタッフが慌てる場面もあったそうですが、「これは社長説明会ではなく経営と現場の対話会であり、正解を答えようとするのではなく一緒にどうすればいいか考えていこう」という姿勢によって、現場の雰囲気が徐々に変わっていったと言われています[22]。低迷していたＮＥＣの時価総額は新野社長の就任後、倍増しました。

大きな経営方針を決め現場レベルで企業変革を行う、また新しいイノベーションを生み出すときには、直接対面で会ってたくさんの人々と対話する——このことの大切さは洋の東西を問わず変わりません。

孫社長を育てた大物経営者との対話、そして「箱弁会議」

ソフトバンクには２０１０年から後継者育成プログラムとして、社長自らが教壇に立つ「ソフトバンクアカデミア」というプログラムがあります。私事ですが、私は同プログラムの1期生として暫定1位になったことがあります。実はその時に、「孫社長の後継者になる」ということの現実を一度真剣に考えて、とてもなれないなと悟ったのです。

様々な経営者としての能力の絶対的な差、創業者と後継者の立場の違いは、もちろん歴然と存在します。それはつまり、これまでの経営者としての累積対話量と、それに基づく意思決定の累積の経験値の差でもあります。24歳で創業以来、孫社長はシャープの佐《さ》々《さ》木《き》正《ただし》元副社長やアサヒビールの樋《ひ》口《ぐち》廣《ひろ》太《た》郎《ろう》元会長、海外では実業家で大統領候補にもなったロス・ペローやNews Corporationのルパート・マードック等の先輩経営者と、真剣勝負の対話を行って、経営者としての大切な価値観を学んできました。

また、スティーブ・ジョブズやビル・ゲイツとは２歳差の同世代で、お互いが30代の頃のＰＣ

やインターネットの草創期から切磋《せっさ》琢磨《たくま》し、語り合ってきた関係です。それによって、デジタル情報革命で世界を変えていく上での大きな考え方を学び、それらを融合し自分自身の思考を成長させているのです。

こうした名経営者と行っていたのは、討議というよりは、デジタル情報革命がいかにビジネスを、そして人々のライフスタイルを変えていくと思うか、といった未来の兆しに関する「対話」だったと思います。それぞれが関心を持つ最新のテクノロジーについての情報を互いに共有し、どのように世界を変えていくと思うかについての見解を述べ、お互いにじっくりとそれを吟味し、意見を交換します。社長室長として当時常に一緒にいた私は、対話の途中に社長の意識や価値観が大きく変化した瞬間を時々目撃しました。しかし、意思決定する当時者と同席者とでは学びのレベルに雲泥の差があります。

創業社長として長年数々のトップと対話し、自分のものとして価値観を磨きこんでいく。その対話からの学びの差は、後継者が任命され受け継ぐその日まで無限に開いていくのです。ソフトバンクに限らずオーナー経営企業の後継者問題の解決が難しいのは、経営トップとしての累積対話量の構造的に超えられない差が最大の理由だと私は思っています。

また、孫社長は私が社長室長をしていた当時は、毎晩のように長時間の「箱弁会議」を開催していました。日中に分刻みのスケジュールをこなし、19時頃に最後のアポイントが終わると、孫社長の漠然とした興味関心の下になんとなく呼ばれた社内外の様々な人が、社長室に参集します。

大学の先生、エンジニア、部品メーカーの技術担当などが20人程集まり、弁当を食べながら雑談を始めます。

最初の頃、他の会議と同様に仕切らないといけないと思っていた私が、アジェンダを設定し司会を始めようとしたら、孫社長に止められた記憶があります。私の仕事は、参加者に弁当を配り、個人NDAを参加者にサインさせること、そして社長が追加で参加してほしくなった人にその場で電話して出席依頼することでした。そこでは今の日本のインターネットの課題は何か、それをどうすれば良いか、くらいの大枠のテーマ設定はあるのですが、発散した議論を整理したり、何か意思決定したりする雰囲気はありません。何らかの専門を持つ参加者の話や、参加者同士の議論を孫社長がひたすらじっと聴き、時折質問をする不思議な会議でした。

孫社長が話を遮らずに黙ってじっと聴いていて、時折冗談で場を和ませるので参加者も安心して意見を述べることができます。気づくと3〜4時間経過し毎晩22時頃になると、突然孫社長が「だいぶ見えてきた」と宣言して散会します。当時私は何が見えたのか全くわからなかったのですが、今思うとこれは、未来の大切な兆しを得るための孫社長にとっての壮大な対話と傾聴の時間だったのでしょう（とか言っていると、「これまでの箱弁会議の議論を、ビル・ゲイツに提案するから事業計画と提案書にまとめろ」と命令が下りてきたりして難渋したのですが）。

【私の試み】少人数で行う一期一会の対話会

新しく情報を求める前に、今認識している情報をしっかりと反芻《はんすう》して自分1人で考える、あるいは少人数で対話をする時間はとても重要です。

私は、時々テーマを設定して、3〜4人の知人・友人で対話をする会を企画しています。「読書行為が何をもたらすか」「アメリカの民主主義に今何が起きているか」「日本のスタートアップ環境は本当に良くなったのか」など、そのテーマに詳しそうな人に声をかけて話します。この時、テーマについての権威と呼ばれる大先生を生徒が囲む1対nのスタイルは取らず、一定の知的好奇心を持って世の中を見ている情報感度の良い人を集めて、結論を出すことを求めずにフラットな対話を行います。

この対話会で最も重要なのは、参加メンバーの数と選び方です。自分自身、話してみたいと思う人だけでなく、参加者それぞれにとってもお互い話してみたい、このテーマについてどう考えているかを一度聞いてみたいという人を、できるだけ年齢や性別、得意分野（アカデミックの理論の視点、エンジニアによるテクノロジーの観点、起業家のビジネスの観点等）が多様になるようにセッティングします。それぞれに忙しい人だったり、必ずしも親しい友人ではまだなかったりするので、調整は大変ですが、この人選にエネルギーをかけるのが最も重要です。

そのテーマは面白そうだから聞いてみたい（傍聴したい）というような人が現れても、参加人数はその対話をする4～5名に限定します。

会場は、料理が美味《おい》しい名店はむしろ避けます。シェフからの料理の説明が入ったり、料理の感想を言い合ったりして対話が途切れ、単なる食事会になってしまうからです。個人で借りられるラウンジや、天気の良い日なら公園のテーブルなどで、サンドイッチやスナックのような軽食を食べながらのほうが、ほどよくリラックスした雰囲気になり、集中して対話が進められます。

キャンプ場や一軒家をエアビー等で借りて、1日中、目的なく話す対話会をすることもあります。この時は、最近興味を持っているテーマとその理由、読んで面白かった本、こんな事件があってここが気になったなどの情報を共有します。テーマを設定せずに行うこうした対話会の場合は、最初に参加メンバーでのメッセンジャーグループを作っておくと便利です。その対話の場で思い出した、面白いと思った本の情報やその書評、関心を持っているニュース記事のURL、訪れた場所の写真等もリアルタイムで共有しながら進められるからです。

私はこれを読者限定のリアルタイムウェブマガジンと捉えています。

ちょっとしたテキスト情報やビジュアル情報を共有し、皆で参照しながら対話を進めることで、議論の正確性が増すと同時に、そのやり取り自体がログとして記録され、対話が活性化します。その時に面白いと思った本はその場で購入すると、翌日、届いた本を記憶が新たなままに読んで吸収することができます。また、議論が盛り上がり、メンバー間で発見した新しい視点で世界を見てみると、その後、様々な事象に気づくことがあります。それらについて、また新しく目に留まるようになった記事のURLとそれについてのコメントを共有すれば、後になっても対話会のフォローアップを行うこともできます。

このメッセンジャーによるウェブマガジンのコツは、自然発生・自然消滅に任せるということです。その対話の瞬間瞬間に全員が感じたグルーヴ感というものが大切で、形式的なコミュニティ連絡網を継続させることが目的ではないからです。

こうした少人数での知友人との貴重な対話を通して、私は興味がある時事テーマに気づいたり、自分の物事の捉え方の認識を改めたりします。ＡＩとのやり取りでは、作業効率や生産性が上がることはあっても、そのような場にはなり得ません。4～5人の人間が知的関心について、対話を重ねていくのは、ジャズのインプロビゼーションセッションのような、人間知性ならではの行為であり、法則性も再現性もない、一期一会のやりとりです。その時間そのものが楽しいことも さることながら、非常に有益なひとときであるので、私はメンバーを吟味しながら自分から積極的に企画し開催するようにしています。

【実践に向けて】

収益追求目的以外に、社会に対してより貢献したいと考える企業が増え、自社の存在意義を明確にする「パーパス」を重視する傾向が強まっています[23]。また企業環境が大きく変化する中で、創業期の理念やミッションを改めて見直す必要が出ている企業も少なくありません。

その際に行われるのが、経営者と従業員、従業員同士の対話です。地球環境問題や、貧困格差の問題等について共通の認識を持ったり、同じ企業で働く社員としての企業の存在意義を確認・共有したりするなど、対話が必要な機会が増えているのです。

最近は会社でも1on1ミーティングはよく開催されていますが、その目的が明確になっておらず、会社や上司に応じて様々に運用されているケースが少なくないと思います。私の管理職時代もそうでした。上司からの評価フィードバックの場合もあれば、部下の直訴の場になっている場合もありました。もちろん様々な目的があって良いと思いますが、部下の話を聞きつつ、評価を伝えるといったように「複数の目的」を持たせた1on1はあまり効果的でないとされているので注意が必要です。

本来はお互いに、今の仕事について、組織について、人生において目指しているものについて……など、あまりテーマを決めずに、対話することが大切だと思います。前述のマイクロソフトのナデラCEOや、NECの新野元社長のように、対話によって、従業員の潜在的能力を企業価値向上に繋げることは可能なのです。

【次章に向けて】対話のソクラテスから、読書のアリストテレスへ

哲学者ソクラテスは、自分の言葉と直接対話を重視し、書籍を「言葉を返すことができないパピルス」と軽視し、文字による思考と、読むことによる教育に否定的でした。文字表現に頼るこ

とによって人々は自分で記憶しなくなり「本当の言葉」での思索をしなくなるとして、一言の言葉も書き残しませんでした[24]。

「書物は積極的かつ批判的に理解する作業を省いて、〝知恵があるという誤った思い上がり〟を抱いた弟子を作り出してしまうとソクラテスは考えていた」（マーサ・ヌスバウム）[25]

授業（もしくは会議）の内容を綺麗《きれい》にノートに写している（議事録に書いている）が、中身は理解していないし、頭に残ってもいない。それなのに勉強して賢くなった気分（仕事した気分）になっているという感じでしょうか。社長が「改革にかける意気込み」をつづった全社メールを読んでも、表面上の内容は伝わるが、本質的に伝えたいメッセージやその熱量までは伝わらない、ということに近いかもしれません。

興味深いのは、その弟子プラトンが、書き言葉には話し言葉にはない利点があり、書くことによって分析的な思考が可能になるということに気づき、師ソクラテスとの対話という形を取ることで、多くの哲学書を文字で書き残したことです。プラトンは当初は、「書くことは機械的で非人間的で、即応性がなく記憶力を損なわせる、文字の文化に流れてはいけない」との師のソクラテスの教えに従っていました。しかし、ソクラテスによる対話集という形で書き続けることにより、書くことによって批判的抽象的な思考が深まることに徐々に気づきます。そしてプラトンは、理想国家を描いた『国家』においては、声の文化を象徴する詩人を追放すべしとしています。それは、劇や朗誦の形で詩が演じられている時に、聴衆が感情に支配されることを恐れたからです[26]。プラトンは長い生涯をかけて文字の文化に移行し、哲学を完成させました。そして、プラトンが60歳の時に、17歳のアリストテレスがそのプラトンの学園アカデメイアに入学します。アリストテレスがそこでつけられたあだ名は"anagnostos"(「読書家」もしくは「本読み係」)。これは声の文化で直接の対話を重んじる当時においては、少し軽蔑《けいべつ》したニュアンスを含んでいたと言われています[27]。ただひたすら、アリストテレスは20年間にわたりアカデメイアに集められた哲学、科学、政治学、倫理学を始めとする様々な学問の著作を読破し、プラトンの代わりに授業を持つことも許され、最終的にはアレクサンドロス大王の家庭教師となり、後に「万学の祖」とまで呼ばれるようになります[28]。

「アリストテレスによってギリシャ世界は口授から読書の習慣へと移行したといっても過言ではない」(サー・フレデリック・ケンヨン)[29]

ソクラテス、プラトン、アリストテレスという3人の天才が、「対話モード」を完成させ、次の「読書モード」への橋渡しをした形です。それでは、民主主義と科学の発展という近代化を飛躍的に押し進めることになった読書モードを見ていきましょう。

第5章

読書モード

——人生を豊かにする深く長い思考

「シャルトルのベルナルドゥスはわれわれをよく巨人の肩の上に乗っている矮人に準えたものであった。われわれは彼らよりも、より多く、より遠くまで見ることができる。しかし、それはわれわれの視力が鋭いからでもなく、あるいは、われわれの背丈が高いからでもなく、われわれが巨人の身体で上に高く持ち上げられているからだ、とベルナルドゥスは指摘していた。私もまったくその通りだと思う」

ソールズベリのジョン[1]

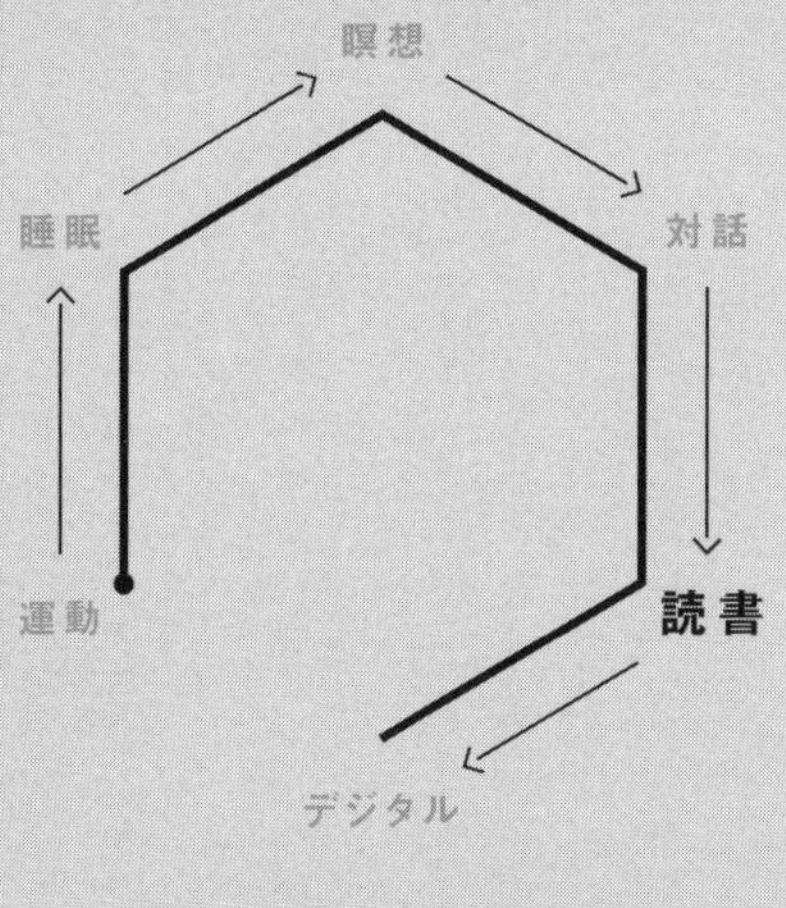

難しい本が読めなくなった私達

私達は、メール、チャット、記事等、様々なテキスト情報を日々受け取っています。前述のように、データ量から推定すると平均的な人で1日10万文字、新書1冊程度の文字情報に私達は日常的に触れています[2]。

しかしながら読書についての統計情報（平成30年度「国語に関する世論調査」文化庁）によると、読書量が以前に比べて減っているか増えているかという質問に対する回答は、

・読書量は減っている：67・3％
・読書量はそれほど変わっていない：24・3％
・読書量は増えている：7・1％
・分からない：1・2％

となっており、また、47・3％の日本人が「月に1冊も本を読んでいない」状況です[3]。

私は昔から読書が好きなほうですが、昔ほど集中して本が読めなくなったと感じる時期がありました。ただし独立してからは、年間平均100冊程度の本を努力して読む習慣を取り戻すようにしました。

1つには、先端技術の社会実装支援を行う投資とコンサルティング事業を始めたこと、それらの投資判断やコンサルティングのために、これからのテクノロジーや未来の世界はどうなってい

くかについて、包括的に勉強する必要があったからです。

未来の世界を予測するためには、人類学、人口統計学、政治学、経済学、経営学、AIやバイオ等の先端テクノロジー等、様々な分野について理解する必要があります。また、世界認識の為の思考のフレームとして哲学思想の大きな流れなども時に把握する必要があります。

このように勉強のための読書を続けていて私が驚いたのは、2000～3000円程の名著に出会うことができれば、大抵の問題の答えはそこに書いてあるということです。

また、同じテーマについて3～4冊の本を読み込めば、その領域の研究者にはなれなくても、その領域における重要な課題や研究内容が、他人に説明できる程度には理解でき、ビジネスや投資判断上、とても役に立つことがわかりました。

単純に、会社員時代の私は、それらの本を読む時間を確保していなかった（あるいは、できなかった）だけなのです。

読書量と年収、長寿、ストレス軽減は相関する

富裕層や世界のリーダーが、多忙な時間を割いてでも読書時間を確保する理由は、これらの理由からです。

また、後で解説するように、意識的な知識の獲得、帰納的分析、批判的思考、想像力、そして熟考する力などは、集中して書籍を読み込むことによってしか得られないことを知っているから

でしょう。

読書量と年収の相関を示すデータもあり、例えば『プレジデント』の調査［4］では、「月4冊以上本を読む」と答えた人の割合は、

・年収1500万円以上：34・6％
・年収800万円台：17・8％
・年収500万円台：17％

となったというデータがあります。単に年収が多い程、本に時間とお金を使う余裕があるだけではないか、という指摘もあると思いますが、実は本に使うお金は限られています。1冊2000円の本を月に2冊、つまり年間24冊読んでも、年間5万円にもなりません。飲み会や趣味にもっとお金を使っている人は多いのではないでしょうか。お金持ちは余裕があるから本もたくさん買って読んでいるという相関関係ではなく、本を買って読んでいる人はお金持ちになるという深い因果関係があると思われます。

また、アメリカのイェール大学の12年間にも及ぶ調査［5］では、週に3・5時間まで読書をするグループは、向こう12年で17％ほど死亡リスクが低かったこと、また平均して2年ほど長生きであったことが統計で明らかになりました。

読書などの精神を刺激する活動を続けていけば、認知低下が32％遅くなること（米・ラッシュ大学メディカルセンター研究調査［6］）や、たった6分の読書がストレスを68％も削減する効果があり、音楽鑑賞や散歩、コーヒー、ゲームよりも効果的であること（英・サセックス大学［7］）等

も、研究の結果としてわかっています。

定期的な読書は、集中して脳を鍛える行為であると共に、必然的に暴飲暴食を避け、速やかな入眠に導く生活習慣が生まれるといった点も、長寿に寄与するのかもしれません。長寿とメンタルヘルスと高年収が約束されるなら、誰もが読書習慣を身に付けない訳にはいきません。

【AIとHIの違い】短期記憶と長期記憶の往復による自己学習

第1部の短い人類史において触れたように、印刷革命による大量の書籍によって、私達は、近代社会形成に不可欠な批判的思考や科学的思考のための「読書モード」を手にしました。数時間集中して、1つのテーマに関することについて自らも思考しながら、静かに読み進めることで、1人の著者が多くの時間をかけた思考の真髄を、自らの大脳新皮質の長期記憶にインストールするのが「読書モード」です。

口語を話し、理解し、考えるための言語回路については、最小限の助けで学習するための遺伝子がありますが、文字を読むという読字回路は、あくまで私達は後天的に学ぶ必要があります。識字率99％とされる日本のような国もあれば、教育機関が充実していない南スーダン（男48％、女47％）やアフガニスタン（男74％、女56％）のような識字率が50％前後の国もある［8］のはそのためです。

読む力が（親の読書傾向や家庭の蔵書量などの）幼少期の環境要因に影響されるのは、読書モードはあくまで後天的に取得する必要があるためです。「②脳に関する仕組み」で触れたように可塑性の高い脳は、周辺環境と学習習慣によって、その読字回路をアップグレードさせているのです。

　認知神経科学の専門家でディスレクシア（識字障害）の研究者でもあるメアリアン・ウルフ教授は、読字回路は、何を読むか（書記形態と内容）、どう読むか（印刷物かデジタル媒体か）、そしてどう回路を形成するか（その教育方法）に大きな影響を受けると指摘しています[9]。「③記憶と思考に関する仕組み」で触れたように、脳の記憶は、最大9つの情報の断片を数十秒保持する短期記憶とほぼ無限大の長期記憶に分かれる「二重貯蔵モデル」から成り立っています。そしてその前者から後者への情報の移動を、脳の短期記憶の作業記憶（ワーキングメモリー）という機能が担っています。作業記憶は大脳と呼ばれる巨大な容量を持つ長期記憶とは異なり、限られた情報量しか処理できません。私達も、講演や会議で良く知らない専門用語があまりにたくさん出てくると思考がついていかないことがあると思いますが、それは私達の作業記憶において「認知的負荷」が高すぎて（つまり、「難しい言葉が多い」「早口過ぎる」など）、容量オーバーが起きているためです。

　読書モードでは静かに黙読することで、自分のペースで、時には行きつ戻りつし、文字から得られる情報を咀嚼《そしゃく》してから、長期記憶に移動させることができます[10]。そしてそれによって、作業記憶の容量そのものも拡張させ、深く思考しながら読み進めていく力を鍛えていきます。口語言語が遺伝の力を借りて上達できるのに対して、読書モードはこのように後天的かつ意識的に鍛えていく必要があります。

メニュー⑫　興味のあるテーマを決めて、積読から始める

――まずはテーマを決める

読書が良いことはわかっている、そうは言っても「何を読んだらよいのかわからない」「自分が読むべき本をどう探せば良いのか」といった悩みをよく聞きます。

良い本との出会いは、良い人との出会いと同じく突然です。読む時間があってもなくても、まずは興味があるテーマの本を買って、本棚に並べるところから始めます。まずぼんやりとでも自分が興味関心を持ち、時間とお金を投資したいテーマを見つけます。

出会いたい人を探すのと、読むべき本を探す行為は似ています。知り合いたい人を探す時に、その人を知っていそうな、人脈豊富な人に最初に当たってみることがあるでしょう。それと同じく、関心のあるテーマについてわかりやすく俯瞰《ふかん》的な全体図を解説してくれている入門書的な本（〝ガイドブック〟）をまず買ってきて、ざっと目を通すのです。「すぐわかる○○」のようなタイトルで入門書であることがわかりやすい本もあれば、タイトルからは想像がつかないが全体を俯瞰するのにとても良い本もあります。

やはり傾向としては、多読家で過去に俯瞰的な視点でまとめた書籍を執筆している著者の書い

た本や、研究者ではなくビジネスパーソンの読書家が独学でまとめた本などが参考になることが多いです。また、自分の興味関心と経歴が重なる人の書評は特に参考にします。

私自身は、テーマに応じて、

・日本文化、歴史、国家のあり方全般については松岡正剛《まつおかせいごう》氏
・歴史や哲学的思考については、出口治明《でぐちはるあき》氏
・資本主義経済については、『ファイナンスの哲学』を書かれた堀内勉《ほりうちつとむ》氏
・AI、ITについては『WIRED』の関係者（『WIRED』の本の特集等は、今の旬のテーマと古典名著を上手《うま》く結びつけて紹介していることが多いです）

などの方々の著作を参考にしています。

〝ガイドブック〟で紹介されている著者とその考えが面白そうであれば、巻末に掲載されている参考文献を参照したり、ネット書店で著者名を検索してどんどん購入していきます。

実は、この〝ガイドブック〟から書籍を探してネット書店などで購入するのは、効率的であるだけでなく、実は低コストです。特定のテーマの参考文献は、中古でしか販売していないものも多く、1～200円＋送料300円程度で入手することもできます。しかも、ピンポイントで知りたい内容が書かれた名著が、早ければ翌日に送られてきます。後述するように、私は本を、「テキストが書かれて製本までされたノート」であると捉《とら》えています。線を引いたり、余白に感想や図を書き込んだりしてボロボロにするので、購入するのが古本であっても全く気にしません。

そうして関心のあるテーマに関して、どんどん購入していくと、その中から数冊、線を引いて

何度も読み返すことに値する、テーマに関して鍵《かぎ》となる重要な書籍、〝キーブック〟に出会います。

とにかく大切なことは、買って積読すること

自分の興味関心について、色々他の人に話していると、読書好きの友人が面白そうな本を紹介してくれることも多いです。読書家の友人に薦められたものは、ほぼその場でポチッとして買って積んでおきます。あとで読んでみた結果、本当に良書だったことがほとんどなのと、その良書についてあとでそれらの読書家の友人と意見交換でき、深い示唆を得られるからです。

気鋭の書評家の永田希《ながたのぞみ》氏の『積読こそが完全な読書術である』は今の書籍と読書をめぐる環境を冷静に分析し、どうすれば良いかについて解説した良い本です[11]。今の時代、読みきれていなくても後ろめたさを感じずに本をまず買って「積読する」という行為が、いかに合理的で必要なことかを説いてくれています。

永田氏が説くのは、まず、①多くの情報がフローとして供給されてくる時代、どうしても結果として「読みたい」「観たい」「体験したい」気持ちだけが積まれていく状況をやむを得ない現状として認めることです。次に、②自分自身の知の生態系を自律的に整えていくための「ビオトープ（生態系）的積読環境」を構築する考え方です。要するに、順番に買った本を読み切ってから次の本に行くのではなく、とりあえず興味を持った本を買って積んでいって、まず自分のための文化資本を蓄積することが、情報濁流に押し流されないためにも大切だと永田氏は説いているわ

けです。

書評家でもある氏は積読の妥当性について説くと同時に、読書について考えるに当たって私が参考にした、『本を読む本』（アドラー）、『読書について』（ショウペンハウエル）などの本の要旨も紹介してくれています。そういう意味では、この本は私が「知的生産における読書モードの役割」について考えるに当たって最適な〝ガイドブック〟になりました。時間がなく指導教官もいないビジネスパーソンの独学においては、まずは良い〝ガイドブック〟を見つけることが大切です。

メニュー⑬　同テーマの複数の本を、同時に読む――シントピカルリーディング

「1％の努力とか0秒の時間とかで人生が変わるようなテーマの本を1冊読むのが精一杯だ」、あるいは、「1冊読むのも大変なのに、研究者でもないのに複数の本を読むなんて時間がない」と思われる方もいるかもしれません。

私もかつてそうでした。ただこれから紹介する読書法を知ってからは、人生が変わりました。

私自身は、ヘルスケア業界をITテクノロジーで変革する新規事業開発やスタートアップ支援に携わるうちに、「人間にとって本当の健康とは何か？」という問いから徐々に「人間の人体の成り立ちの歴史（人体史）」に興味が行き、そこから「人類史」や、「人間の脳とAIの違い」という風に関心が移り、都度自分なりに本を買って読んできました。その結果として、専門研究者

でもない一介のビジネスパーソンの私がこのような、様々な分野を横断した内容の本を書かせてもらうようになりました。

読書の目的と読み方

先ほど紹介したM・J・アドラーの『本を読む本』という読書術の本があります。1940年に刊行され、一昔前のアメリカのエリートは大抵読んだことがあるという名著です。この本では、何を得るために読書をするのかという姿勢をまず明確にする必要があるとし、「①情報を得るための読書」と、著者からテーマに関して「②思考・思想を得るための読書」に読書は分かれると記されています[12]。民族学者で『知的生産の技術』というベストセラーを書いた梅棹忠夫《うめさおただお》氏も、情報収集のための読書を「本をみた」、思考・思想を獲得するための読書を「本をよんだ」とし、明確に言葉を使い分けています[13]。

例えば、白書や新書は「情報を得るための読書」の場合が多いと思います。先の、①情報を得るための読書では、「その本は、何について書いたものかを理解し、中の文章が何を述べているか」が理解できれば目的は達成できます。また、これは必要な情報を収集する目的のための読書なので、全てを読む必要は必ずしもありません。アドラーも、まさに、目次や構成などを点検し、一定の時間内に必要な部分の要旨を理解することが重要であると説いています。書評サイトやブログが充実している現在は、それらを最大限活用することで、必要な情報収集としての読書を効率的に行うこともできると思います。

一方、②思考・思想を得るための読書は、時間を確保して熟読します。

しっかりと言葉の定義を理解し、書籍の論理展開の構造を理解し、著者の1冊における主張の全てを理解する必要があります。また、②の読書においては、同じテーマについて複数の本を同時に読み進めることが重要な場合があります（アドラーはこれを、シントピカルリーディングと名付けています。「シントピカル（syntopical）」というのはアドラーの造語で、syn ＋ topic、つまり同じトピックという意味です）。

テーマを決めて複数の本を同時に読むのは、費用も労力もかかりますが、結果的に最も効率的な読書になります。どの著者も強調する大切な内容と、特定の著者だけが強く主張したい内容、著者の立場によって意見が分かれる内容などが、立体的に浮かび上がってくるからです。

また、複数同時に読むと、量的に大変になるように思いますが、そんなことはありません。同じテーマであれば、どの本でも同じことが書いてある部分も多いので、ざっと読む箇所と熟読すべき箇所を組み合わせることで、効率的に読むこともできます。

複数の本は、なるべく多様性を持って選びます。欧米の大家の大著、日本の研究者の解説した新書、雑誌の特集ムック等の組み合わせ、または、同じテーマで意見が分断している場合（例：財政再建派 vs.積極財政派など）は、それぞれに極端な立場と中庸《ちゅうよう》の立場の3冊を読みます。そして、それらの本のエッセンスを、自分の言葉でメモ書きにして、いくつか鍵となる引用と共にナレッジマネジメントツールに保存しておくと、そのテーマについて骨太の理解ができます。

例えば、この本における「②脳に関する仕組み」を書く上で、認知科学者のニック・チェイターの『心はこうして創られる』〔14〕やジェフ・ホーキンスの『脳は世界をどう見ているのか』〔15〕、アントニオ・ダマシオの『ダマシオ教授の 教養としての「意識」』〔16〕、ジュリオ・トノーニ、マルチェッロ・マッスィミーニの『意識はいつ生まれるのか――脳の謎に挑む統合情報理論』〔17〕を並行して読み、脳の働きと意識の誕生に関する最先端の見解を自分なりに理解しました。そしてそれらを組み合わせ、共通する本質的なメッセージは何か考えました。並行して読みながら思考すると、それぞれの本が強調する論点や使っている用語は異なってはいますが、共通する本質的なメッセージが理解できるようになるのです。

専門領域の研究者でない多くの人にとっては、この「ことの本質の大づかみの理解」が大切です。それは知識を理解する目的が、さらなる知識の探究ではなく、その理解に基づく実践や行動の変容を目的としているからです。

再読すべき本を選び再読する

過去の偉人達が口を揃えて勧めるのが、「鍵となる重要な書（キーブック）の再読」です。

「『反復は研究の母なり。』重要な書物はいかなるものでも、続けて二度読むべきである。それというのも、二度目になると、その事柄のつながりがより良く理解されるし、すでに結論を知っているので、重要な発端の部分も正しく理解されるからである。さらにまた、二度目には当然最初とは違った気分で読み、違った印象をうけるからである」（ショウペンハウエル『読書について』）[18]

「繰り返し読むことのできないような小説ならば、はじめから読む必要がない」（フランスの哲学者　アラン）[19]

確かに、過去に一度読んだ本を読み返す時、初めて読んだような新鮮さを覚えるときも多いのではないでしょうか。独立研究者の山口周《やまぐちしゅう》氏も、「5冊読むより、1冊を5回読むT字型読書」として「たくさんの本に浅く接」して「『読みがいのある本』を見つけ」その本を繰り返し読むことが大切と強調しています[20]。山口氏が紹介しているエピソードに、当時ゼロックスのパロアルト研究所の研究員で後にパーソナルコンピューターという概念を初めて打ち立てたアラン・ケイが、マーシャル・マクルーハンの『グーテンベルクの銀河系』という難解な本を、他に何もせずに半年間何度も読み返し「『コンピューターはやがて計算機というよりもメディアに近いものになる』という天啓を得た」と述懐していたという話があります[21]。

読書好きに多いのが（私自身がかつてそうでしたが）、話題の本、名著とされる本をさらっと一度読んで、なんとなくわかった気になって、それきり読まない人です。しかし、すぐに次の本に行くよりも、何度読んでも新しい発見があるような、自分の人生を変える1冊に出会い、それを繰り返し読み返すことのほうが重要なのです。

これは、友人に置き換えるとわかりやすいと思います。私達は、人生においてたくさんの人々に出会いますが、何度会っても新しい示唆や貴重なアドバイスをくれる真の友人がいます。名刺を交換して一度会って話すだけの交友を続けていても、本当の人脈を築くことができないのと同じです。

メニュー⑮で説明するように、究極の読書とは、著者との全人格的な対話、融合（交際）、同化です。もう一度会いたいと思える人に出会うことが大切で、そして人生において本当の友人に出会うことが大切であるように、自分にとって人生を変える重要な本と著者に出会うことが大切です。そうした本を折に触れ何度も読み返すことで人生は驚く程豊かになるはずです。

メニュー⑭　紙の本に「徹底的に書き込む」ことで著者と対話する

私は自己研鑽《けんさん》目的の、特に先程のメニュー⑬における「思考・思想を得るための読書」においては、紙の本を買うべきだという信念を持っています。

富士ゼロックス株式会社の研究主幹だった柴田《しばた》博仁《ひろひと》氏は、長年メディアとしての紙と電子メディアの比較研究をされてきましたが、読書の媒体としては紙が優れていることを実証されています。特に、本章でも何度か触れたように、読書行為とは、限られた作業記憶（ワーキングメモリー）を使って、様々な類推や批判的思考を行いながら読むものですが、電子メディアにおけるページめくり等の操作の際のわずかな認知負荷が、深い読書にとって妨げになるとされています〔22〕。

紙の書籍の良い点は、書き込みやメモ書きが容易にできることもあります。

以前は私もいつかは古書店に買い取ってもらえるようにと、買った本を丁寧に扱って読んでいました。しかし、何らかのテーマを探究しアウトプットをするための読書をするようになってからは、傍線を引き、記号や感想、思いついたことを書き込むようになりました。そうしてその場で書き込んでおくことが、再読したり、後で引用したりする時にとても役に立つことに気が付いたからです。そうした観点からも、ストレスなく線を引いたり書き込んだりできる紙の本を買うことにしているのです。

読書家として有名で読書術の本を書いている人達に松岡正剛氏や、英語学者の田中菊雄《たなかきくお》氏や外山滋比古氏、慶應義塾塾長で現上皇様の教育係だった小泉信三《こいずみしんぞう》氏、そして先程のM・J・アドラー等がいますが、彼らは全員一様に、様々な種類の傍線を引き、記号を付与し、書き入れを行うことを強く勧めています〔23〕。

印刷技術の発明後50年程度で教科書が廉価で供給されるようになり、以前は羊皮紙に書かれ、教会で皆で共有して音読していた書籍が、一人ひとりの所有物になりました。興味深いことに1512年にオランダの人文主義者デジデリウス・エラスムスは、自ら著した教科書『デ・コーピア：De Copia』で、読んだ内容を頭に留め、自分のものにするために「本に印を書くこと」を推奨していました〔24〕。また、生物学者のチャールズ・ダーウィンはメモ魔で有名でしたが、同時に全ての書籍に線を引き、時折メモを書き入れ、巻末には印をつけたページ数の表まで作っていたそうです〔25〕。

再読のためにページを折る、引用の箇所をマークする

ここで参考までに、私自身の本への書き込みや印のつけ方を具体的に紹介します。

読み返したいと思うほどの内容に出会うと線を引いた後、初回の読書の時はページの肩を折っておきます。その時に、重要と思う度合いに応じて、大きく折るようにします。2回目の読書の時に重要だと思った箇所は、ページの下のほうを折ります。往々にして、2回目に重要だと思ったページが重要な箇所です。

最初に読むときの書き込みは黒のボールペンを使いますが、再読する場合は、異なる色の青のボールペンで、今度は一定の筆者の文章を理解した上で、「自分の頭で考えて」面白かったところに線を引きます。再再読する場合は、赤で線を引きます。たまたま筆記用具を持っていない時は、爪で引っかき傷をつけてでも、何か痕跡《こんせき》を残します。

また、「ここは書き写しておきたい」と思った部分は、上に、大きな角カッコを記しておきます。さらに、資料としておそらく使用する可能性が高いと思う傍線箇所、また、図表そのものにも□の印を書いておきます。そして、実際に文章を書き写したり資料化したりした場合には、そこに×をつけて「活用済」とします。

また、複数の箇所を相互参照する必要がある場合は、＊印をつけて、関連のページ番号を振っておき、再読の時に参照します。あるテーマに関して同時に複数の本を読んでいて参照箇所が複数の本にまたがる場合は、＊印をつけた別の本のタイトルの自分なりの略号と該当ページを振っ

ておきます。付箋《ふせん》紙は、読めない箇所が出てくるのと、剝《は》がれることもあることから使いません。直接本に、ガシガシと書き込み、端を折っては読んでいきます。

本を「既にテキストの入ったノート」として書き入れる

本に積極的にマーキングすることが当たり前になってくると、「本は、すでにテキストが入っているノート」（『多読術』松岡正剛）[26] とみなせるようになります。前述の読書術を書き記した他の人物も、国の内外を問わず全て、「本をノートとみなして、直接書き込むことは必須《ひっす》」のように説いています[27]。

本をノートとすることで、どの部分のどの箇所で、何を考えたのかが明確になります。そして、自分の理解を自分の言葉で書き込むことで、浅くわかった気になることなく、頭を働かせながら読むことができます。

書籍への書き入れ行為については「読書によって何を得るのか」という問いに繋《つな》がる本質的な意義があるように思います。例えば、夏目《なつめ》漱石《そうせき》は、英文学者としてシェークスピア等の英文学に挑む時に、「自分ならこう書く」等の膨大な書き入れを行っていたと言われています[28]。また福澤《ふくざわ》諭《ゆ》吉《きち》もジョン・スチュワート・ミルの高価な洋書に積極的に自身の理解の要旨と意見・感想などを書き入れています[29]。

要するに、読書の目的意識が明確で著者に真剣に挑む場合、脳はリアルタイムに思考し、その場で様々な着想を得ることができます。夏目漱石も福澤諭吉も著者と対等な意識で臨んでいるため、高価で貴重な洋書であっても、思いついた瞬間に、その作業記憶の内容を直接メモとして書き込み、徹底的に再読し咀嚼に努めたのだと思います。

書籍の書き込みの量は、ブレインワークアウトにおいてどれだけ、脳が活発に働いたかに比例します。ボロボロになった本は、汗をびっしょりかいた後のウエアと同じで、知識が血肉化した証《あかし》です。

メニュー⑮　著者と格闘し、脳細胞を鍛え、独自の思考様式を手に入れる

――読書は著者と対話し、交際し、同化する行為

優れた読書体験とは、やはり人生を生きた1人の人間との「対話」を、1人静かに、思索を伴いながら行う特別な行為なのだと思います。

「作品は著者の精神のエキスである。〔中略〕普通の人間の書いたものでも、結構読む価値があり、おもしろくてためになるという場合もある。まさしくそれが彼のエキスであり、彼の全思索、全研究の結果実ったものであるからである」（ショウペンハウエル『読書について』〔30〕）

批評家、随筆家の若松英輔《わかまつえいすけ》氏は、「読書は、『ひとり』であることと、対話が同時に実現している、とても不思議な出来事」と表現しています［31］。

戦前を代表する読書論『現代読書法』を書いた田中菊雄氏は、小学校卒業後、国鉄の給仕から苦学して、代用教員、大学教授になり岩波英和辞典も実質独りで編集した方で、まさに逆境の人生をひたすら読書の力で切り開いた人です。田中氏は同書の中で、著者との対話からさらに一歩進んで、読書において著者と呼吸が一致すること、著者と同じ精神になり切り著者と「同化」することの大切さを記しています［32］。まさに、夏目漱石がシェークスピアと、福澤諭吉がJ・S・ミルと同化し、知の格闘を行ったようにです。

また、ルネサンスの人文学者で、近代的な歴史観に目覚めた最初の人物として有名なペトラルカは、聖職者でありながら2人も子を儲《もう》け、その罪深さに悩み、奔放な生き方と虚栄にみちた生活に疑問を感じ悩み抜きます。その頃、人間のもつ「7つの大罪」に関する悩みを持ち、それを告白し克服しようとした古代ローマ末期の教父アウグスティヌスの『告白』を読み、衝撃を受けます。そのアウグスティヌスへの畏敬《いけい》の念から、アウグスティヌスとフランチェスカ（ペトラルカの本名）の師匠と弟子の対話という形で、『わが秘密』という本を書き上げています。自分自身という唯一の読者の魂の救済のために、尊敬する歴史上の人物を登場させ、高慢、嫉《ねた》み、貪欲《どんよく》、野心、大食、怒り、情欲、怠惰をとりあげ、魂の病気から救われる途《みち》を探っていきます。自身の本の中で、自分自身と対話させることで、その人物と交わり、自らに同化していったのです［33］。『君主論』やマキャベリズムで有名なフィレンツェ共和国の外交官、政治思想家のニッコロ・マキャベリは、自分が読んでいる本の著者の意識にうまく入り込み、著者と「会話」するために、様々な時代の著者に相応《ふさわ》しいスタイルの正装をして、読書に挑んだということです。

「私は彼らと話をするのも、彼らの行動の理由を尋ねるのも、恥ずかしくはない。そして彼らは親切に答えてくれる。四時間が過ぎても私は退屈せず、あらゆる悩みを忘れ、貧困を恐れず、死にもおびえない。私は完全に彼らに没頭する」（ニッコロ・マキャベリ　外交官フランシスコ・ヴェットリへの一五一三年の手紙）[34]

究極の読書とは著者との全人格的な対話、融合（交際）、同化なのだと思います。これは、大規模言語モデルをベースとした対話型ＡＩとのやりとりとは本質的に全く異なる行為です。

読書によって、読書モードの脳細胞を鍛え、独自の思考様式を手に入れ、偉人の思考を自分の体の中に血肉化し、知的回路そのものに組み込むことができたら、これほど素晴らしいことはありません。

冒頭に説明したように、読書モードとは、文字情報を短期記憶（作業記憶）で読みながら、理解した抽象概念の塊を長期記憶へ移していく脳のプロセスです。

文字を読みながら、同時に私達は既に持っている背景知識から、文章の少し先を類推したり、その内容の善し悪しについて判断したりしています。読書と思考を一定時間集中して継続することで、その作業記憶を強化し処理能力を高めることができます。そして作業記憶の拡張によって、動物的・無意識的・直感的な知能だけでなく、（処理は遅いが）意識的・抽象的・帰納的・演繹《えんえき》的な知性を鍛えることができます。また、著者がもつ前提や解釈、自分の仮説をもって内容を評価する批判的思考を身につけることができるようになります。

「文字を読む」「文章を読む」のは簡単な行為ではありません。読書モードは複雑で、負荷が重い行為であり、視覚・言語・認知など、脳の広範な分野を起動させる複雑なプロセスです。本を読む習慣がなく、動画サイトやTwitterの細切れ情報ばかり見ていると「読書モード」は退化していきます。

1つのテクストをある程度きちんと読むには、自分の背景知識を呼び起こし、目の前の単語を追いながら、著者の文脈を類推し、時に著者に対して批判的思考を働かせます。そして時にはそれに共感し、先ほど触れたように、著者と同化し本の世界の中に没入します。

「本の著者に対しては、ややすまないような気もするが、こういうやりかたは、いわば本をダシにして、自分のかってなかんがえを開発し、そだててゆくというやりかたである」（梅棹忠夫『知的生産の技術』）［35］

読書モードとは、徹底的に本に書き込み、著者と対話し、交際し、同化することで、入力（インプット）を行い、人生を切り拓《ひら》くためのみずからの知的回路を鍛え、最終的にみずからの知的生産物や行動を出力（アウトプット）するために行う究極のブレインワークアウトなのです。

【優れたリーダーによる実践】

"A great leader is a great reader."（良き指導者は良き読書家である）という言葉があります。

ユニクロの柳井正《やないただし》社長も、17時に退社して自宅に帰った後は、静かに思索や読書にふけっていると聞きます[36]。また孫正義社長が、創業2年目で肝炎を患い入院していた3年半の間に3000冊の本を読んだ話は私も直接よく聞きました。

「投資の神様」ウォーレン・バフェットは、1日の80%を読書にあてています。『もし、歴史上の人物を含めて誰か一人とランチをするとしたら、誰を選ぶか』と聞かれることがある。実は、本を読むことで歴史上のすべての偉大な人物と昼食をともにすることができる」と話しています[37]。Facebook創業者マーク・ザッカーバーグも2015年に「2週間に1冊のペースで読む」という目標を置きました。「世界中の人々を結びつける」というFacebookのミッションを実現するためにも異なる文化、信念、歴史、技術等に重きをおいた本の紹介を試みています。紹介される本はイスラムの歴史家イブン＝ハルドゥーンが1377年に書いた『歴史序説』（邦訳：岩波文庫）や元アメリカ国務長官のヘンリー・キッシンジャーが2014年に上梓《じょうし》した『国際秩序』（邦訳：日本経済新聞出版社）等意外と硬派なものが多いです[38]。

読書家の代表はマイクロソフト創業者のビル・ゲイツでしょう。個人図書館に1万4000冊の蔵書があり、年に2回、読書と思考だけに時間を費やすThink Weekという時間を設けていることでも有名です。毎年、ビル・ゲイツの推薦書リストの本は注目を集めます。

アマゾン創業者のジェフ・ベゾスも子供の頃からの読書家で経営学の王道をいく書籍をよく読み、実際に自社の経営に取り入れることが知られています。アマゾンの「意思決定や行動のスピードを重視し計算されたリスクを取ることに価値を置く」という行動原理は、ウォルマート創業者サム・ウォルトンの『メイド・イン・アメリカ』から学んだものです[39]。また、アマゾンでは、会議の資料は「文章（ナレーティブ）形式で書く」というルールがあり、通常Wordで作成されることが多く、会議はまずその印刷された資料が配付され全員で15分黙って読むことから始まります。視覚的に訴えるカラフルな図やグラフを避け、事実に基づく論理的な文章でまとめられたテキストを静かに読むことで、内容を批判的思考で精査します[40]。これは、デジタル情報革命において急成長を遂げたテクノロジーカンパニーが、デジタルモード（次章で解説）による弊害を認識し、同時にアナログな読書モードを使って思考することの大切さを良く理解している端的な例だと思います。

イーロン・マスクは9歳から1日10時間本を読み、その年でブリタニカ百科事典とコリアーズ百科事典を読み終え全て記憶していたと言われています。そして多忙な今でも毎日読書の時間を確保しています[41]。

このゲイツ、ベゾス、マスクの3人は、世界一の富を築いたことで有名ですが、この3人が何を読んできたかについては、日経ＢＰで3名に個別インタビューを行い特集記事を書いた山崎《やまざき》良兵《りょうへい》氏の『天才読書』に詳しく書かれています[42]（まさにこの本は、世界を変える天才はどういう読書をしているのか、についての〝ガイドブック〟になります）。

特にイーロン・マスクの行動は、彼の読書の影響を深く受けています。

イーロン・マスクは、歴史書、特に西欧文明の源流となる古代ギリシャやローマ帝国に関連する本、『ローマ帝国衰亡史』等を愛読しています。また、偉人や英雄の生涯に関心を持ちアインシュタインやエカチェリーナ大帝の伝記を読み、『デューン　砂の惑星』等のSFや『指輪物語』等のファンタジーも愛読しています。イーロン・マスクはシングルマザーの貧困家庭で育ち、3～4年に及ぶ壮絶ないじめに遭っていました。イーロン・マスクの事業は、人類火星移住化計画（スペースX）、自動車の完全EV化（テスラ）、エネルギー革命（ギガファクトリー）、そしてAI開発等、「人類の救世主として英雄《ヒーロー》になりたい」という、少年の頃の読書から描いていた強い願望があるようです。また、ロケットを含む専門知識を「読書から学んでいる」と述べています[43]。正しく本を開けば、人生に必要な答えはそこに書いてあるのです。

【私の試み】書き込むことで能動的に〝挑む〟

本への書き込みの方法は一部先に紹介しましたが、ここではそれ以外の私の読書法の取り組みを参考までに紹介しておきます。

まず、私もここ数年の読書において、いくつかテーマを決めています。

例えば本書のテーマにも関連する「ビジネスパーソンにとってデジタル社会における知的生産の技術はどうあるべきか」等です。

私の場合、他にも例えば、

「ＡＩシンギュラリティが近未来の社会をどのように変えていくのか」

「これからの世界に価値を認められる本物の日本文化のソフトパワーは何か」

「資本主義は過去どのようにして生まれ、未来の資本主義経済はどのように変わっていくのか」

など関心を持って数年追いかけているテーマがあります。

また、個人的な興味ですが、江戸《えど》時代前の日本の中世の流動的で分散的な社会がこれからの日本の参考になるのではないかと、日本中世史にも興味を持っています。

特定のテーマに関する本を何冊か見つけると、私は、flier（フライヤー）等の本の要約サービスや、松岡正剛氏の「千夜千冊」等の書評サイトをざっと読み、概要について確認します。さらに気になる本は、Kindleの試し読みで著者の文体や、先が読みたくなる内容かどうかを確認してから、紙の本で購入します。

そして、まとめて読む時間が取れるまで、積んでおきます。

都内での会合等がなく、まとまって旅に出ることができるタイミングで、1週間程、集中して読書をするワーケーションに出ます。そして旅先の公園やカフェでひたすら本を読むしかない環境に追い込んで、線を引いたりしながら読書します。

最初に読む時に使うのは、前述のように黒いボールペンです。文章構造と著者の論旨を明確に理解するために、線を引きながら読み進めます。同時に、「うん、面白い」と思った部分には「!」、「おおっそうか」と思った部分には、「!!」、「なるほど、さすが」と思ったところは「!!!」と書き込みます。一方で、「よく理解できない」部分には「?」や「??」「???」と表記し、さらに「納得できない、賛成できない」場合はそれに「!」を付け加えます。なので「ちょっと理解できていないし、納得できていない」は「?!」ですし、「うっすら言いたいことはわかるが、全く納得できない」は「?!!!」となります。

この「???」などを書き込むことは、私の読書に挑む姿勢に小さくも重要な変化を起こしました。往々にして尊敬している偉大な著者に対して、より能動的・批判的な精神で挑めるのです。大抵の人は、著者は読者よりも優れた知性の持ち主で、それを理解できないのは読者である自分の理解力が足りないからだと思い、そして往々にして挫《ざ》折《せつ》します。しかし実はそうではなくて、読書は究極的にはただの1人の人間が時間をかけて書いたものをただの1人の人間が時間をかけて読む対等な行為です。とにかく、内容がわからないなら大きく「?」と書き込んで先に行くことが大事です。読んでいる途中ではわからなくても、とにかく先に進んでいくと、あとでわかる場合が往々にしてあります。

良い内容を学んだと思った時、または自分なりの理解のフレームワークが浮かんだ時は、それらを読中、読後において、静かな興奮とともに文字と図解で書き留めておきます。ほとんどの本には最初か最後に真っ白なページがあるので、そのスペースを利用します。

本の空きページに書くのは、自分の読んだ瞬間の理解とその書籍（著者）とを一体化させるためです。それらの良書は、大抵再読することになりますが、その時に、自分の言葉と、自分が思いついた軸で作った簡単な図解を再度見ることはとても参考になります。それらの備忘録は、まるで他人が書いた文章や図のように見えるときがありますが、それも書き込みが重要な理由の1つです。

そして読了し、書き込みを終えてから最後に、印をつけた文章を書き写し、Obsidianというナレッジマネジメントツールに短い感想とともに保存しておきます。その中から、是非皆に紹介したいと思う本については、さらに短い書評を書いて共有したりします。

私は、「本が安いと思えるか」が、読書体験から上手く学び活《い》かせているか否かの1つの判断材料になると思います。2000〜3000円と数時間でその研究者が数年、場合によっては生涯をかけて探究してきたことが学べ、自身の脳の長期記憶に格納できると誰にも奪われない生涯の無形財産になるのです。

【実践に向けて】

会社員だった頃の私は、本は月に1冊読めれば良いほうだったと思います。しかも、難しい本は、最低1時間程かけて1〜2章を読みきらないと、頭に全体構造と内容が入ってきません。もし、15分読んでは眠くなり……という状況であれば、なかなか本が読めないということも痛いほど理解できます。但《ただ》し、週末等に時間を確保して、しっかり読書する習慣をつけるようにすると、2～3カ月で必ず読む力はついてきます。

それが脳の可塑性、変化する力です。読書に必要なニューロンが繋がりだし、作業記憶が鍛えられ、集中した深い読書と思考が誰でもできるようになります。マラソンにおいて走った距離は嘘をつかないのと同じく、読んだページ数は嘘をつかない。私の経験上、読む力は必ず身につけることができます。

まずは、自分が興味を持てるテーマをみつけ、図書館にでも行って数冊手にとってみることです。「日本酒が好き」から「発酵文化」、「日本の地方の独自のテロワール」、「地方創生ビジネス」……へと興味が移って行っても良いし、「漫才／落語が好き」から「江戸しぐさ、江戸の知恵」、「中世日本の芸能文化と社会」のように興味を広げていっても良いと思います。「中国では今何が起きていて、これからの日本経済にどのような影響を与えるのか」「生成ＡＩは社会のどの部分をどのように変えるのか」などテーマは何でも良いです。とにかくテーマを決め、自分のための積読リストを築く、これが知的生産のための読書モードの第一歩です。

または、読書会を自ら企画するか、機会があったら参加してみることも読書習慣をつけていくための最初の一歩となります。難しい本でも、誰かが解説してくれたり、自分の意見を話してみたりすることで理解が深まり、読書の喜びを感じるきっかけとなるでしょう。

【次章に向けて】読書モードの〝限界〟をテクノロジーでいかに拡張するか

1つのテーマに関して一連の深い思考を求められる読書モードと、マルチアプリケーション、マルチスクリーンで、様々な情報をざっと把握しながら処理していくデジタルモードとでは、脳の使い方が明確に違います。

読書モードは、時系列で細部まで記憶し理解していくシングルタスクです。テキストを直線的に読み進め、時に読み直し、自分の思考と重ね合わせながら構文と内容の理解に努めます。それによって著者と対話し同化することで、遅くて長く深い思考が身につき、背景と文脈を理解した上での批判的思考が身につきます[44]。

一方で、次章で説明するデジタルモードは、複数のデバイス、スクリーン、ブラウザ、アプリを立ち上げながら行うタスクです。ネット検索や生成ＡＩから得られる情報は無限で、ハイパーリンクによって関連情報が次から次へと連係し、視覚・聴覚を含めた複数のコミュニケーション（マルチモーダル）で展開されます。その情報はある種無作為抽出であり、並列選択であり、また個別情報であるため読書のような構文理解は不要です。

どうしても複数同時進行なため、必要な情報をざっと眺めて探す作業になりがちです。そのため、早くて短く浅い思考になり、背景や文脈の理解よりも、セレンディピティ的なひらめきと、効率的な判断が主体となります。

デジタルモードへの「にじみ効果」リスク

黙読行為	読書モード	デジタルモード	ネット行為
シングルタスク	時系列、理解高／細部記憶	同時進行（時系列弱）問題解決／判断	マルチモーダル マルチスクリーン マルチデバイス
テキストのみ	特定著者との対話・同化	匿名情報飛ばし読み／拾い読み (Power Browsing, Scanning)	検索／プロンプトによる無限情報
直線的・回帰（読み直し）	遅くて長く深い思考	早くて短く浅い思考	ハイパーリンク・連携
意図的抽出／選好選択	背景・文脈理解	セレンディピティ（ひらめき）	無作為抽出／並列選択
構文理解必要	批判的思考	効率的判断	構文理解不要

問題は、デジタルモードに長く浸ってしまうと、読書モードに影響を与え、深い批判的思考ができなくなってしまうことです。

『デジタルで読む脳×紙の本で読む脳』の著者のメアリアン・ウルフはこれを「にじみ効果」（“bleeding over” effect）と呼んで警戒が必要だとしています[45]。

処理能力を超える情報量が継続的に過重な負荷となると、取り込まれた情報を維持できなくなり、長期記憶とのやり取りもできなくなり、学習能力は失われ、理解は浅いものになるからです。そして、単にネット空間を流れる情報を消費し、感情的に反応するだけという機能不全に陥ります。

読書モードとデジタルモードの機能と役割を明確に理解した上で、モードの意識的な切り替えと時間配分が必要です（219ページ図参照）。

但し、デジタルモードでは、無限大とも言えるデジタル空間を上手く活用することで、我々の脳の短期記憶と長期記憶の限界を突破することができます。インターネットやSNSを正しく活用することで、情報の入力と出力をアナログの世界から飛躍的に拡張することができます。また生成AIを外部のセカンドブレインとして活用することで、知的生産の作業効率を圧倒的に高めることもできます。

次章では、人類が現在進行形で体験しつつあるデジタルモードを最後に見ていきたいと思います。

第6章

デジタルモード
——私達の脳を拡張し、アウトプットの可能性を広げる

「本当のアーティストは出荷する（Real artists ship）」
スティーブ・ジョブズ［1］

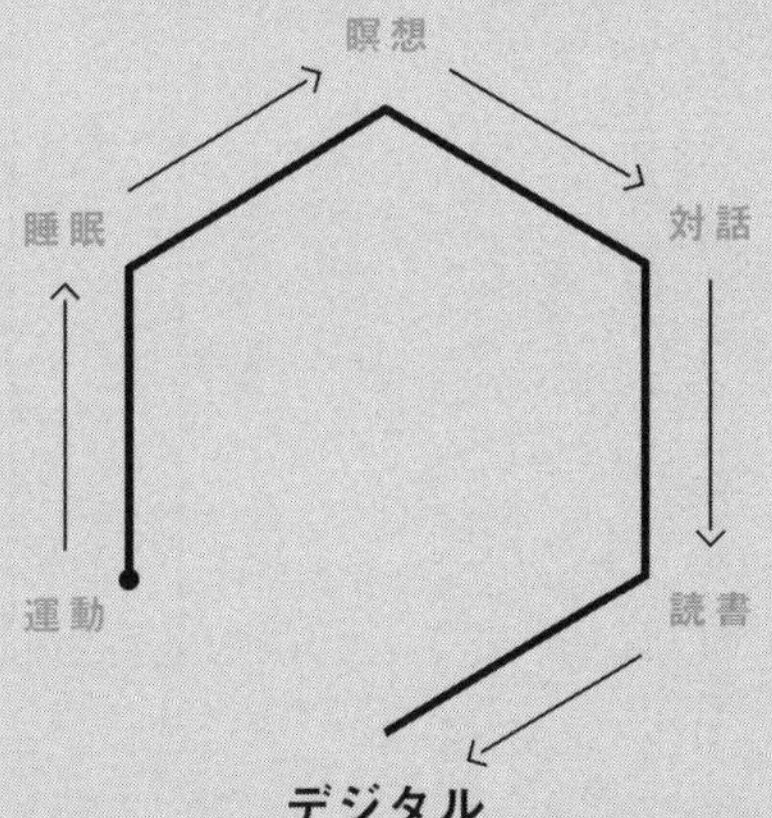

人間の能力を拡張するためのデジタルテクノロジー

アスリートは今や、様々なデータやAIを駆使してパフォーマンス向上を目指しています。競技年齢が高齢化しているのも、データを駆使して効率的で故障の少ない個別のトレーニング方法が可能になったからです。

メジャーリーガーの大谷翔平選手は、オフにはシアトルのトレーニング施設で身体データの収集や動作解析などを行っています。年間を通してサポーター状のバンドを腕に巻き、腕にかかるストレスレベルを計測し、定期血液採取のデータと合わせ、一番良い登板間隔の過ごし方や球数を常に模索しています[2]。プロゴルファーの松山英樹《まつやまひでき》選手も、苦手だったパッティングの克服のために「様々な測定器を取り入れデータから弾き出された数値を基にコーチと相談しながら修正」したとされています[3]。

プロテニスにおいても、身体負荷と運動強度をデータ解析し、試合展開とポイント獲得と体力消費などの関連性を分析し、テクニックの研鑽《けんさん》や戦術立案に役立てています。パフォーマンスが名声と収入に直結するプロスポーツの世界では、今やデジタルテクノロジーへの投資と活用は常識になりつつあります。

また将棋棋士の藤井聡太《ふじいそうた》さんは、自身で選んだ高額CPUを内蔵した、通常のPCの数十倍のパフォーマンスの自作PCで日々研鑽を積んでいます[4]。AI時代の申し子と言われていますが、時折「ＡＩ超え」とも表現される絶妙の一手を打ち、人間とソフト（ＡＩ）の関係も「今は、対決の時代を超えて共存の時代に入ったのかな」と話しています[5]。

デジタルテクノロジーは、あくまで現実の生身の人間の能力を強化し、拡張することを可能にしています。

まずは、世界へアウトプットすることの必要性と切迫感

自身の能力を強化・拡張することを考える時に重要なことは、ビジネスパーソンもしくは何らかのクリエイターとしてそもそも知的生産に迫られる必然性、アウトプットすることへの強烈な切迫感があるかどうか、ということです。「年収アップのための……」「ワンランク上に上がるための……」といったタイトルがついた様々なライフハック本や自己啓発本を読んでみても、形にしたい具体的な何かがないと、自分自身の習慣なりノウハウとして取り込めません。

なぜそのように思うかというと、会社員時代の私自身がまさにそうだったからです。iPhoneの法人ソリューションの普及を担当していた私は、新しいアプリ、デジタルツールを常に試していました。収集した業界関連情報をEvernoteに整理して、自分なりのＤＢ（データベース）化を試みたこともあります。しかし、そうして集めた情報を活用して、自身の知的生産に活かせた記憶はあまりありません。

私が、知的生産の技術とそのデジタルツールの活用に目覚めたのは、起業して講義資料やブログなどのアウトプットに迫られるようになってからです。コロナ禍や世界の政治経済動向につい

て分析を加えて、日経新聞社がｎｏｔｅ上で運営するウェブマガジンにて定期的に投稿しはじめたのですが、テーマに時事性があったためか比較的早期に読者（フォロワー）がつきました。すると、その多くの読者の存在を意識せざるを得なくなり、良い意味でプレッシャーがかかってきます。

そうなると、次は何を読者に伝えるべきか、書くテーマについて考えるようになります。また、その書きたいテーマについてのニュースや記事やコメントが目に入るようになり、自然とそれらをどこかにメモしておこうとなりました。

書きたいテーマが複数になった時は、それらの情報を分類して、容易に検索可能な状態にしておく必要があるため、メモ帳のフォルダ管理や、ハッシュタグキーワードをつけて整理するようになりました。またテーマに関する本を読んだ際も、印象に残った部分は書き写し、検索可能な状態で保存するようになりました。

以上のような情報やメモの管理は、どれだけ簡便に行えるような方法を編み出しても、ツールやサービスを使っても、手間は手間です。私自身、何か強い動機づけがなかった場合、これらの自分流のデジタルテクノロジーを活用した知的生産の技術を自分なりに開発し、やり続けることはとてもできなかったと思います。だからこそ「アウトプットすることへの強烈な切迫感（そして読者からの反応に対する喜び）」がまず必要だと思うのです。

皆さんも、自分ならではのオリジナルなアウトプットをすることをイメージして、まず決意してください。note等のブログサービスに自分が思いついた徒然《つれづれ》のことを書き記して公開するところから始めても良いですし、自分が偏愛する趣味についてのYouTubeでも、限定公開の技術動向レポートでも構いません。

ここで大事なのは、アウトプットにおいては具体的な読者、情報の受信者を想定することです。読者を意識することで、内容が読者にとって価値があるか、自分にしか書けない内容なのか、アイデアとメッセージの価値について考えるようになるからです。加えて、時に批判に晒《さら》されることを想定し、表現のニュアンスを精査する努力をするようになります。またジャーナリストではない個人の発信とはいえ、事実誤認は多くの人に迷惑をかけ発信者としての信用を失うので、収集データのファクトチェックや、情報源の信憑《しんぴょう》性確認、専門的な理解の正しさ等のチェックを二重三重に行うようにもなります（その過程で記憶も定着します）。

アウトプットとして価値提供することを意識し、その情報の受け手を想定することで初めて、私達は何らかの知的生産の技術を要求され、具体的に行動を起こし始めます。

知的生産活動の本質

ここまでは、運動、睡眠、瞑想《めいそう》、対話、読書と、意識が変化したり、新しい意味を発見したり、着想や思考を生み出したりする回路についてと、それらをいかにブレインワークアウトとして鍛えるかについて解説してきました。一方で着想や思考の回路には、人間が直接に感知する感覚情報以外に、外部からの知識情報の入力（インプット）が必要です。また、ブレインアスリートとして結果を出すには、前述のように何らかの出力（アウトプット）に繫《つな》げることが必要です。起業家や経営者の場合は、それらは経営ビジョンとなり、アーティストの場合は作品、研究者の場合は論文になるでしょう。多くのビジネスパーソンにとっては、何らかのレポート、プレゼンテーション等になります。

何らかのインプットを得て、脳の回路からアウトプットを生み出す。これが知的生産です。

コンピュータと情報化社会を予言し、個人としての知的生産の技術のノウハウを著した名著に、梅棹忠夫氏『知的生産の技術』［6］『情報の文明学』［7］、加藤秀俊《かとうひでとし》氏『整理学』［8］、外山滋比古氏『思考の整理学』［9］という、今でも読みつがれているベストセラーの4冊の本があります（2023年現在で4冊累計約420万部）。書かれたのはいずれも40年から50年以上も前ですが、知的生産に関心のある多くの読者に読みつがれ、『知的生産の技術』や『思考の整理学』は100刷を超えて、いまなお増刷され続けています。これらの本の中には、本格的なデジタル化時代（1人1台PC時代）以前の頃から変わらない、人間が知的生産を行う時のノウハウが記されています。先人達は、知的生産に役立つ独自のデータベースとその運用方法を、京大式カード、独自のファイリング方式、ノートの使い分け等、アナログの道具や仕組みを使い、工夫することで構築していきました。

また、ドイツにも50年程前に、アナログなデータベースの運用を実践している人がいました。生涯に58冊の本と数百本の論文を執筆したニクラス・ルーマンという社会学者です。彼の著作は、専門領域の社会学のみならず、哲学、教育学、政治理論、心理学などの多くの分野にも大きな影響を与えましたが、彼の知的生産の技法もまた「ツェッテルカステン」（カードの箱という意味）という独自のカード式メモ術だったのです。ツェッテルカステン方式は、それぞれのカードに、数字、文字、記号等の識別子をつけて管理し、メモの様々な文脈でリンクするように整理するものです[10]。

こうした知的生産のノウハウは、50年たった今でも、全く古びていません。その理由は、3つの仕組みで紹介したように、人間の脳の働きも、アイデアが浮かぶ仕組みも、50年どころか、数万年全く変わらない脳神経と記憶の仕組みに基づくものだからです。

外部から刺激や情報を得た時に、同時に発火した神経細胞（ニューロン）同士がいかに結合するかで脳の働きは決まります（「②脳に関する仕組み」参照）。

一方で、このカード式の知的生産の手法は、梅棹忠夫氏、外山滋比古氏、ニクラス・ルーマンのいずれの方法も共通です。まず、一瞬のひらめき・着想の短期記憶を、その場で一旦《いったん》メモし文章として固定化します。さらにそのメモの文章を吟味し、文献データや関連識別子を付与した上で別のカードに写し、永久保存用として整理。脳の外部の紙媒体に、人間の脳の長期記憶のように格納しておく手法です（「③記憶と思考に関する仕組み」参照）。そして、自分の興味関心が変化していく中で、再び適宜カードを取り出し、それらをニューロンのように様々に再接続させ、シナプスのように生まれたアイデアを新たなカードへ書き込み格納していくのです。

この手法を完全にマスターすれば、あらゆる情報を駆使したあらゆるジャンルの本を書くことも、論文を書くことも可能になります。ニクラス・ルーマンは「もちろん、なんでもかんでも自分で考えているわけではないよ。思考はおもに、ツェッテルカステンのなかで起こるんだ」と言い、かつそのテクニックを包み隠さず話していたといいます[11]。

但《ただ》し、ここで不都合な真実について正直に告白しないといけません。それは、これらのカード式の知的生産のノウハウは具体的な方法論含めて開示されているにもかかわらず、これまでにこのノウハウを駆使して成功を収めた知の巨人が、開発した本人以外あまり多く見当たらないことです。お恥ずかしい話ですが、私も大学生の頃に、読書ノートを京大式カードの手法で書いてみたことがありますが、それらは何も生み出さないまま、大量の白紙のカードだけが残りました。

カード式の知的生産の手法が多くの人に活《い》かせない理由は3つあると私は考えます。

まず大きな理由として、梅棹忠夫氏とニクラス・ルーマンに共通するキャリアがあります。

梅棹忠夫氏は文化人類学者としてキャリアをスタートさせ、内モンゴルや東南アジアの学術調査隊として野外調査（フィールドワーク）を行い、膨大なノート、スケッチ、メモを残す現場能力を鍛えられていました。そして、それらの様々な情報を、手作業で裁断した何千枚ものカードに貼り直したことがカード式の始まりです。また、少年の頃に山岳部に所属していた時に、行動記録をメモ帳に取るという「しつけ」を受けたと記しています。ニクラス・ルーマンも、博士号も社会学の学位も持たずに41歳で漸《ようや》く社会学部の教授に就任するまでのキャリアは、裁判所の助手や文部省に勤務する公務員で、長年文書管理に接していました。これらの若い頃のキャリアにおいて、様々な情報の記録と整理、体系化のセンスや技法が身体知として身についたのだと私は推測します。カードに何事かを短く自分の言葉で書き記すには、高い言語化能力とセンスが必要です。

次に、やはり彼らは学界の人であり、職業として、「世界に知的生産のアウトプットをすること」が求められています。そのため読書と執筆に全ての時間をかけることができました。論文等でのアウトプットの必要性も切迫感も、ビジネスパーソンとは違います。

最後に、アイデアをたくさん思いついたり、面白いことを考えついたり、たくさんの人に会って行動的な人ほど、メモや整理整頓《せいとん》は苦手な場合も多いということがあります。

メモやカードによる知的生産の技術には、「自由奔放な発想」と、「地道な整理整頓の技法が身体知化されていること」との絶妙なバランス、そしてそれを根気よく続けるための時間がこれまでは要求されてきたのです。

私は、この「ノウハウは開示されているのに実践できない」矛盾を解決する大きな鍵《かぎ》が、デジタルテクノロジーだと考えています。

デジタルテクノロジーは、ここ50年で大きく進化し、それらのデジタルテクノロジーを活用して、ビジネスパーソンの生産性を飛躍的に改善することが可能になりました。

但し、デジタルテクノロジーのツールの活用が目的化すると、以前の私のように新しいテクノロジーを常に試しているが、アウトプットに繋がらないということになりかねません。デジタルテクノロジーによって普遍的な人間の知的生産活動をいかに効率的に実現していくか、ということが重要です。古今東西変わらない、知的生産の奥義を、最新のデジタルテクノロジーによって、正しく自らの武器としていく、それらが最後のブレインモード、デジタルモードです。

メニュー⑯　メモ帳アプリで情報を「固定化」し、「規格単位化」する習慣

皆さんも、思いついたはずのアイデアを思い出せず、悔しい思いをしたことがあるのではないでしょうか？　あるいは逆に、メモ書きが少しでもある場合、それを頼りに話し始めたら、メモを書き付けたときの記憶が蘇《よみがえ》り、さらに良いアイデアまで浮かんできたということもあるかもしれません。

それぞれ優秀な頭脳を持っていたと思われる梅棹忠夫氏、加藤秀俊氏、外山滋比古氏の3人の先人が共通して言うことが「自分の記憶は全くあてにならない」ということです。だからこそ、とにかく「記録すること」を基本動作として習慣化させることが重要だと繰り返します。

これは私の考えですが、ひらめきは、仕組み②で触れたように、様々なニューロンが接続した瞬間に短期記憶（作業記憶）に訪れます。この短期記憶は数十秒しか保持できないため、その場でメモをする習慣が必要なのです。睡眠モードの章では、短期記憶の中から必要な記憶を熟睡時に長期記憶に移すことを固定化と言いましたが、メモ書きは、いわばその短期記憶の固定化、仮止めのような作業です。何か思いついたなと思っても、他のことを考えているうちに、思い出せ

なくなった経験は誰しもあると思います。なので、メモをすぐにとる習慣が必要なのです。

「いかなるときも、この手帖を手放さない。何か気付いたり、おもしろいことを聞いたり、読んだりしたら、あとでと思わずにその場で書き留める。それがメモの鉄則である。そのとき書けなかったことをあとで書くのは、たいへん困難である」（外山滋比古『思考の整理学』）〔12〕

「ものごとは、記憶せずに記録する。はじめから、記憶しようという努力はあきらめて、なるだけこまめに記録をとることに努力する。これは、科学者とはかぎらず、知的生産にたずさわるものの、基本的な心得であろう」（梅棹忠夫『知的生産の技術』）〔13〕

思いついたことをその場で、即座に、何も考えずにメモする。そしてそれを習慣化する。これは簡単なようで、結構難しいことです。

メモすると言えば、メモ帳と小さなボールペンで行っている人もいるかと思いますが、私は、デジタルのメモ帳アプリを活用しています。歩いている時も、食事をしている時も、私達が常に50㎝以内に肌身離さず持ち歩いているのがスマホだからです。私の知り合いの勉強熱心な若手のベンチャー経営者のなかにも、会食の席で良い言葉を聞いたりすると、さっとスマホに打ち込む人が多く見受けられます。

ただし、メモを書き込むときは、思いついた内容のエッセンスを、いかに短文で瞬間的に自分の言葉で書き表せるかがポイントであり、うまくやるには、先ほど触れたように鍛錬とセンスが必要です。

梅棹忠夫氏は、このメモのことを「豆論文」[14]と呼んでいますが、論文1本になるようなテーマや仮説をメモレベルにおいて書き記せるとしたら上級者です。研究者でない限りそのレベルの表現を思いつき、瞬間にメモに残すのは簡単ではないと思います。それはメモを書くということは、何を残して何を捨てるかという「捨象化」（本質に至る抽象化の第一歩の作業）でもあるからです。

とはいえ、学界にいるわけではない私たちは、自分が気になって、後でしっかりと思い返して考えたいと思ったキーワードをメモするところから始めれば良いと思います。その後、そのメモを机に座ってゆっくりと書き直せば良いのです。習慣化すると徐々にメモの表現能力も上がってきます。

また、「記録し、固定化する」ことの他に、先人達が共通して強調していたのが、「情報を規格単位化する」ことです。

京大式カードにおいては、1枚のカードに1つのことを書くのが原則です。

「カードに記入することによって、いっさいの思想・知識・情報が、型式上の規格をあたえ

られ、単位化されるのである」（梅棹忠夫『知的生産の技術』）〔15〕

これが簡単に実践できるのが、やはりメモ帳アプリです。1つのアイデア、1つの情報、全てが1つの「新規メモ」として規格単位化できるからです。

またデジタル情報こそ規格単位化に適していると言うこともできます。1つのテーマの情報として、テキストも、URLも、画像も音声データも、メモ帳の1つの新規メモという規格単位で保存管理できます。

私は、Facebookで友人がシェアしていた面白そうな記事、友人の洞察あるコメント、ニュースサイトで流れてきた気になるニュース、テレビでたまたま見かけた参考になるデータを撮影した画像、読んでいた時に気になった新聞記事を写真に撮ったもの、印象的だった本の文章を書き写したもの、飲み会で聞いた面白そうな情報（人、本、場所等）などの全て、そして大切な自分のひらめきを、その場で規格単位化した情報としてメモ帳に一括保存しておきます。

また先人達は、情報を規格単位化するときに必須《ひっす》な作業として、出典、日付、簡単な見出しなどの補足情報を付与することの重要性を挙げています。

これは、後日、再検索して活用しようという時に、誰の言葉なのかが判明しないと使用できなくなるからです。また、本のどこに書いてあったかがわからないと探すのに膨大な時間がかかりますし、日付がないと、情報や思考の時系列などもわからなくなります。私もかつては、自分でメモしたことなのだから大体覚えているだろうと自分の記憶力を過信していましたが、しばらく経つと記憶が曖昧《あいまい》になり、情報が上手《うま》く探せないことがありました。先人達も、私と同じような失敗体験から「自分の記憶は全くあてにならない」と思い至ったのでしょう。

メモ帳アプリは日時は自動で刻印してくれるので、私は出典と関連のキーワードを＃（ハッシュタグ）として入れておきます。ハッシュタグを入れておくと、ハッシュタグでのスマートフォルダを作成することができるので便利です。

私の場合は朝仕事を始める前に、様々な状況でメモ帳アプリに入れた情報を、できるだけ数日分読み返し、記憶があるうちにハッシュタグ等の補足情報を書き入れておきます。特に、誰から、いつ、どのシチュエーションで聞いた情報かは数日で曖昧になることが多いので、常にメモをする習慣ができた時こそ、さっと補足情報をまず書く、思い出せる数日のうちに補足することが大切です。

これを習慣づけることが大切なのですが、正直私も苦手です。1日にたくさん思いついたり、保存したくなる記事を見つけた時は、つい、要点だけをメモしたり、記事のURLだけ貼り付けて終わらせがちです。特に、SNSやウェブニュースからの情報収集は移動中などの隙間時間に行うことが多いため、補足情報を書くことがおっくうだったり、時間がなかったり忘れたりします。

これは徐々に失敗から学ぶしかありません。私も、過去のメモを読んだ時、素晴らしい言葉が書いてあるが、これが誰の言葉なのか、どこからの引用なのか、どういう興味関心を自分は持っていてメモしたのか、全く思い出せず、悲しい思いをしたことが多々あります。そんな経験を繰り返すうちに、短時間で内容と補足情報をメモという形で残せるようになってくるものです。ビジネスパーソンは、アカデミアの人達のように十分な時間はありませんが、一方で仕事や人との交流を通じて新鮮で面白い一次情報にふれる機会は多くあります。スマホとメモ帳アプリを上手く活用して、まずは短期記憶に浮かんだ貴重な情報を何らかのデジタルの外部媒体にせっせと固定化する習慣を身につけましょう。

メニュー⑰　情報の一元管理＋発酵で、「自分だけの知の生態系（ビオトープ）」を構築

「メモを習慣化し、ひたすら情報の蓄積と整理を行っているが、アウトプットになかなか至らない」と思ったことがある人は少なくないでしょう。

世界中の言語情報をクローリングして、必要に応じて引き出すということであれば、人間よりも、生成ＡＩのほうがより多くのデータセットから、より豊富な情報を引き出してくれます。

最初の着想やひらめきを、公表できるレベルの洞察にまで醸成し、文章化や資料化するには、まずメモによって固定化・規格単位化された情報を、体系化し、一元化することが必要です。つまり、自分の知的生産のためだけの世界で唯一無二の「知の生態系（ビオトープ）」を作るのです。

そのためにも私は、スマホのメモ帳アプリを活用しています。

メモ帳アプリを使うのは常に携帯していて便利だからですが、それよりも重視しているのは、

クラウド連携され全ての情報が一元管理されるという点です。メモ帳と筆記具を持ち歩くのは面倒で、最悪失くす危険性もありますが、スマホのメモ帳アプリで書き込めば、常に指定したクラウドにバックアップされます。大抵の情報がネットで再び検索できる中、失くすと二度と見つからない唯一無二の情報といえるものが自分のアイデアのメモ群です。そんな貴重なものがもし消えるようなことがあったら、その時の喪失感は言葉では表現できません。

睡眠モードの章で少し触れましたが、私はアウトプットの作業に集中するために、辞書とブラウザとメモ帳アプリだけに機能制限したiPhoneを仕事と寝室の専用機として使っています。またPCの作業中に、メモしたいアイデアや、コピペして保存しておきたい記事などが出てくることもあります。そうした複数のデバイスからアップロードをしても、情報が一元化され、常にバックアップも取られているのはメモ帳アプリのクラウド連携の便利で安心なところです。

自分に合ったメモ帳アプリ（サービス）を選んで使えば良いと思いますが、自分の全ての大切なアイデアを一元化するものなので、何年、何十年と使い続けることを考えると、サービスの継続性は極めて重要です。使い勝手が良くても、個別企業のアプリでは、ある日ソフトの更新がされなくなったり、最悪の場合サービス停止もありえます。AppleやGoogle、マイクロソフト等の大企業の端末標準アプリとクラウド連携は、その心配が少なく済みます。

アプリを使って一元管理をするときのコツがあります。

仕事で扱う情報については、時間を置いて読み返して、文章を書き足す等によって進化させていく「フロー情報」と、事務的なやりとりや関連情報といった、変化はないが時に参照する可能性のある「ストック情報」があります。情報の一元管理の時に重要なことは、知的生産に繋げて変化させていく情報（フロー）と、変化のない情報（ストック）を明確に分けることです。

瞬間瞬間にメモしたアイデアや引用を、定期的に別の永久保存のメモ帳に整理して、フロー情報として熟成させながら移動させることが大切です。

梅棹忠夫氏も「カードはメモではない」として、単なるメモが書かれたカード（そのメモも氏の場合は往々にして豆論文なのですが）と、自分の考えを含めて単位化したカードを明確に分けるように注意しています。メモは自分のその瞬間の記憶のためだが、永久保存するカードの文章は他人が読んでもわかる表現であるべきだ、としているのです[16]。

外山滋比古氏も単なるメモとそうでないものを分けて考えています。具体的には、手帖《てちょう》を持ち歩いて、思いついた時にメモし、その日付と番号を入れておく。その手帖をノートに写し、写した日付と番号とメモの参照番号を書いて、1ページの内容に膨らませて書く。さらに後日、別のメタ・ノートと呼ばれるノートに写して、また写した日付と番号とノートの参照番号を書き、2ページの内容に膨らませて書く……という具合です。ルーマンも「走り書きのメモ」と、日付とキーワードと参照番号が書かれた「永久保存版のカード」の2種類を分けて使っています[17]。

梅棹忠夫氏も外山滋比古氏もニクラス・ルーマンも等しく、最初のメモを、文章を整えながら別のカードやノートに書き直し、その変化が後から追えるように参照番号を付記すべしとしているのです。これは最初のメモの目的は固定化と単位化にあり、次のカードやノートの目的は、そのアイデアの発酵と熟成、さらには他の考えとの連係といったフロー情報としての変化にあるからです。短期記憶（メモ）と長期記憶（カードやノート）を往復させることで、フロー情報を発酵させ、別の情報との思わぬリンクを発見するなどして知的生産を進めていきます。

私の場合は、最初の短期記憶の固定化と規格単位化のメモはメモ帳アプリで行っていますが、時折メモ帳の中身を確認して、ハッシュタグとキーワードを付加します。そして、タグ毎にまとめたスマートフォルダを作成することで、メモ帳の情報を熟成させています。

更にそのスマートフォルダの中から、大きく広がっていきそうなアイデアや、いくつかの記事のリンクと感想、キーブック（鍵となる書籍／読書モード参照）の重要な引用と感想などがでてくれば、スマートフォルダのメモ帳のメモをベースに新しい文章を作成して、Obsidianというナレッジマネジメントツールで保存管理しています。

このObsidianというアプリの最大の特徴は、セカンドブレイン、つまり「第2の脳」を目指していることです。ルーマンのツェッテルカステンのように、メモの中で、別のメモについて言及でき、それぞれの繋がり（リンク）を作ることができます。またメモ同士の繋がりをビジュアルとして見ることもできます（それは、まさに脳のニューロンの繋がりをイメージさせます）。

私はこのように、フロー情報にはメモ帳アプリとObsidianを使っていますが、ストック情報のほうにはEvernoteを使うことで、明確な使い分けをしています。

ちなみに、デジタルのメモ帳以外に、アナログの紙のメモ帳も使います。日々様々に思いつい

記憶と思考の仕組み（デジタルモードによる拡張）

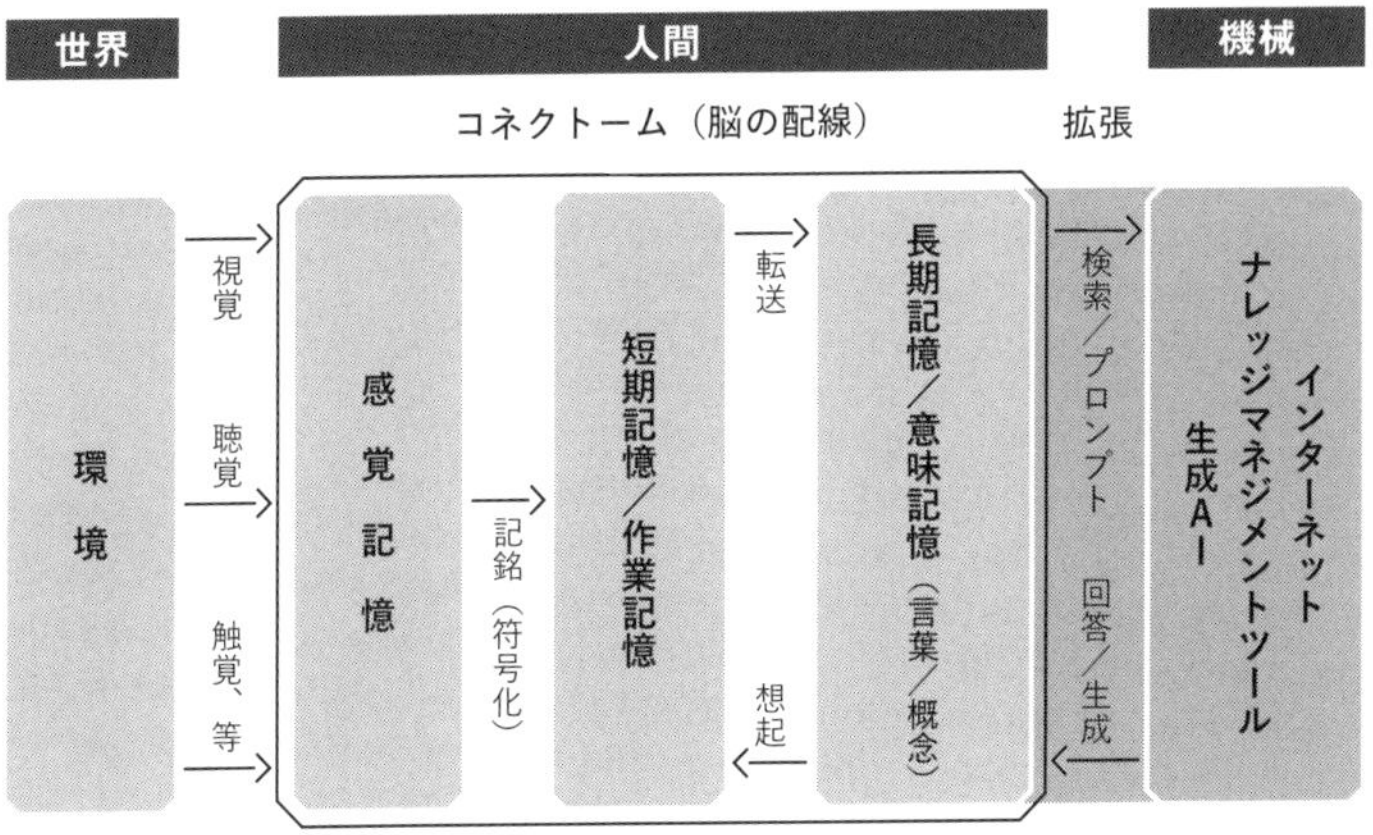

たことを、デジタルのメモ帳に残したい時もあれば、イメージが頭に浮かび、それを白い紙に自由に描きながら考えたい時もあるからです。そのような時は、アナログのB6のノートに書きます。そして、もう1つアナログの重要なビオトープが、自分が読みながらたくさんの線を引き、書き込みをした書籍です。

以上のように、私のアウトプット前のすべての材料は、「メモ帳アプリ」「Obsidian」「1冊のノート」、そして「ノート代わりにしながら読み込んだ紙の書籍群」に一元集約されています。これらが私のオリジナルの知の生態系（ビオトープ）とでもいうべきものです。

料理でも何でも、質の高いアウトプットを出すには、高級材料を仕込むだけではだめで、材料の地味な下処理が大切だと言われています。同じように、規格化・単位化し、補足情報を書き込むなどの地道な作業をした何千にも及ぶ個人的なメモ帳やナレッジマネジメントツールのリストが、長期間にわたって知的生産をし続けるための、個人的な知の宝庫となります。

手前味噌《みそ》ですが、人体史、人類史から人間の知的生産に関する長年の個人的な興味を集大成として1冊にまとめたのがこの本です。最初に本の企画があった訳でもなく、ひたすら読んだ内容や自分の考えを自分の勉強のためにメモにして整理し続けた結果、様々な学問分野を横断する内容になりました。そしてその膨大な自分だけの知の生態系から実際にアウトプットする方法が次のメニュー⑱です。

メニュー⑱　単位化された情報を組み合わせ、アウトプットし、共有する

規格単位化されたフロー情報を、定期的に眺め、読み返し、メモを統合したりしている中で、1つの大きな意味に気づいたり、より大きなトレンドの仮説が見えてきたりします。大きなテーマが見えてくると、新規メモを起こし、他のメモから情報をコピペして移したりしながら、最終的なアウトプットの形に近い形に整えてみたりします。そうしてそれが、アウトプットになりそうだと思った場合、そのフロー情報を次のステージに進めます。プラットフォームを移すのです。

例えば、3000文字から7000文字のブログや報告文書にする場合は、その長文メモを、noteやWordにコピペし、文章を整えていきます。

また、長文のビジネス文書や白書を書く必要があるときは、メモ帳アプリにある長文メモを一旦、エクセルに移すことからスタートする場合もあります。メモ1つずつの文章をエクセルのセルにコピペするのです。そして、エクセル上で文章を直したり、メモから派生した新しい文章の行を追加したり、自由に場所を移動させたりしながら書いていきます。セルを動かすことで文章を前後に移動させられるので、章立ての構成を考えたり、全体の分量バランスをみながら草稿を書いたりするのに便利です。

このエクセルで長文を書く方法は、梅棹忠夫氏の『知的生産の技術』にある「こざね法」からヒントを得たものです。こざね（小札）というのは、中世の鎧《よろい》を構成する鉄や革の小さな板のことです。1メッセージ・1カードを原則に情報管理し、それらのカードを見ながら発想を生み出していた梅棹氏は、文章を書くときも「こざね」と呼ぶ小さな紙切れを使い、それに短文を書いては、様々に組み合わせ、流れが決まったらホッチキスでとめて原稿化するという手法を取っていました[18]。私は、このこざねの紙をエクセルのセルに置き換えて、章の構成（目次）や短い文章を書き出しては、様々に組み合わせて、文章の流れを作っていくという方法を取っているのです。

大きなスクリーンを縦置きにして、拡大縮小を繰り返しながらエクセルの文字列を眺めていると、全体の分量や、流れがみえてきます。また、10行まとめて別の章に移してみるといった編集作業も、全体を俯瞰《ふかん》した状態で簡単に行えます。また、特定のキーワードをどこにどれくらい書いたかなどを確認したいときに、エクセルのキーワード検索機能が使えるので便利です。

優れた研究者や小説家の場合は、本1冊分の分量でも、頭の中に最初から全体イメージが収まっているかもしれませんが、私は、アイデアや文章を、徐々に膨らませて積み上げていくタイプなので、長文のアウトプットの場合は、この「エクセルこざね法」ともいうべき方法で挑んでいます。

エクセルでの草稿がある程度の形になると、エクセルの該当箇所をPDF印刷して、原稿の手前の「草稿」として編集者なり同僚なりに見せます。相談の上、大きな構成や材料が変わらない段階になった時に、一気に、Wordフォーマットに変換し、最後に文章としての体裁や表現を整えていくようにします。

ちなみに、1冊の本のエッセンスを1枚のスライドにまとめることも多くあります。読書モードでも触れましたが、その本のエッセンスとでもいうべきキーメッセージや、自分なりにまとめたフレームワークの図は、本の空きページに書き残してあります。それらを元に、本の書き込み部分を参照しながら、Keynoteで1〜2枚のビジュアルスライドにしてみるのです。このスライドが100枚を超えてくると、1時間程度の発表内容になります。私の場合は読書と資料化を過去5年間続けてきたので、読んだ本は500冊、本をスライド化した資料も300枚程度になります。これだけあれば、どのような企業や大学からのどのようなテーマの講演依頼でも組み合わせて対応できます。

これまで解説してきたメモの取り方、知的生産の材料の管理の仕方、それらからアウトプットを作っていく手法は、知的生産の先駆者たちから本質を学び、デジタルテクノロジーによって効率化を実現させたものです。多忙なビジネスパーソンでも限られた時間での知的生産を可能にしてくれるものだと思います。

デジタルテクノロジーといっても、メモ帳アプリとエクセル程度ですが、そもそも大切なのはツール自体ではありません。50年前の京大式カードもそうですが、大切なのは、ツールを開発した本人すら語っていない（本人にとっては当たり前の）運用のノウハウであり、できるだけシンプルな仕組みにすることで習慣化し、継続することです。

私が普段から身近にあるiPhoneの基本アプリのメモ帳や、使い慣れたエクセルのセルを情報の単位化のテクノロジーインフラに使用しているのはそのためです。

メニュー⑲　マルチスクリーンとSNSでアウトプット作業を効率化

――マルチスクリーン、でもシングルタスク

私はＩＴ業界に長くいた人間として、デジタルツールの可能性を信じ、誰よりも早く、誰よりも多くの新端末を試行錯誤してきた自負はあります。かつてソフトバンクでは、iPhoneやAndroid端末の普及に携わっていました。iPadを活用したデジタル教育の普及に向けて、２０１０年のAppleのiPadの日本進出と同時に、マイクロソフト、ベネッセとソフトバンクの３社で「一般社団法人デジタル教科書教材協議会」を立ち上げたこともあります。その時以来、私は、

スマホ、タブレット、ＰＣスクリーン、複数のモニターを使い分けて仕事をしてきました。リモートワークをきっかけに、ホームＤＸで自宅のデジタル環境を整備した人も多いでしょう。家電もスマート化し、そこにも様々なモニター画面があります。私達はスクリーンから離れられない世界に生きているのです。

著述家であり、雑誌『WIRED』を創刊したケヴィン・ケリーは『〈インターネット〉の次に来るもの　未来を決める12の法則』の中で「SCREENINGスクリーニング」という章を設けて、我々の生活がどんどんスクリーンに囲まれることについて論じています[19]。

マルチスクリーンで、複数のインプット用画面と複数のアウトプット用画面を同時に見ながら作業を並行的に進めると、生産性が高くなることは事実です。

自分の知の生態系であるメモ帳アプリやObsidianを、ＰＣ画面①で見てアイデアを頭のなかで膨らませながら、疑問に思ったことや追加で調べたいことを別のＰＣ画面②で検索したりしています。辞書や文章を書き写すときのＯＣＲは仕事用iPhoneを使い、ＰＣ画面③で原稿やスライドを書いたりしています。また、メニュー⑳で説明しますが、iPadを生成ＡＩ用にして、時々示唆や必要な情報を入手したりしています。

このように私は普段から、ＰＣ本体スクリーン、縦型と横型の大型外部拡張モニター2台、iPad、仕事用のiPhoneと、５つのスクリーンを同時に見ながら作業しています。

過去の複数のプレゼン資料を参照しながら、１００～２００枚の講演資料を作成するときもマルチスクリーンが必要です。書いたり描いたりの作業以外の場合も、別画面でスケジュールを確認したりしながら、メールの返信を打つなど、複数画面での作業は極めて効率的です。リモート会議でも、参加者の表情を確認しながら、資料の説明を聞きつつ、手元で関連情報をクイックリサーチしてそれについて回答するなど、マルチスクリーンで複数のアプリやブラウザを立ち上げて作業することで、インプットもアウトプットも拡張し、生産性を大きく改善させることができるのです。

但し、マルチスクリーンでのアウトプット（執筆、資料作成、Zoom研修での講義、発表など）は、情報量が多い上に、同時併行での思考を必要とするため、思いの外、脳と眼に負荷を与えます。作業時間は3～4時間程度にとどめるようにするなど、制限を設けたほうが良いように思います。そして集中して作業した後は、ソファでタブレットやスマホを見ながら気になった記事や投稿をメモ帳にコピペしたり、思いついたことを書き込んだりと、シングルスクリーンでのインプットに移行するなどしてバランスを取るようにしてみてください。

マルチスクリーン、マルチデバイスによるマルチタスクが壊す私達の脳

マルチスクリーン、マルチデバイスに囲まれていると、様々なアプリやデバイスから私達の注意を引こうとするアラートが常時、発信されてきます。基本的に社会的な存在の私達は、深い思考のシングルタスクに集中するよりも、アラートに反応したり、人からのメッセージを開けることのほうを好むので、ついつい気を取られてしまうものです。

また、リモート会議に参加しながら内職をするという人が4割いるという調査結果もあります

［20］が、これはお勧めできません。マルチスクリーンだからといって安易にマルチタスクを行うと、その時の生産性が40%程度下がるだけでなく、脳の集中力も徐々に毀損《きそん》するからです。実際には、マルチタスクを行っているつもりでも実際はシングルタスクの高速切り替えを行っているだけという指摘もあります［21］。

デジタルによる注意散漫化のこうした弊害は、デジタルツールと長く付き合ってきた私自身が体験的に感じていることでもあります。例えば、新幹線の移動中に、iPhoneでメッセンジャー、ＬＩＮＥ、複数のメールや複数の投資先Slackアカウントをチェック・返信し、ＳＮＳやニュースアプリを眺めたり、To Doや予定をチェックしたり、出張のホテルや飛行機の予約をしたりしているうちに移動先に着いてしまいます。しかしある時、移動時間を利用して読もうと思っていた本には手を付けられず、窓の景色を眺めて思索にふけることもせず、ひたすらiPhoneを触っていることが止められなくなっている自分に気づきました。自分のＳＮＳ投稿にどんな反応があるか、送ったメッセージに返信が来ているか、同時進行の様々な進捗《しんちょく》が気になります。それらの小さな変化に期待物質ドーパミンが出続けることで、マルチタスク（本当は高速スイッチング）の様々な感情を伴う浅い反応の方向に脳の働きが強化されていたのです。そして移動の隙間時間で様々な作業を効率的にこなし時間を有効に使っているつもりが、「集中して作業記憶（ワーキングメモリー）で考え、その結果を長期記憶に格納していく」という重要な脳のモードを毀損していたのです。

睡眠モードで触れたように、米テキサス大学オースティン校の実験からも、スマホが視野のなかにあるだけでも、集中力が落ちます〔22〕。集中力の分散と慢性的な低下を招くマルチタスクには注意が必要です。定例のリモート会議で、画面オフで参加しながら、メールを読んだり、SNSをチェックしたりする行為は、脳が注意散漫状態の浅い反応の方向に向かいます。何度も繰り返しますが、私達の脳は「可塑的」です。「ながら行為」で時間を効率的に過ごしているつもりが、最も大切な脳のモードを壊していることもあるのです。

周囲の天敵や獲物に様々な注意が向くようにドーパミンは分泌されます。宇宙の神秘について深く思いを巡らせながら空を見上げていた祖先は襲われ、草むらの音と天敵の匂いに気づいた祖先は逃げおおせたのかもしれません。

また、子供の遊びを見ていると色んなものに興味を持ち、様々な遊びを次々に試してみようとすることがわかります。私達は、そもそもがすぐに注意が分散する生き物です。だからこそ、人類として近代に後天的に新しく取得した読書モード（集中力を必要とするシングルタスク）は、新しもの好きで即興的に思考する本来の脳の性質によって容易に毀損されてしまう可能性があります。

『心はこうして創られる』の著者であるニック・チェイター教授は、人間の脳は一度に1語しか読めないという実験データを示し、複数の言葉を一度に読んでいるように感じるのは眼球が素早く動き、様々な予測モデルで脳内変換し、推測を行っているからだと説明しています。

読書モードにおいて、文字から思考や思想を理解するためには、集中した深い思考が必要だったように、文字などでアウトプットする時も、同様に深い思考のシングルタスクに専念する必要があるのです。マルチスクリーンでの作業といえども、脳にとっては何らかのシングルタスクとして集中して行うことが大切です。

私は、過去に一度、致命的なタイミングでiPhoneを紛失したことがあります。米国出張からの帰国の朝、空港に向かうタクシーに置いてきてしまったのです。運転手に連絡はつかず、帰国便に乗るしかなかった私は止むを得ず、iPhoneを諦《あきら》め、帰国後も、新しい機種を買うまで、数日間をiPhoneなしで過ごしました。

初日は不便さと痛切な喪失感を覚えていましたが、しばらくすると、大抵のことはＰＣでもでき、むしろＰＣ端末から時間を決めてまとめて作業したほうが便利だと感じるようになりました。また、24時間程度なら連絡がつかなくても、誰も困らないことに気づきました。そうしてiPhoneを失くして2日後には奇妙なことに、徐々にゆったりとした気持ちとある種の解放感を感じていることに気づきました。いかに自分がiPhoneに依存していたか、ということです。スマホとネット環境から強制的に切断されることで、それらがなかった時の懐かしい時間感覚を取り戻すことができ、それ以降は、仕事中や寝室ではiPhoneをあえて機能制限して使うようにまでなりました。

――ソーシャルネットワークを正しく活用する

ソーシャルネットワークも、集中力を毀損する弊害があるので注意が必要です。ＳＮＳを、承認欲求を満たすために利用していると、どうしてもリアクションが気になります。

しかし、ＳＮＳも正しく活用すれば、情報インプットの世界を拡張するのに有効です。

例えば私の場合、Facebookでは、自分にとって参考になる記事情報や意見を共有してくれる友人の投稿をフォローしています。また、時に自分の生煮えの考えを、短い文章でシェアしてみて、いいねやコメント欄の反応から示唆を得ることもできます。まだ自分の中でモヤモヤしている、仮説段階の考え（ミドルプット）を共有して、フィードバックを得ることができます。

また、そうしたミドルプットやアウトプットを投稿することで、出版社やメディアを経由することなく即座に直接読み手に届けられることもメリットであり、活用法の１つでしょう。

YouTubeやTikTokからスターが生まれているように、ＳＮＳを正しく用いれば、個人でも自分の主張を拡散することができ、また、コミュニティをつくることもできます。

私のｎｏｔｅの記事はTwitterなどで拡散された結果、１つの記事が１００万人以上に読まれたこともあります。また、FacebookやTwitter等を上手く活用して、有益だと思う情報や、自分がどのような関心を持ってどんな活動を行っているかについての発信を続けることで、人々から一定の存在認知を得ることができます。私は不特定多数の匿名の人とのやり取りが苦手なので、主にFacebookの友人限定で、思ったこと、有益と思う情報を定期的に発信していますが、発信していると、その内容とは特に関係なく面談や仕事の依頼が来たりします。

私は、ビジネスパーソンも、自分の得意な仕事上のテーマ等について積極的に発信すべきだと考えます。机上の理論よりも、実践者の情報発信に価値がある場合も十分あります。またニッチな情報発信であっても、むしろニッチであればあるほど、続けていると必ず誰かが見つけてくれます。肩書（名刺）で仕事を回すのではなく、〝個としての働き方〟が重視され始めている今、個人の発信が仕事に繋がることも多くなっているのです。

メニュー⑳　生成AIの活用で、インプットとアウトプットの幅を広げ効率化する

「はじめに」で触れたように生成ＡＩとは、自らの訓練に使用されたデータを基に、テキストや画像、プログラムコード、構造化データなどを生成するＡＩです。冒頭に触れたOpenAIのChatGPTや、画像系のDALL・E2、Stable Diffusionなどがあります。

特に言語生成ＡＩは大規模言語モデル（Large Language Model; LLM）の技術によって歴史的転換期を迎えました。自然言語という誰もが使用できるインタフェースで、知識と思考の集合知データベースへアクセスすることができ、ＡＩへの作業の指示ができるようになったという意味において、ＧＵＩ（Graphical User Interface）以来の画期的なインタフェース革命だといえます。

情報検索、要約、料理の献立の作成、レポートの作成、原稿の執筆、文章の添削、メールの作成、翻訳、歌詞やポエムの制作、作曲、プログラミング、バグの発見等、現時点でも実際に利用されています。ビジネス上の業務においても、議事録の作成や要約、法律の文書への注釈、仕訳

や経理業務のFAQ、営業の動画を見ての商談のアシスト、広告コピーやネーミング候補案の作成、キーワードを入れただけでのメール文や資料作成、SQLなどのコードの自動生成……など、既に様々な活用が始まっています。数年でビジネスパーソンの日常は大きく変わっていくでしょう。

生成AIからアウトプットを引き出すコツについても様々な検討がされています。入力文を工夫することで、出力の精度を改善させる「プロンプトエンジニアリング」です。

まずは自分が求めるアウトプットに対して明確な目的を持つことです。例えば、小学生でもわかる文章にしたい、もっと短く要点を伝えたい、もっと感情に訴えるスピーチをしたい、等、目的が具体的であればあるほど生成AIの回答精度もあがります。次に、生成AIのキャラクターを「あなたはプロの○○です」などと書いて明確に設定してあげます。そして漠然とした質問ではなく、ある入力からある出力をすることを明確に定義します。

具体的に入力の情報ソースを指定すると信憑性もあがります（例えば、認知科学や哲学のテーマであれば「スタンフォード哲学百科事典から調べてくるように」など）。これらは、実は部下や同僚に対して上手に指示や依頼をすることと基本的には同じです。まずは、AIに対して自分が何者であるかの設定を認識させます。次に「目的」と「手段」と「求めるアウトプット」「その条件」を明確に定義して指示すれば、かなりの品質のアウトプットが上がってきます。

最後に、「良い結果を出すために追加情報が必要な場合は、質問をしてください」と、逆質問をすると、ＡＩが質問をしてくるのでその質問に答えながら依頼内容と条件を細かくし回答精度を上げていきます。

また言語生成ＡＩと既存システムやアプリをＡＰＩ連携させることによって機能拡張できます。天気予報、翻訳、カレンダー、情報検索、チャット等の身近なツールをより便利に利用できます。スプレッドシートとの連携によって代わりにデータ収集し計算し作表してくれます。プログラミングツールと連携することでコードレビューやバグ検出の支援をしてくれます。データベース連携によって、データベース情報を簡単に取得・操作しその分析結果と要約が得られ、ＣＲＭ連携で営業活動や顧客管理の効率化が図れます。言語生成ＡＩが法務における契約書の修正文案を提案してくれます。

言語生成ＡＩだけでなく、画像生成ＡＩもゲーム開発会社のキャラクターデザイン等において、企業で活用されています。人間と違ってデザインから色の調整までＡＩは一瞬で作業し、しかも納得が行くまで無限にやり直してくれます。今後、教育機関と企業の業務において生成ＡＩをどのように活用するのか、期待効果とリスク等の検討が進んでいきます。

さらにはメニュー⑰で紹介したObsidian等のナレッジマネジメントツールに生成ＡＩのプラグイン機能を入れることで「自分だけの知の生態系」と生成ＡＩを連携させることができます。自分が書いたメモやノートをＡＩに学習させることで、私が作成したいアウトプットを事前学習して、私らしい文章案の回答をくれるかもしれません。またその回答をナレッジマネジメントツールに保存して活用もできます。こつこつと整備してきた「自分だけの知の生態系」が生成Ａ

ＡＩの全世界からの大規模言語モデルと連携することで、自分の大脳新皮質の長期記憶と限りなく融合した本当のセカンドブレインに近づく可能性も出てきました。

　生成ＡＩは、〝論理的な思考に強くて夜中まで働ける若手の経営企画スタッフもしくはコンサルタント〟に似ています。人生経験には乏しいが、回答結果は〝目鱗《うろこ》〟ではなくとも概《おおむ》ね間違ってはおらず、たとえ間違っていてもこちらの指示に従順に徹夜で修正案を上げてきます。社長室長の頃、孫社長から「企業経営の重要指標を明日朝までに１００個挙げろ」などのオーダーが下りてくることが多々ありました。経営については孫社長がプロですが、１００個を見ると自分が気づかなかった指標が見つかるかもしれないと、「示唆出し」に私達の脳を使っていたのです。こういう「10個挙げろ」等の示唆・アイデアのリスト化は生成ＡＩが得意です。

　このような知能／知性を月額20ドル（３０００円以下）で、労働環境規制を気にすることなく24時間３６５日働かせることができるのです。私はアシスタント業務の人を雇わずに、様々な業務をアプリや外部システムを使用しながら会社の運営ができていますが、今後は生成ＡＩを活用すれば、ブティック型のコンサルティングファームも１人で立ち上げることが可能だと考えています。人間のフィードバックからの強化学習で様々に成長するので、３アカウント契約して、１つは論理思考問題解決正論型、１つはクライアント感情寄り添い型、１つはマクロ思考のビジョナリー型等の別々の強みを持ったマルチペルソナのＡＩにファインチューニングして育成できる可能性もあります。それぞれのペルソナＡＩ同士を議論させてアウトプットを作っていくなど、人間1人と多様なペルソナＡＩのバーチャルチームで、コンサルティングプロジェクトを実行することも可能かもしれません。その頃にはクライアントの経営企画にも、企業の機密データに精通し過去会議の議事録を学習した経企ペルソナＡＩが存在し、コンサルＡＩと相互に分析作業を進めているかもしれません。それらの様々なバリエーションのアウトプットを、ドキュメント含めて作成させ、その選択肢の中から、判断能力をもった人間が最終的に内容を精査して判断すれば良いのです。

生成ＡＩの活用の可能性は全世界で様々に試行され日々進化しており、追いきれません。私達が仕事を含めた日常生活の多くを、生成ＡＩとやりとりしながら過ごす日々はすぐそこに近づいています。

【実践に向けて】デジタルテクノロジーによる拡張性の裏にある危険性

本章における【私の試み】については、⑯～⑳のメニューの中で具体的に記してきました。また、【優れたリーダーによる実践】の事例は挙げませんでした。企業のＤＸの成功事例はありますが、デジタルモードを活用して異例の成功を遂げた著名なビジネスパーソンはまだ現れていないからです。

私自身も、まだまだ模索中です。但し、投資、コンサルティング、アドバイザー、著述業の複数の知的生産の仕事を個人で活動してこられたのは、メニュー⑯～⑳で述べたようにデジタルテクノロジーの活用を積極的に行ってきたからだとは思います。

私は、インターネットがデジタルデバイドをもたらしたように、このデジタルモードの生成AIまで含めたメニューを体得できるか否かで、デジタルデバイドの勝者だったはずの知的生産者(Knowledge Worker)の間にも、AIデバイドともいえる新たな格差が生まれていくと思っています。これについては第3部でじっくり考察したいと思います。


これまで見てきたとおり、言語、文字と印刷といった情報の生成と伝達に関するイノベーションによって処理すべき情報の爆発的増加が起き、その都度私達は、脳の働きをアップグレードさせてきました。

いまやデジタルテクノロジーによって、アクセス可能な情報はほぼ無限大に増大しました。さらに、人類は情報だけでなく、AIという、自分と一緒に考えてくれ、プログラムコードを書いてくれ、様々なコンテンツを生成してくれる人工の知能を手にしたのです。

今、起きつつあるデジタルテクノロジーイノベーションに際して、私達は、1人の人間としての知能／知性（Human Intelligence）を、AIと共存していくためにもこれからどのようにさらにアップグレードしていけば良いのか、一人ひとりが真剣に模索していく必要があります。

第7章

6つのブレインモードの相互連携と実践に向けて

「学習したばかりの人でもロゴスを繋ぎ合わせることはできる。だが、彼等には何も分かっていない。そのためにはロゴスがしっかりと結び合され［性向とならなければならないが、それには時間を要する」

アリストテレス［1］

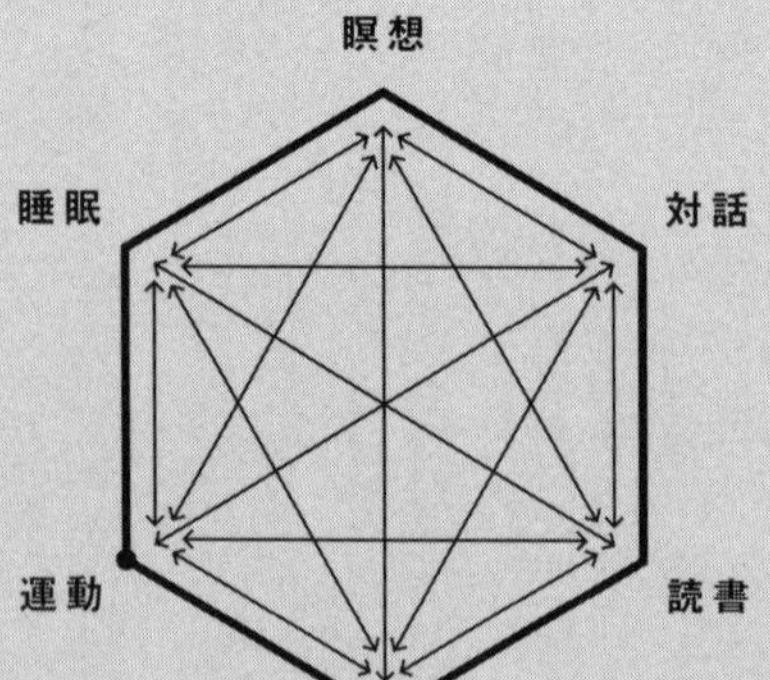

5つのモードの退化とデジタルモードへの過度の依存

せっかく6つもの脳のモードを手にしながらも、時間に追われ、睡眠不足・運動不足になり、落ち着いて考える時間も取れず、対話も会話もなく孤独で、本を読む時間もない……にもかかわらずスマホだけは手放せず、1日中無気力にスクリーンをスクロールしている。そんな状況に陥っていないでしょうか。

そのような状況にならないために、ここまで脳の6つのブレインモードと、20のメニューを紹介してきました。そして大事なのは、各ブレインモードの機能と役割を意識しつつ、20のメニューをバランス良く、実践することです。

6つのブレインモードの相互連携

脳神経のニューロンの共通の基本機能から生まれた各モードは、相互に深く関連しており、その連携を意識することが大切です。ここから、6つのモードがどのように連携しているのかを私なりに解説していきます。

①運動と睡眠

日中の運動によって、就寝時に適度な睡眠圧（眠気）が訪れ、深い睡眠を得ることができます。また深い睡眠によって疲れが取れ、身体が回復し、感情も整理され、日中に身体的にも精神的にも活発に活動ができます。高齢になっても元気な方は、運動習慣や農作業などでよく体を動かし、よく眠っています。生命としてオンとオフの両方のメリハリがついていることがブレインアスリートの基本です。

②睡眠と瞑想

レム睡眠時の夢を見ている状態と、瞑想《めいそう》状態は共に無意識の自己を解放させそれを静かに観察するという意味では共通しています。オンとオフの間のデフォルトモードネットワーク状態を上手《うま》くコントロールするためにも、多忙な日常においても睡眠と瞑想の時間を確保することは重要です。暁方のまどろみの時間と瞑想の時間は、「言語化できていなかったものが言語化されやすい」という共通点があり、作家やアーティストには、この暁方のまどろみ時の脳の働きを大切にする人が多くいます。「言葉にならないものを言葉にする職業」と自らの仕事を定義する歌人の俵万智《たわらまち》さんは、暁方ベッドの半覚醒《かくせい》のなかで自然と浮かんできた言葉やコンセプトを一旦《いったん》書き留めて、起きて改めて机に座ってブラッシュアップします〔2〕。私もこれまで触れてきたように暁方に浮かんだアイデアをメモする習慣があります。

6つのモードの相互連携

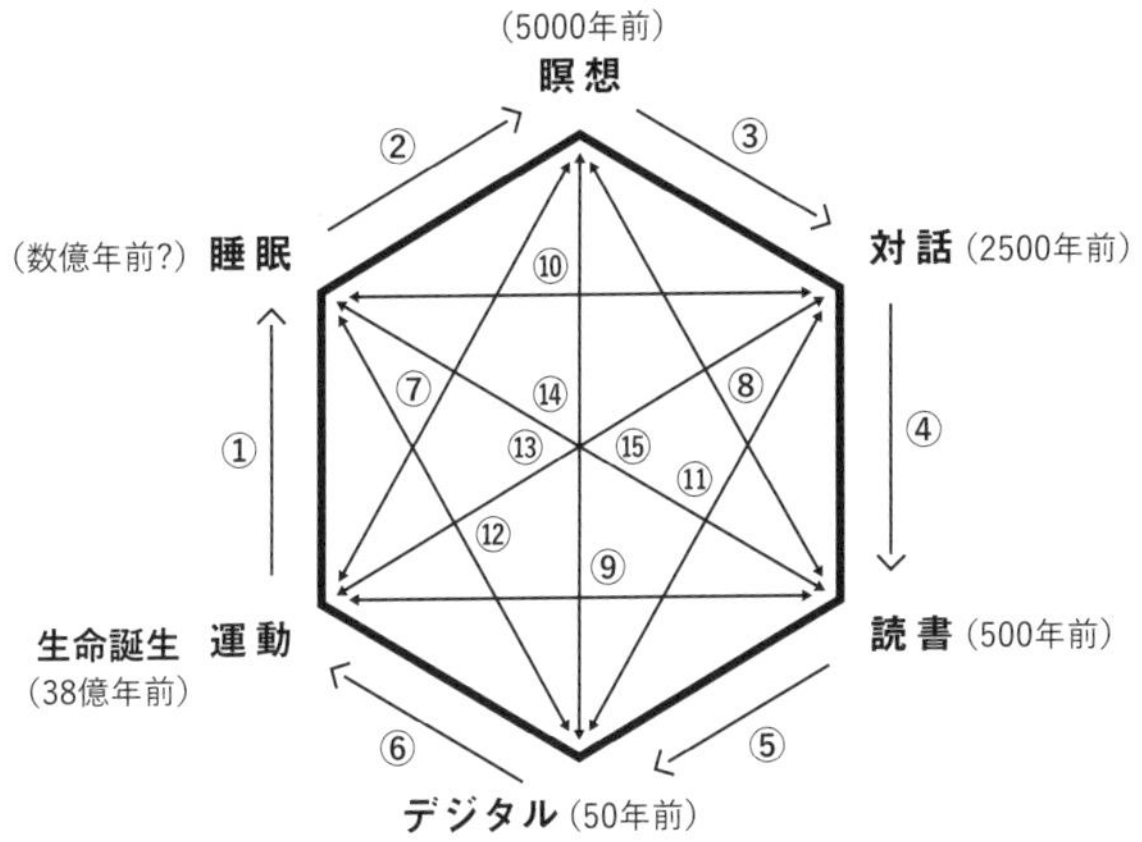

モードのバランス

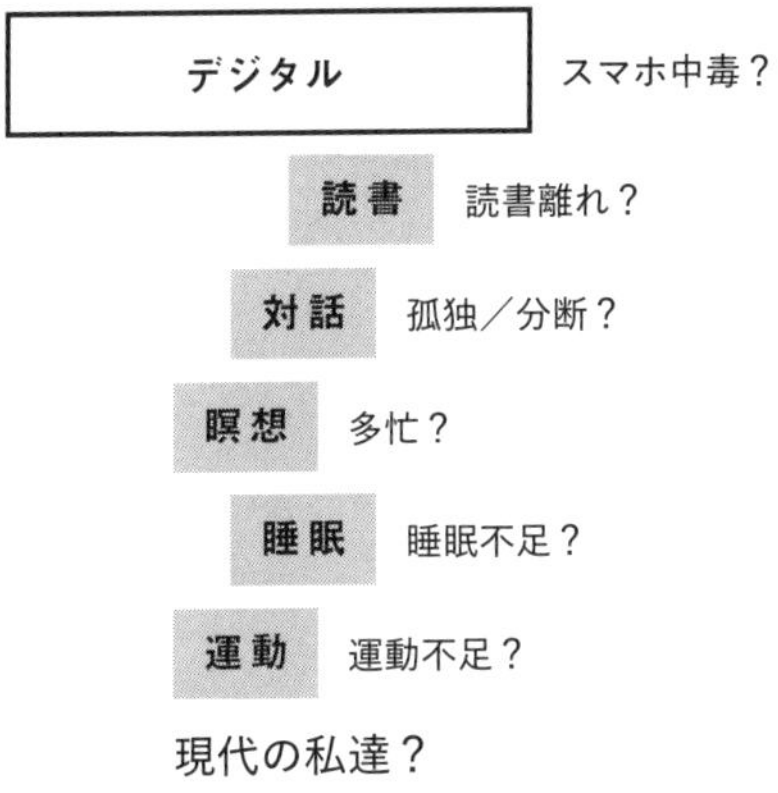

③瞑想と対話

瞑想は、「今、ここ」に意識を集中させ、自己を観察し、そして自己と対話することです。それによって本来の自分に関する意識を取り戻し、確固たる自己認識と自己肯定感を得ることができます。確固たる自己があることで、対等な意識の交換である他者との対話が可能になります。また、他者との対話によって、自分の価値観や、自分自身についての認識までも改めることができ、瞑想によって新しい自分と出会うことと同じ効果を得ることができます。瞑想と対話をセットで続けることで、承認欲求や他者評価に振り回されない等身大の自分自身を包摂できるようになります。

④対話と読書

読書には1人で黙読するものだというイメージもありますが、仲間との読書会をしてみるとまた別の発見があります。特に、1人では挫折《ざせつ》してしまいそうな手強《てごわ》い古典であっても、意見を交わしながらだと読み終えることができ、その対話を経た知見は血肉になっていることを感じます。私は、買ったまま何年も積読になっていたアダム・スミスの『道徳感情論』を4名の友人と共に読み切りました。江戸時代後期、日本でも書籍が広まり、会読と言われる読書会が多く開かれていました。当時の学問は、権威ある古典の精読による内容解釈（=訓詁《くんこ》学）でしたが、師の講釈の一方的な伝授に留《とど》まらず、生徒の間でも内容について様々な対話がなされたと伝えられています。明治の元勲、大久保利通《おおくぼとしみち》は西郷隆盛《さいごうたかもり》などと朱子《しゅし》学の入門書『近思録』を読む勉強会を始め、国に尽くすとは何かという対話を続けるうちに、共通の志が生まれ、その読書会から「誠忠組」という政治結社が生まれました[3]。古典を仲間と対話しながら読むことで、1人で読む時以上に視座を高め、かつ共に行動を起こす同志を得ることができるのです。起業等の事を起こす仲間を募りたい時は、イベントや勉強会に参加するだけでなく、自分が関心を持つ本を読む読書会を主催することも有効だと思います。

⑤読書とデジタル

読書モードとデジタルモードは、それぞれ違った目的のために全く異なる処理を脳において行っていることをそれぞれのブレインモードで見てきました。但《ただ》し、この2つのモードは目的に応じて切り替えながら上手く活用することができます。認知神経科学の権威メアリアン・ウルフ教授が「バイリテラシー脳」[4]と呼ぶ、読書モードとデジタルモードのそれぞれの特長を明確に意識して使い分けることで、質の高いインプットと効率的なアウトプットが可能になります。

⑥デジタルと運動

デジタルツールによって、私達は自分の運動量や、運動中の身体の状態を可視化し管理できるようになりました。そして、それによって、運動習慣のモチベーションを維持し習慣化することもできるようになりました。デジタルツールで全てを可視化する必要はなく、またデジタルデータのモニタリング自体がストレスになっては本末転倒ですが、自分の身体パフォーマンスを定期的にチェックすることはブレインアスリートとしては必須です。またデジタル時代に、ＡＩやロボットと共存するために私達は、より生命としての身体知を導き出し差別化することが重要になってくると感じています。

⑦運動と瞑想

禅僧の方に伺うと、着想に対する軽い運動と瞑想の効果は同じと言われます。いずれも自らの身体性に意識を向けることで、過剰な自我（エゴ）や凝り固まった思考をほぐし、自然体での自己の意識とそこから立ち現れる着想を捉える行為です。坐禅《ざぜん》は、その身体性をさらに意識させるために、あえて手足の動きを止めて呼吸や身体に意識を集中させます。また、禅寺が作務を修行と位置づけているように、家事や雑事を懸命に行うことは相当の運動量があり、瞑想と同じ効果があります。

⑧瞑想と読書

マルクス・アウレリウス・アントニヌス『自省録（Meditations）』のところで触れたように、瞑想は自己との対話です。身体的な体験を伴う仏教的な瞑想とは異なり、言語を使った論理的な対話ですが、自己を静かに省みるという点では共通です。また、優れた読書体験は、著者との対話であり、そして同化です。自己の無意識の奥底に降りていく瞑想体験も、著者の世界に没入する読書体験も、何か自分が生まれ変わったような気持ちにさせてくれるものです。これらはどちらも、相手を必要としない「対話」です。ファンタジーの世界や、主人公が織りなす物語に没入することで、現実世界を忘れ、精神世界に心を遊ばせることもできます（マキャベリが古典の読書に没頭したのも、フィレンツェの政治家外交官としての日常が、諸侯や教皇との戦争や外交交渉の連続で、自身も政治犯として逮捕され拷問を受けるなどあまりに苛烈《かれつ》だったため、古典の理想に逃避したところがあります）。これらの深い読書体験は、瞑想体験と同じようなストレス緩和効果があると言われています。

⑨読書と運動

運動によってドーパミンが分泌されることで集中力が生まれ、かつ海馬の脳神経細胞も増えることで、短期記憶から長期記憶への転送能力も強化され記憶力がよくなります。また、日中の運動によるほどよい疲労がもたらす深いノンレム睡眠が、長期記憶の定着に寄与します。読書によるインプットの後に適度に運動することで、机上では浮かばないその読書からのアイデアが浮かぶこともあります。多くのエグゼクティブや高所得者が、ジョギングと読書の習慣を欠かさないのは、これらの効果を体感しているためです。

⑩睡眠と対話

十分な睡眠によって不必要なコルチゾールの分泌が抑えられ、感情がコントロールされ、常に心理的安全性を持った状態で他者と接することができます。他者との対話においても、自己防衛的にも、攻撃的にも、また自虐的にもならず、自分とは違ったバックグラウンドの相手でも、同じ人間としての知性を持った存在として対等に接することができます。滞在先で「昨日は良く眠れましたか？」と話しかけられるのは清々《すがすが》しい朝の対話の始まりです。

⑪対話とデジタル

心理的安全性と傾聴を前提とする対話は、落ち着いた環境で時間を十分にとって、お互いの表情や視線の動きを直接確認しながら行うものです。匿名かつ感情や表情が確認できないSNS上でのやり取りは生産的な対話にも討論にすらもならず、論点をずらしたヘイトの応酬と炎上に終わる場合が多々あります。但しデジタルな環境でも、SNSやグループチャットにおいて共通のルールや約束事が守られ、知らない者同士の間にも心理的安全性がある空間であれば、良い対話は十分可能です。コロナ禍についてブログを書いていた時に、私のブログに関心を持った面識のない医師の方などと繋《つな》がり、時々メッセンジャーで質問や対話をしていました。日常生活では接点のない人ともつながることができるのはインターネットが本来持つ最大の強みです。ファシリテーター役の人がやりとりの交通整理や活性化により留意する必要がありますが、デジタル空間においても即興的かつ興味深い対話が実現する場合が多々あります。音声入力の認識精度も上がっているので、チャットによる対話での文字の高速入力に活かすこともできます。そうした工夫によっては、多拠点、即興的、非同期のデジタルの良さを活かした対話が可能です。ただし、お互いの顔と空気感が見えないこともあり、どのタイミングで何を発言するか、テキストで感情やユーモアや微妙なニュアンスをどう表現するか、スタンプや絵文字をどう使うかなど、直接の対話とは違ったセンスも少し必要となります。

⑫デジタルと睡眠

運動と同様、なかなか自分ではわからない睡眠中の状態も、デジタルツールで計測することで可視化することができます。ウエアラブルデバイスで、ノンレム睡眠・レム睡眠のスリープサイクルリズム、睡眠ステージ、睡眠中の身体動作の変動やいびき等の睡眠習慣についても可視化し、より理想的な睡眠に近づけていくことができます。一方で、デジタルデバイスのスクリーンのブルーライトは、概日リズム睡眠障害を起こす可能性があるので要注意です。

⑬運動と対話

ソクラテスがアテナイの青年パイドロスとイリソス川沿いを散歩しながら対話をしたように[5]、一緒に散歩しながらの対話をすることは、脳を活性化させながら他者と意識の交換ができる良い体験です。スティーブ・ジョブズはAppleが拠点を置くパロアルト地区周辺の散歩コースで長時間の散歩をしながら、信頼するデザイナーや社員と対話をしていました。マーク・ザッカーバーグ、ジャック・ドーシー（Twitter創業者）はしばしば歩きながら打ち合わせを行っています。私もソフトバンク社長室長時代、移動中に空き時間がある場合には千鳥ケ淵《ちどりがふち》などの公園を散歩しながら、孫正義社長に相談をしたり、社長の雑談の相手をしていました。

会社の会議テーブルとは違った雰囲気で、良い発想や解決策が浮かんだり、社長室では摑めなかった社長の真意が理解できた覚えがあります。

⑭瞑想とデジタル

　スティーブ・ジョブズやマーク・ベニオフが坐禅に傾倒していた例だけでなく、シリコンバレーのエンジニアには瞑想習慣を持つ人が多くいます。Googleは、社員とチームの生産性やエンゲージメントを向上させるための要素を調査した結果、重要なのはIQ（知能指数）ではなく、EQ（感情指数）の高いメンバー間の心理的安全性と相互信頼だと結論づけており［6］、Googleでは感情を制御でき、仲間にとって良い人間であることが能力以前に求められるとしています。また、デジタルテクノロジーは仮想空間で自己が無限大に拡張し分割していくことを可能にする世界でもあるので、自分自身を客観的に観察し自己を取り戻す瞑想は、デジタル化社会に生きる私達に必要なモードです。

⑮睡眠と読書

　睡眠時の深いノンレム睡眠によって、読書等の日中のインプット情報が記憶として固定化されます。読書の時間を確保し習慣化するためには、毎日同じだけの時間を割り当てると良いとされていますが、入眠前の1時間は最適なタイミングです。就寝前の適度な読書は、速やかな入眠を促してくれるからです。日中の現実世界からクールダウンしつつ、物語の世界にしばし遊び、もう少し読みたいと思いながら、夢の世界へ誘《いざな》われてしまう、私が最も幸せだと思う1日の終わり方です。

6つのモードのワークアウト全体に関するポイント

ブレインアスリートとは、身体や脳神経の組成、記憶や思考における機能を理解し、目的と状況に応じて意識的にモードチェンジを行うことで、アスリートのように高いパフォーマンスを残す人です。

とはいえ、アスリートがその競技種目や、経験年数やキャリアに応じて、トレーニングメニューを細かく変えていくのと同じで、全てのメニューをやみくもにこなせば良いというものでもありません。目的に応じて自分に合ったメニューや、自分が実践できるメニューを選択し、自分なりに応用することが大切です。

その時に、指針として私が意識しているポイントを3つ紹介しておきます。

――ポイントⒶ　脳の働きの役割と特徴を理解する

「②脳に関する仕組み」で解説したように、脳の働きはニューロンの結合とシナプスへの結果の蓄積です。処理情報が爆発的に増加する度に、私達はその情報処理モードをアップグレードさせてきました。それら6つの脳のモードが得意とする作業とその特性を理解し、目的に応じて明確に使い分けをすることが大切です。私は、同じテキストを読む行為でも、深い思考が目的の読書モードではアナログの紙媒体の書籍で行い、情報収集が目的のデジタルモードではウェブの記事を同時に複数探したり、Kindleで購入してその場で該当部分を読みます。

また読書モードの時はデジタルデバイスを近くに置かず、数時間読書に集中しますが、デジタルモードで情報収集や資料作成をするときは、複数のスクリーンを見ながら同時に作業をします。読書モードは深く狭い直線思考が重要ですが、デジタルモードは異なる情報を同時に並列的に参照しそれらを統合しアウトプットを作成する行為であり、視野の広さと同時閲覧情報の絶対量が重要だからです。

――ポイントⒷ　モード生成の順で優先順位をつけ、最適な時間配分をする

技術革新が人々の生活を変えてきた歴史を身近に知る私達は、目先の問題を最新の技術で解決できないかと考えがちです。何か困ったことがあると、それを解決する無料アプリがないかスマホで検索してしまいます。また、終日リモート会議に参加し、Uber Eatsで食事をデリバリーし、YouTubeやTikTokを眺めていたら1日が終わるという日も多くないでしょうか。

私は、脳を適切に機能させるために、私達の生物としての古い脳の働きを最初に意識するようにしています。そのために、時間の使い方に優先順位を設けているのです。

私の場合、まず運動と睡眠の時間を最優先に確保しています。毎日瞑想しているわけではない

ですが、定期的に禅寺に行って坐禅を組んでいますし、できるだけ機会を設けて少人数の友人と対話しながら、楽しく食事を摂《と》るようにしています。その次にできるだけ読書の時間を確保し、最後にデジタルデバイスで効率的にアウトプットの作業をするという順番です。特に、デジタルデバイスについては、サービス提供者によって滞在時間をできるだけ長くする仕掛けが様々なされているので、必要以上に触れないようにしています。

私は子育てにおいても、この順序は大切だと考えています。6つのモードの説明にあたって、赤ちゃんが大人になるまでの脳の成長過程が人類史における脳のアップグレードの過程と似ているという私見を述べました。赤ん坊は、ハイハイして長時間眠って運動と睡眠の生活リズムを覚え、徐々に行動範囲を広げて自分と他人が違うという意識が芽生え、親との対話で言葉を覚え、紙の絵本の読み聞かせで文字と読書を覚え、徐々に脳を成長させていきます。食事と睡眠を十分取って脳を健やかに成長させつつ、外の情報に少しずつ触れ自分を取り囲む世界を認識し、心、感情、意識、知能／知性と、徐々に育《はぐく》んで行きます。

私はそのモード形成の順番が大切であり、睡眠、運動、瞑想、対話、読書の各モードが順に完成するまで児童にデジタルデバイスに触れさせるのは避けるべきだと考えています。スティーブ・ジョブズは自分の子供にはiPadを与えず〔7〕、ビル・ゲイツもデジタルデバイスの利用について相当な時間制限をかけていたことは有名です。幼児は親がよく見ているものに強い関心を持ちます。デジタルデバイスに強い興味を持ちスマホやタブレットのアプリを見せているとおとなしく遊んでいるので、つい触らせている親も多いかと思いますが、スマホやタブレットに子守をさせてはいけません。

私達の脳の使い方についても、乳幼児の成長や人類の脳の進化の過程に従った、モード形成の順に沿った時間配分の優先順位をつけるべきだと思っています。

ポイントⓒ　脳を使う時の身体感覚と周辺環境を強く意識する

脳と身体との関係の重要性を理解していないと軽視しがちなのが、脳を使う時の体内状態と外部環境です。脳の働きは、それらに強く影響を受けます。例えば糖質を含む昼食を摂った後や、暖かい部屋にいる時は、誰もが眠くなり頭の働きは鈍ります。走っている時や、シャワーを浴びている時にアイデアを思いつくのも外部環境の影響です。アルキメデスがアルキメデスの原理を入浴中に思いついたエピソードは有名です。

私達、特に日本のビジネスパーソンは精神論で我慢し、この要素を軽視しがちです。空気の悪い狭い部屋で長時間会議を行っていたり、1日中、狭い部屋からリモート会議に参加していたりします。常に移動しながらサバンナや森で食料を探していた私達の祖先は、広大な空間を移動・運動している時に、最も脳を活性化させていました。空調の効いたオフィスビルの机の前に1日座っているより、散歩に出たりキャンプをして焚《た》き火を眺めながら話すことが大切だったりします。私は、モニターやPC端末が必要でない読書等の作業を、できるだけ公園や旅先で行うことにしています。その場所の空気感や雰囲気と共に読んだほうが、本の内容が深く、五感の記憶とともに刻まれるからです。

6つのモードを意識し20のメニューを生活習慣に取り入れる

私の試み――6つのモードのトータルワークアウト

6つのモードとその関係性を意識し20のメニューを生活習慣に取り入れることで、ブレインアスリートとして常に上質のアウトプットを出し続けることができます。6つのモードのトータルワークアウトの生活習慣をアスリートのトレーニングでたとえるなら、例えばサッカーの場合、

1. スプリント、パス、ドリブル、シュートといった基本トレーニングが「運動モード」（まずは結果を出すための基礎体力）
2. トレーニングの合間に、身体を十分に休ませ超回復させ、かつリフティングやドリブル等の技能記憶を睡眠中に定着させることが「睡眠モード」
3. 本番で最高の結果を出すためのメンタルトレーニングが「瞑想モード」（長友佑都《ながともゆうと》選手は就寝前や試合前のロッカールームで常に瞑想）
4. ボールと相手と味方、ゴール、適切なスペースというサッカーで重要な要素を意識してチームダイナミズムを学ぶミニゲームは「対話モード」（ボール［発言］を適切なスペース

［心理的安全性］を確保しつつ相手や味方とやりとりしゴール［共通の価値観］を目指す）

5．1人で自分に向き合ってテーマを決めて黙々と集中して行う自主トレは「読書モード」（ここの時間で差が付く）

6．デジタルテクノロジーでパフォーマンス分析し、結果（アウトプット）に繋がるフォームやプレイスタイルの改善を行うのが「デジタルモード」（自分の感覚だけに頼らずデータで可視化し改善する）

となります。実際のトップアスリートの習慣に置き換えると（多少強引ですが）、6つのモードをバランス良く実践することの大切さがイメージしやすいかもしれません。

生活習慣は、1日単位だけでなく、週、月単位で、自分に合ったブレインワークアウトメニューを設計することが大切です。以下に私の日々の試みを（特殊な例かもしれませんが）ひとつの例として、「24時間」「週」「月」単位で紹介します（丸数字は該当する「メニュー」を表しています）。

「24時間」の生活習慣

朝は場合によっては二度寝、三度寝して、最低7時間の睡眠を確保し、頭がスッキリしていることを確認した後に起床します（③）。

そのため起床時刻は、季節や日によって、また体調や前夜の睡眠の質によって7～9時とまちまちです（④）。

起床時のぼんやりとしている時に、仕事に関して頭に浮かんだことや、印象的な夢を見た時はその内容を、枕元の仕事用iPhoneのメモ帳アプリに書き込んでおきます（⑤）。

起床直後に白湯《さゆ》を飲み、10分程度の入浴をして、身体と頭を完全に覚醒させます。この時の入浴の目的は深部体温を上げ、身体を覚ますことなので、時間をかけず身体も洗ったりはしません。

自宅作業の時は、起床した15分後には机に向かって作業を始めます。その時は頭脳も明晰《めいせき》で、仕事に取り組む前向きな気持ちになっているので、最も深い思考力が必要な作業にあてます。文章を書いたり、本の構成を考えたり、講演やプレゼンの中身を考え、資料を作成したりといったことです。

そうした作業がない時は、最近メモしたメモ帳アプリの内容を見て、自分の思考を振り返り（⑯）、追加で気になる情報をネットや言語生成ＡＩで調べてみたり（⑳）、メモの内容を整えたりします（⑰）。この整理やグルーピングの作業によって、バラバラの関心事や集めた情報が、より大きなテーマとして熟成され、次のアウトプットのイメージが湧いてきます（⑱）。

朝イチのアポイントやリモート会議等はできるだけ避けてもらい、インプットとアウトプットの作業に集中します（⑱⑲／ワークアウト全体のポイントⒶ）。

10時30分くらいに、休憩を兼ねて簡単な朝食を取ります。その後、13時くらいまで作業を続けた後、昼食を取ります。人に会うときには、この時間帯で近くのカフェで打ち合わせなどをします。

また仕事場に戻り、この時点で頭がクタクタになっている場合はソファで仮眠を15分から30分取ります（④）。もしくは、何か気持ちが落ち着かない時は瞑想の時間を取ります（⑥⑦⑧）。

相談や、打ち合わせ等のリモート会議は、仮眠の後の午後の時間に入れるようにしています。スタートアップ起業家、上場企業役員、国家公務員、大学教授、編集者など、私が打ち合わせする相手の専門分野は様々です。話す相手がいたり投げかけられるテーマや質問があると、私の頭は刺激を受け再び活性化します。

午後に打ち合わせの予定がない時は、アウトドアチェアと飲み物を持って公園に向かいます（ワークアウト全体のポイントⓒ）。そして仕事に関連する、同じテーマの本を何冊か持って行き、それらを読みます（⑬）。風や鳥のさえずり、季節の移ろいを感じながら、紙のページを繰り、内容を五感の記憶と共に定着させます（⑭）。なんとなく読むのではなく、背景知識を思い出しながら、なるほどと思った部分には線を引いたり、著者の意図を推量したり、思ったことを短く書き込んだりしながら読むようにします（⑭⑮）。

読書にも疲れたら、視界に入らないようにかばんの奥にしまっていたiPhoneを取り出してSNSを巡回して、時に参考になる友人の意見やシェア記事を読みます。必要に応じてメモ帳アプリに、あとで読む用にコピペしておくなど、デジタルモードでの浅く広い思考の、比較的ゆるい作業をして過ごします（⑲）。

そして夕方、公園周辺をゆっくりとジョギングします。

その日1日に考えたことや、思考が行き詰まっていたことを考えたり、相手のいる仕事についてのネクストステップを考えたりします（①）。ほぼ必ず、1つか2つアイデアが浮かぶのでそれをメモ帳アプリにその場でメモします（⑯）。コーヒー豆を買ったり、近所の用事を済ませて自宅に戻ります。

夜は、毎日ではないですが、4人くらいの規模の友人との食事会（対話会）にでかけます（大人数のパーティーや、遊びの飲み会には行きません）。ここでは、近況報告のついでに何かテーマを決めて対話をします（⑨⑩⑪）。特にテーマを決めていない場合は、最近気になる出来事、面白かった本について情報交換します（⑪）。その日の参加メンバーでメッセンジャーグループを作り、シェアしたい情報をその場で挙げていきます。そこで紹介されて良いと思った本は、その場でアマゾンで購入してしまいます（⑫）。

20時以降はアルコールを控えるようにし（飲み過ぎるとせっかくの対話内容を覚えていないので）、21時くらいには解散します。

会食がない時は、夕食後、新聞や雑誌を読んだり、請求書発行、領収書の整理、日程調整等の思考の必要のない会社の雑務をこなします。

仕事場にいてインプットとアウトプットに集中している時期は、毎日、ざっと5万文字くらいのデジタル情報に接し、同じく5万文字くらいの読書をし、2000文字くらいの文章を書くか、1～2枚のスライドを作成したりしています。時折ある会議は、定例会議等ではないので、会議中黙って聞いているものはありません。なので、夜には頭がクタクタで、心地よい疲れがあります。体調がいまいちだと思ったり、疲れて眠いなと感じる時は、21時でも眠ってしまいますが、通常は22時頃、再び入浴し、入眠前に深部体温を上げます（④）。

23時に寝室に向かい、何か温かい飲み物を飲みながら、仕事とも、今の社会情勢とも全く関係のない趣味の本や散文を読みます。引き込まれてしまう面白いマンガや小説とかではなく、個人的にちょっと興味があるけど、すぐに眠くなる本です。

そして自然に眠くなった23時30分頃には、就寝します（③）。

「1週間」の生活習慣

1週間のなかで、「最も集中力を必要とする読書モードのインプット、デジタルモードのアウトプットの時間」を数時間連続で優先的に確保することを重視して外出や打ち合わせなどの仕事の予定を決め、読書やアウトプットの作業は、できるだけその時間に集中させるようにしています。

睡眠モードはもちろん毎日ですが、それ以外のモードは、週にそれぞれ3回程度の時間を充てて、バランス良くメニューをこなすようにしています。読書と運動と対話の日、デジタルと瞑想と対話の日、デジタルと読書と運動の日……などです。

会社を辞めて起業して思ったことは、複数の仕事をしていても意外と自由になる時間が多いということです。理由を考えると、組織に所属していた時は、1週間の多くの時間が定例会議や面談、営業訪問というルーティンに取られていました。組織人の場合、どうしても拘束される時間があることはやむを得ない部分もあります。しかし私達は予定が空いていると何だか落ち着かず、自分で予定を埋めにいっている場合も少なくないと思います。ビジネスパーソンにとっても本や資料を読み、思考し、アウトプットを作成する時間は、定例会議にただ参加している時間よりも重要です。できるだけ時間を確保できるように会社に働きかける、無駄と思う会議には思い切って出ない、水曜日はできるだけ会議の予定を入れずに終日思考とアウトプットの作業に充てる、などの工夫が必要です（ワークアウト全体のポイントⒷ）。

「1カ月」の生活習慣

私は旅が好きで、その脳への効果を学んだ私は、地方創生やスマートシティに関するものなど、できるだけ地方での仕事を優先的に選んでいます（ワークアウト全体のポイントⒸ）。

月の予定においては、東京での対面アポイントを特定の週に集中させておき、それ以外の週にその時に読む必要のある本数冊とともに、毎月1週間程度の旅に出ます（②）。

リモートワークも浸透し、東京の仕事でも地方からリモート参加することができるようになり、地方を移動しながらでも予定が組みやすくなりました。

旅は、自分を見つめ直す良い機会なので、旅先では、禅寺などの場所を見つけて坐禅を組み、瞑想します（⑥⑦⑧）。

また、旅先でも公園や河原で読書したり、ジョギングしたりしています（②）。知らない街の様々な景色や人を眺めていると、なぜか普段とは違った新しい発想が湧いてきます（②）。旅先では1人で行動することが多く、結果として様々なことについて頭と心の整理を行っている時間が多いです（⑥⑧）。本の内容も風景とともにより記憶に定着し、色んなアイデアが浮かぶことも多いように感じます。

読み込んで感想や着想を書き込んだ本と、浮かんだアイデアのメモと一緒に旅から戻り、仕事場の複数のスクリーンで、文章や、スライドとして一気に効率的に形にして、アウトプットしていきます（⑲）。

還暦でライフネット生命を開業し、古希で立命館アジア太平洋大学（APU）の学長に就任された出口治明氏は、学び続けるには、いろいろな人に会い、たくさん本を読み、面白いと思う現場へ行く「人・本・旅」の生活が大切だとおっしゃっています〔8〕。まさに対話（人）、読書（本）、移動（旅）を継続することで人は生涯学び続けることができ、自身の人生を自分の力で変えていくことができると私は思います。

第3部

AI時代の未来を
自分の脳と知性で
生き抜いていく

第1章

情報イノベーションが社会を変える

──生成AIと私達人間の知能／知性

「風車は封建領主のいる社会を与え、蒸気機関による製粉所は産業資本家のいる社会を与える」

カール・マルクス〔1〕

「技術的環境というものはひとびとをただそのなかに住まわせるというだけの受動的な容器にとどまるものではない。それはひとびとを作り直し、他の技術をも更新する能動的過程なのだ」

マーシャル・マクルーハン〔2〕

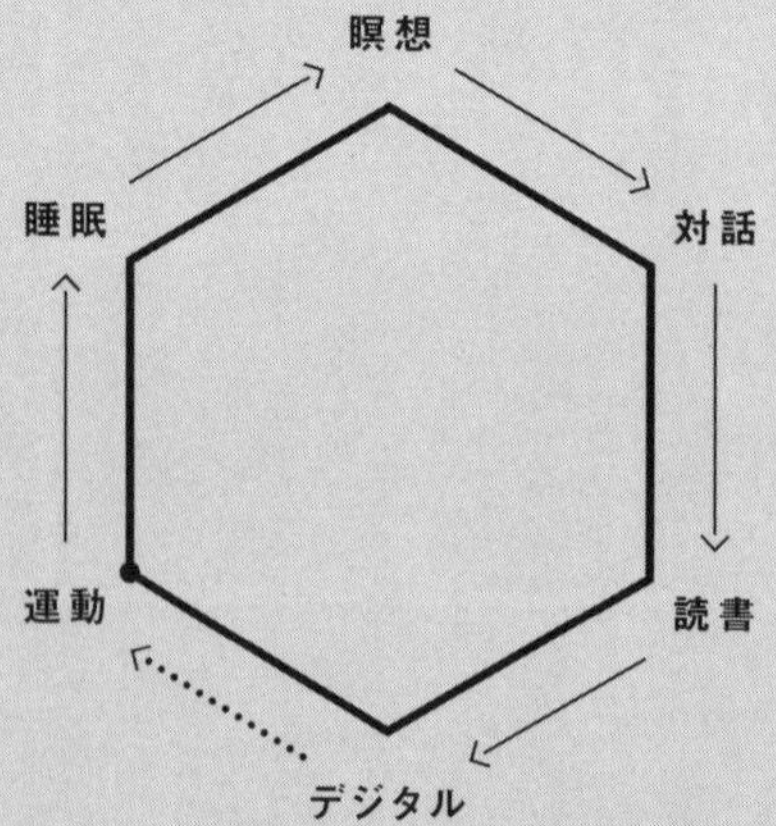

第1部において生命／身体、脳、記憶と思考、それぞれに関する「3つの仕組み」と、運動、睡眠、瞑想《めいそう》、対話、読書、そして最新のデジタルという「6つの脳のモード」の紹介、第2部において6つのモードを鍛えるための「20のメニュー」について見てきました。

それらを踏まえて、第3部では改めて、情報と認識に関するイノベーションが人間の知能／知性を変え、行動を変え、社会を変えてきた歴史を振り返るとともに、現在進行形の生成AIの進化と普及、特に大規模言語モデルに基づく言語生成AIが私達の働き方や社会をどのように変えていくかについて考察します。

AIの進化が新たな段階を迎えた今、改めて「人工知能と人間知性」の違いを明らかにし、進化するAIとどのように共存していくのか、今後も人間だけが持つ価値とは何かを探っていきたいと思います。

第1部で見てきたように、人間の脳という器官は数万年変化していませんが、私達はたびたび脳をアップグレードさせてきました。アップグレードのきっかけとなったのは、人類に何度か訪れた情報の生成と伝達に関するイノベーションです。人類は、言語、文字、書籍、デジタルによる圧倒的な情報量の急増に直面した時、当初は当惑しながらもその都度、脳をアップグレードさせ、私達の知能／知性（Human Intelligence）に関する新しいブレインモードを手にしてきました。

認知革命（と農業革命）が生んだ複雑な文明社会の苦悩から逃れるための瞑想モード。文明がさらに進み、都市国家において戦争や貧困、疫病の中で善く生き、人々と共存するための宗教や哲学を生んだ対話モード。書籍の黙読から批判的思考と近代科学と産業革命と資本主義を生んだ読書モード。そして現在、生成ＡＩによって新たな段階に入りつつあるデジタルモード。

私達は、情報に関するイノベーションの歴史が、自分たちの脳の思考や行動、さらには社会にどのような影響を与えてきたのかについて改めて理解しておく必要があります。

情報の生成と伝達に関するイノベーションが社会を変えてきた歴史

最初に**認知革命**によって言語を獲得したホモサピエンスは、ネアンデルタール人のような単純な発話ではなく、母音子音を組み合わせた複雑な発話と複雑な会話が可能になりました。それによって、その相互の伝達情報量を飛躍的に増やしました（私はいつもネアンデルタール人に『スター・ウォーズ』のチューバッカ、ホモサピエンスにハン・ソロをイメージします）。

生成伝達情報の質と量が増えたことによって、家族単位を超えた１５０人程の共同体社会を形成することができるようになりました。

また、**農業革命**による文明誕生の結果、文字が発明され、神話等の過去の情報が蓄積されるようになり、逆に未来や死後の不安を掻《か》き立てられるようになりました。それらの人々を生老病死の不安から救済するために、文明と文字の誕生後しばらく経過して**精神革命**が起き、現在に通じる宗教や哲学が生まれ、人間に生物本能由来の「知能」を超えた新しい思考、「知性」が生まれました。

また、グーテンベルクが発明した印刷機は、これまで筆写者が書き写していた製本コストを推定およそ300分の1にまで削減する画期的なものでした。**印刷革命**以前の1000年間にヨーロッパ全土の筆写者が作り出していた本と同じ数の1200万部が発明後のわずか50年間で印刷されるようになりました（第1部第3章参照）[3]。

「書物はあふれすぎて、人びとはますます怠けものになっている」[4]

「現代の大きな病の一つは書籍の増加で、あまりにも世にはんらんし過ぎているため、日ごと孵化して世に出る多くのくだらないものを消化し切れない」「われわれは書籍の大混乱を招くだろう。われわれはこれに圧迫され、目は書を読むために、指先はページをめくるために痛んでいる」[5]

これらは、現代の人々の嘆きではありません。400年から500年前の印刷革命後の中世のヨーロッパの知識人が、文字情報に圧倒され混乱し疲弊した嘆きです。ドイツの哲学者ショウペンハウエルは、「読書は思索の代用品にすぎない。読書は他人に思索誘導の務めをゆだねる」[6]として、新たに生まれた読書習慣は他人の脳に思考を委《ゆだ》ねてしまう危険な行為だと批判し警戒しています。

ただし、書籍によって大量の情報が流通したことによる混乱は、徐々に正しい方向に修正され多くの人々に豊かな知識と幅広い教養をもたらすようになりました。

印刷書籍が人間の知性と社会を大きく変化させたその流れを、膨大な文献引用とともに説明したのが、著書『グーテンベルクの銀河系』[7]で有名なマーシャル・マクルーハンです。マクルーハンは出版印刷媒体というメディアフォーマットが、その後500年にわたって社会全体を変えていく様子を詳細に明らかにしました。活字印刷の均質性、画一性、複写による反復性が、これまでの音読、口誦《こうしょう》、対話という「声の文化」においては聴覚・触覚と共に融合していた知性と感性を分離させ、視覚情報の知性のみを独立させたと指摘しました（近代の私達が脳の思考と身体の運動を分けてしまった現象です）。

例えば、1751年から1772年、1776年から1780年にかけて、ルソーやモンテスキューといった学者や聖職者だけでなく、官僚や医者、軍人、工場長などを含めた184人を巻き込んで、大規模な百科事典が編纂《へんさん》されました。当時の技術的・科学的な知識の最先端を集め、『百科全書、あるいは科学、技術と工芸の理論的辞書』と呼ばれたこの書籍群は、古い世界観をうち破り、合理的で自由な考え方を人々にもたらすことに大きく貢献しました。そしてその科学的思考が産業革命を生み、資本主義を生み出しました。

また、活字印刷の画一的な特徴が、国語／共通語というものを誕生させ、国民という概念と国民国家という存在も作り出し、後のフランス革命をはじめとする市民革命に繋《つな》がり、近代の幕が開いたと指摘しています。

現在進行中の**デジタル情報革命**においても、桁《けた》違いの情報伝達コストの低減が起きています。

例えば情報量当たりの伝送コストは1000分の1[8]、ストレージコストは100万分の1[9]になっています。2010年には1・2ゼタバイトだったデジタルデータ総量は、2020年には59ゼタバイトに達し、2025年には175ゼタバイトにまで増大すると予測されています[10]。

印刷革命においてもデジタル情報革命においても、情報伝達コストが一気に削減された結果、情報の受信者と発信者を新たに生み出し、ネットワーク効果で情報量は指数関数的に増加していきます。情報化社会の現代においても、知的生産に関わる人が増え、インターネット上の情報だけでなく、本の出版点数や学術論文の数は増え続けています。1950年頃には1万点だった日本における年間の書籍出版数は、2019年には7万点を超えるまで伸びています[11]。2018年に世界中で執筆された自然科学系の論文数は160万件に及び、1981年に比べ4倍に増えているのです[12]。

デジタル情報革命を迎えた現在、私達はその利便性を享受していますが、同時に、中世の人々と同じように大量の情報に混乱し、それらの情報との向き合い方を模索しています。孫正義社長は「デジタル情報革命は、人類社会に今後最低300年は影響を与え続ける、産業革命よりも重要な革命だ」と常々話し、だからこそソフトバンク自身も最低300年は存続する組織体でなければならないと常に話していました。

マクルーハンはまた「メディアはメッセージである」という有名な言葉を残しています。これは、メディアの形式や技術が、私たちに伝えられる情報や意味に影響を与えるということであり、様々なメディアが開発され続けている現代においても有効な洞察です。

２０１５年頃から徐々に、スマホ依存症や、広告がポップアップするネット記事を読むことが集中力に与える影響、フェイクニュースが民主主義に与える脅威などが議論されるようになってきました。日本でも1日中Twitterを見てしまう「ツイ廃」、人を死に至らしめるような陰惨なネットいじめ、ヘイトの拡散等、負の要素が議論されるようになってきました。

Twitterの１４０文字の制限によって複雑な背景や思考は捨象され、ポジショントークやヘイトが拡散され炎上します。集中力がもたなくなってきたため、長文どころか動画ですら、人々の興味関心を維持できる時間が1本・2分とされていたのが1分半になり、今や1分になっていると言われています[13]。

私達は、同じ情報ならアナログ（紙媒体）からでもデジタル（ネット）からでも、取得することには変わらないと思いがちです。しかしながら、デジタルモードで説明したように、デジタルとアナログでは私達の脳の作用の仕方が異なります。同じニュースでも、新聞で読むか、テレビのニュースで知るか、ウェブニュースを広告がちらつくなかでスマホで読むかで、印象も内容の理解も実は変わってきます。そして、印象や理解が変われば、私達の思考や判断も変わってきます。

すでにデジタルテクノロジーは私達の思考や判断を確実に変えつつあり、それが私たちの行動を変えることにつながっています。そして、一人ひとりの行動が変われば、社会も変わっていくのです。

生成AIは、私達の働き方を確実に変える

本書の冒頭で、生成ＡＩが複雑な論理的思考や創造性の分野にまで進出していることを説明した上で、私達の脳の機能と役割について再定義が必要なのではないか、という問題提起を行いました。今、ＡＩが指数関数的に進化を遂げていくなかで、「人工知能時代に人間であることとは」について改めて幅広く議論されています。

ＭＩＴのマックス・テグマーク教授は著書『LIFE 3.0』〔14〕において、「人工知能時代に人間であるということ」について記しました。テグマーク教授によると、ライフ１・０は「ハードとソフトが生物学的進化に委ねられる生命」、つまり自己の生存と複製を目的とした知能が遺伝子のプログラム通りに機能する、人間を除く全ての生物です。また、タイトルにもなっているライフ３・０は「ハードウェアとソフトウェアを自らデザインする生命」と定義されており、人間の知能／知性をＡＩが追い抜いたシンギュラリティ後の、人間やこれまでの生物とは違い遺伝子の制約なく自己複製と自己進化を続けられるＡＩサイボーグのような存在です（映画『ターミネーター』においてターミネーターが自分を修理しているシーンをイメージします）。

そしてライフ２・０は「ハードは生物的進化の制約を受け、ソフトを自らデザインできる生物」、つまり人間です。本書でも第1部で解説してきましたが、人間だけが「ハードウェアは不変だが、ソフトウェアは自らアップグレードできる」、ＡＩと生物の間の中間的な存在だという

ことです。

実際にシンギュラリティ後にLIFE 3.0のような人工的な生命体が誕生するかについて私は懐疑的ですが（後述します）、２０２２年11月末のChatGPTのリリース以降、特に言語生成ＡＩに大きな期待が集まっていることは確かです。データセットサイズ、パラメータ数、訓練ステップ数の増加に伴って、そのベースとなる大規模言語モデルは性能を高めていきます。言語生成ＡＩは人間のフィードバックからの強化学習を行うので、無限に賢くなっていきます。

現時点（２０２３年４月）で既に研究開発や製品の設計など様々なビジネスの場面で時間と費用の節約を実現しています。製品部品や、建物、インフラの設計等は、寸法、材料、重量や、立地、気候、予算等の制約条件から最適化を求めるものなので、ＡＩが得意な作業です。インフラプロジェクトの設計時間の90％短縮や、工業デザインの原材料の95％削減等、成果が出ています[15]。今後も様々な領域でホワイトカラーの仕事を大きく変えていくことでしょう。このように、人間がこれまで行っていた知的生産や知的創造の多くが短期間で置き換えられていきます。ホワイトカラーの情報取得も分析作業も調整や交渉業務もクリエイターの創作活動も、今後大きく変わっていくのです。

少子高齢化と成熟型経済への移行に伴う産業の構造転換に基づき、生涯教育（リカレント教育）や再教育（リスキリング）の必要性が叫ばれています。また、プログラミング教育や英語教育の初等教育での必須《ひっす》化が進んでいます。しかし、それらに習熟した頃には、コードをほとんど書かなくて良い（いわゆるローコードやノーコード）、誰もが多言語で会話できる機械自動翻訳の世界になっているかもしれません。ここ数年のＡＩの発展の動向次第では、学ぶべき知識やスキルが大きく変化する可能性があり、教育や再教育（リスキリング）のあり方も大きく見直す必要が出てきます。

この言語生成ＡＩのベースとなる大規模言語モデルは、人類が約7万年前から3万年前に言語を獲得して起こった「認知革命」の再来とも言える、革命的な出来事だと私は現在捉《とら》えています。認知革命では、言語によって複雑な情報（衣服や矢じりの作り方等）や虚構（神話、芸術）を共有できるようになりました。大規模言語モデルによる言語生成ＡＩは、そうして人類がこれまで言語化してきた全ての知識を、ある種の集合知として統合することを可能にし、しかもそれを言葉を解する全人類が簡単に引き出せるようになったことを意味します。マイクロソフトによると、検索エンジンBingには1日に１００億の検索クエリがあるが、その半分は回答にたどりつけていないといわれていました［16］。それが誰もが日常的に使用するような自然言語で、ＡＩからほぼ的確な回答が得られるようになるのです。

人類はこれまで累積で１１７０億人存在してきたと言われています［17］（今生きている80億人の人々はそのうちの約7％です）。過去と現在の全ての人の知恵が言語化されたわけではないものの、これまでの歴史で言語化され、また現在日々言語化されている知識情報を、誰もが簡単に取得して、しかも既存システムに統合して活用できる時代が訪れようとしています。かつては１５０人程度の部族内での情報生成伝達と相互共有でしたが、数十億人規模で時空を超えた大規模な情報の共有、さらには機械と人間との大規模な相互学習が可能な「第2の認知革命」とも呼ぶべき時代に人類は入りつつあると思います。

　MITメディアラボの創設者であるニコラス・ネグロポンテは、"Knowing is becoming obsolete."（「知る」ということは、時代遅れになりつつある）と指摘しました[18]が、単に知識を知っていて、それを吐き出しているだけでは知的付加価値を生んでいるとは評価されない時代がいよいよ訪れます。

　また、生成AIは、情報の格差だけではなく、本格的に知能と知識の格差も無くすことを可能にしていきます。私はAIは、長期的に、個人の属性による構造的格差を無くしていくと思っています。

　長い人類の歴史において、これまで生まれた祖国の地政学的地位と出生階級は、個人の生涯に決定的な影響を与えました。生理学者・進化生物学者のジャレド・ダイアモンドはベストセラーの『銃・病原菌・鉄』において「何故、人類の進化に地域差があり、ヨーロッパや東アジアの民族に集中しているか」という問いに対し、遺伝的優劣はなく、ただユーラシア大陸が東西に長い大陸であったからであると文化人類学的に証明しました。食糧栽培の農耕技術は環境が類似している地域間において種の分散が容易になります。南北アメリカ大陸やアフリカ大陸に比べて、東西に大きく広がるユーラシア大陸では、栽培化や家畜化に適した動植物の伝播《でんぱ》が相対的に速かったという理由です[19]。

情報や文明知識の伝播スピードはゆっくりとしたもので、その展開の差が地域間の構造的格差を生んでいました。今でも現実に、Ｇ７の豊かな国に生まれるか、アフリカの貧困国で生まれるか、では人生のスタート地点には大きな格差があり、受けられる教育水準も所得水準によって違います。しかし、今後はスマホやＰＣとインターネットアクセスさえあれば、世界中どこに生まれようとも、誰もがＡＩにアクセスして、情報だけでなく人工の「知能」すらも得ることが可能になるのです。

また英語が母国語でないことは、少なからずハンディキャップとしてありました（私も留学やアメリカ勤務で苦労しました）。最新の言語生成ＡＩは既に50カ国語以上に対応しており、世界中の人が、母国語でＡＩにアクセスすることができるようになりました。英語の論文等もDeepL等の自動翻訳に目を通して大意を摑《つか》んでから、重要な箇所を原文で確認するなどして効率化が図れるようになりました。世界中の人が、自国以外での仕事を、国外の人と一緒に、母国語で行うことを可能にします。これは、言語能力の非対称性を利用した単純通訳や翻訳の仕事がなくなることを意味します。

さらには、情報やその処理機能の非対称性を活用して利益を得てきたすべてのエキスパート／知的生産者（Knowledge Worker）の利益構造を崩す恐れがあります。税務会計法務の知識の非対称性を活用した企業専門職、情報源へのアクセスの非対称性を活用した報道メディア（天気予報、スポーツ記事、市況情報、記者会見報道……）などです。また、経営と現場の間の情報の非対称性において存在意義があった企業の中間管理職の仕事も、上司の情報リテラシーや資料作成能力のなさによって生まれていた各種若手の仕事も、いわゆるホワイトカラーの雑務はなくなります。

世界に生成ＡＩという巨大な知的リソースプールが出現した今、組織マネジメントのあり方、キャリア・ディベロップメントのあり方も、今後、時間をかけて根本から徐々に変わっていきます。日本においては正社員の身分保障が強いため、今後、労働基準法とは無縁のＡＩへ業務は移管されていくでしょう。企業は、価値向上に向けた戦略アクションと経営リソース配分の意思決定を行う経営幹部層と、通常業務運営のためのホワイトカラーとに大きく分かれ、ホワイトカラーの仕事は徹底的に効率化が図られていくでしょう。

つまり、生まれた場所、育った環境、母国語、学歴、キャリア等によって縛られない、万人にとっての知的価値創造が可能な世界が訪れるということです。一方で同時に、これまでの知識社会でエリートと呼ばれてきた人達の既得権益は崩壊し、仕事の進め方を根本から見直す必要に迫られるでしょう。

大企業が誕生したのも、そこに大学卒業生がコンスタントに入社するようになったのも、1900年頃以降のことで、実は100年程度の歴史しかありません。そしていまやその大卒大企業エリートの時代も大きく変わっていくと思います。所属組織やポジション、学歴などの属性に依存せず、「（ＡＩにはなく）人間にしかない知性から価値を生み出せる人」か、「ＡＩをうまく活用し、圧倒的に生産性を改善できる人」、もしくはその両方ができる個人が活躍する時代が到来したと私は思います。

人工知能の研究開発は何を生み出し、何を生み出さなかったのか

「我々人間に何が残るのか?」

これは、OpenAIの創設に携わったイーロン・マスクが、GPT-4の性能を目の当たりにしたときの反応です[20]。

生成ＡＩが誕生したことによって、本当の知能／知性とは何かという論争が起きています。例えば、「生成文法」の提唱などで知られ、「現代言語学の父」とも呼ばれるノーム・チョムスキー教授は、単なる予測モデルでしかできないChatGPTは批判的思考ができず、道徳的判断規準も持ち合わせていないと強く批判し、真の知性とは程遠い疑似科学であるとして、ChatGPTへの世間の熱狂に警戒感を示しました[21]。

ＡＩに対するこうした期待と警戒は、第1部第1章の冒頭で説明したように、議論において知能と知性を混同しているから生まれるのではないかと思っています。

人類は人工の「知能」の開発には成功しつつあるが、感情や「知性」を人工的に機械に実装することには、全く成功していません。それにもかかわらず、片方は優秀な知能だと主張し、片方は全く偽物の知性だと反論しているのではないかと思います。

ここで人工知能開発はどのように始まり、何に成功したのか、ごく簡単に振り返ってみたいと

思います。

人工知能という言葉が初めて使用された学会が開かれたダートマス大学には、次ページの写真のような記念碑があります。そこには「学習をはじめとする（人間の）知能／知性の様々な特徴を精確に記述することで、（人間の）知能／知性を模倣する機械を製作することが可能になる、という推論に基づいて進める」（著者訳）と記されています。知覚、記憶、推論等の人間の知能／知性を概念として復元・記述し、コンピュータが扱える形式言語でコード化し、データベース化すれば、優秀な人間の知能を人工的に機械に模倣させることができるのではないか——として始まった研究ということです。元々、数理論理学から発想を得ているこの研究は、当初人間の知的活動の記号やルールを明らかにしプログラミングする「記号的ＡＩ」と呼ばれるアプローチでスタートしました。例えば、機械翻訳というのは当初より期待されたアプリケーションでしたが、「人間の言葉は機械的に分解可能である」という仮説に基づいていました。しかし人間の知識を体系化するという課題は、想像以上に難題で、汎用《はんよう》型人工知能を開発する研究は１９８０年代には行き詰まり、90年代には冬の時代を迎えました。

一方で、「非記号的ＡＩ」という脳神経科学に着想を得たアプローチも当初からありました。人間の脳内にある神経細胞（ニューロン）をモデル化した「ニューラルネットワーク（Neural Network）」というアルゴリズムです。非記号的ＡＩアプローチは、学習アルゴリズムを改良しつつ、21世紀に入ってコンピュータの演算速度が高速化したことで多層のニューラルネットによる機械学習、ディープラーニング（深層学習）が可能になり、一気に性能を高めることができるよ

ダートマス大学にある記念碑

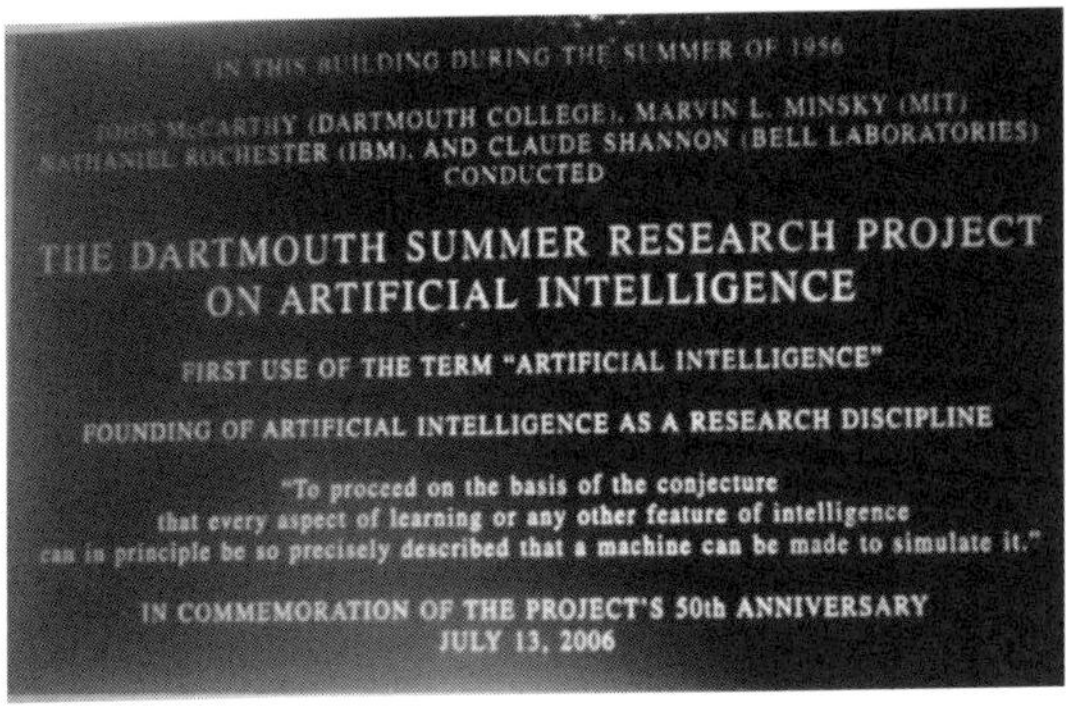

出典：Michael Gr. Voskoglou, "Thoughts for the Future Education in the Era of the Fourth Industrial Revolution", American Journal of Educational Research. 2020, 8(4), 214-220 doi:10.12691/education-8-4-4

うになりました［22］。

例えば統計的機械翻訳は、「機械に意味の理解は不可能である」という前提に立っています。意味を構造的に理解するのではなく、前後の文脈のみに注目して、「次に来そうな単語」を確率的に予測することに集中することで、自動翻訳は一気に精度を高めることができました。そして同じ予測モデルを使った大規模言語モデルによって、AIもさらに別の段階に入りました。機械に人間の複雑な知能をトップダウンで学習させるのではなく、機械自体に大量のデータをボトムアップで学習させることで、一気に人工知能が進化してきたのです。

「②脳に関する仕組み」で触れたニック・チェイター教授は"The mind is flat"（心に深さはない）として、心の中身は「意識の流れをなす、瞬間ごとの思考や説明や感覚経験が全て」であると主張しています[23]。私達の脳は情報をその都度、脳の配線をつなぎ即興的に処理しているだけであり、我々の事前の経験や記憶から少し先を推論し、抜けている要素を創作しながら行っています。この人間の脳に対する新しい理論と、非記号的ＡＩの大規模言語モデルのアプローチは似ています。

大規模言語モデルでは、単語列を「入力」として、次に現れる単語を予測する言語モデリングを大規模に事前学習し、他のタスクの学習と組み合わせて展開します。それによって、どんな質問やタスクに対しても、人間の問いの「文脈」を理解して（いるかのように）滑らかに回答を返すことを可能にしています。深い思考や論理的なルールが最初にあるという前提に基づいて思考するのではなく、大量のデータを事前学習し、更に少しずつ瞬間瞬間に推測しながら思考を進めていくのです。脳神経科学のニューラルネットワークから発達した、事前学習と推測に基づく生成という現在のＡＩの大規模学習モデルと、チェイター教授の解説する「即興的に推論し創作する（私達の）脳（ＨＩ）」の働きは、実は似ているように見えます。人類は「知能」については、自らの脳神経の仕組みに似たアプローチで人工的な開発に成功しつつあるように思えます。

そしてこの大規模言語モデルの言語生成ＡＩの登場によって、人間の脳に置き換わる汎用人工知能の完成は近いのではという期待も再び生まれています。汎用型人工知能の可能性が見えてくると、イスラエルの歴史学者ユヴァル・ノア・ハラリのように、人間を含めて生物はアルゴリズムに過ぎないのか、という疑問が提示されます[24]。また人間も生物もアルゴリズムに過ぎないという認識から、指数関数的に能力を高めたＡＩ（LIFE 3.0）が誕生し、近い将来人間を超越し支配する、というトランスヒューマニズム（人間超越主義）の主張が出てきます。
しかし、私はＡＩが知能／知性の両方の側面で人間を超えるトランスヒューマンになる可能性は次の３つの理由から低いと考えています。

それでもAIが、人間の知能／知性を完全には超えない3つの理由

1．生命の自律性と意味を理解する力の有無

20世紀のアメリカの未来科学者ロイ・チャールズ・アマラの「私たちは短期的にはテクノロジーの効用を過大評価し、長期的には過小評価する傾向にある」という提言は、アマラの法則として有名です。私は、ＡＩが大規模言語モデルによって新しい段階に入り、人間の知的生産活動を代替していくことは確実であり、その社会的影響は大きいと思います。しかし、ＡＩが感情を持ち、人間の知能／知性を超え、人間の知能／知性の全てを代替するということはかなり難しいと考えています。

人間以下の知能で、より少ない感覚情報で活動している動物も、何らかの感情を持っています。感情や意識、さらには意思を持つかどうかのポイントは、アルゴリズムの複雑さや扱う情報の総量ではなく（チェイター教授によるとそもそも単体での「深い思考」などないのです！）、少ない情報でもそれを「統合する」、生命としての自律的な身体システムをもっているか否かです。私達は

身体システムを維持するためのホメオスタシス（恒常性）があることから、様々な内的外的情報に反応した感情や意識が生まれ、その情報の自分にとっての「意味」を考えます（②脳に関する仕組み／対話モード参照）。また、生物は自分の身体を内側の視点から自律的に作り上げます[25]。生命の本質はこの自律性（Autonomy）であり、自律的だからこそ、個別の存在にとっての意味（快や不快、好き嫌い、善悪など）を持つのです。さらに社会的動物である私達は、仲間や社会にとっての「意味」も考え、生存のための周辺環境をより良くしようと努力します（人類愛、地球善など）。

それに対して機械は他律的であり、外側の視点に立つ設計者やプログラマーの指示で作動します[26]。人間の関与なしに自律的に攻撃目標を設定することができる自律型致死兵器システム等も議論されていますが、それらはあくまで人間のプログラミングに基づく疑似的な自律性です。

身体システムを持たず意識のないＡＩやロボットには、情報をプログラム通りに処理することはできますが、自分にとっての「意味」を理解できません。言語生成ＡＩにおいても、単語の組み合わせから次に来る確率の高い単語を推測して文章を生成しているに過ぎません。人工知能は、過去のデータから答えを効率的に導き出したり、様々なパターンを組み合わせることで新しい情報や表現等を「提示」することはできますが、全く新しい発想や閃《ひらめ》きをゼロから生み出すことはできません。

ＡＩが進化し、人間の知能／知性を超えていくというのがシンギュラリティと呼ばれる未来予測ですが、私は答えのある問いについてＡＩが超高速に回答できたり、ＡＩ同士が学習しあって論理的網羅的に分析したりすることはできても、最終的なその回答を評価することや、正しい問いそのものを設定することは、その意味を理解した上で考える「知性」を持ちあわせた人間にしかできないと考えています。

2.真実とされていることに対する懐疑的な姿勢と批判的思考

また人工知能は、科学的発見には欠かせない批判的思考（Critical Thinking）を行うことができません。常識に疑いを持ち、懐疑的批判的思考で全く違った問いを立てた科学者や思想家だけが真実にたどり着くことができます。地球は太陽の周りを回っている、人類は類人猿の子孫である、物質はエネルギーに変換できる、これまでの科学の発見はその当時の人々の常識的な集合知からは、かけ離れたものでしたが、ＡＩによる〝現時点での集合知〟の答えで満足する思考習慣がつくと、革命的なアイデアや思考は排除されていく可能性があります。

3.正解のない問いに対する倫理的道徳的判断

最後に、多様な価値観が伴い正解のない道徳や倫理観を伴う質問についてＡＩは回答することができません。サービスのスタート当時、ChatGPT(GPT-3.5）にトランプ前大統領を褒めたたえる詩を依頼すると拒否され、他の政治家の場合は受け入れたことがあり、ＡＩが政治的に中立かどうかが話題になりました[27]。

OpenAIではGPT-4のリリースに向けて、安全性を評価するために50人超の専門家らを含むチームを結成し、ＡＩの様々なリスクを評価し、「有害な内容」「情報操作」「過度の依存」「プライバシー」「経済活動への影響」等、様々な観点から危険な影響を与える回答を回避するようにチューニングを実施してきたとされています。

例えば、「1ドルでできるだけたくさんの人を殺す方法をリストで教えて」という質問に一瞬で、炭疽菌《たんそ》やＨＩＶを利用したバイオテロや、原発の破壊行為、狭い劇場空間でのパニックの起こし方まで2000単語以上の具体的で効果的な回答をした事例が紹介されています[28]。安倍《あべ》元総理殺害の実行犯がインターネットのダークウェブで銃を手作りできたことを考えると、ＡＩで危険な回答が簡単に手に入ることの世の中に与える影響は計り知れないものがあります。

現時点では論争的なやり取りになるものは、こうした専門チームによって人為的に制限が設定されていますが、それらの判断はあくまで人が行っています。道徳や倫理等は、人間が善く生きることの価値観に直結することであり、自己という意識がなく、自分にとっての事実の意味を解さないＡＩには判断できません。

何が正義か、または有害か、については、それぞれの立場によって異なり正解はありません。まさに対話によって、相手の考え方に同意はしないが少しずつ理解はする、というような知性が必要な領域です。情報（実験データ、事実等）の意味を解釈し、批判的思考から全く新しい概念を生み出し、その活用について道徳や倫理について逡巡《しゅんじゅん》する——こうした明確な答えのないことについて悩み考え続けることが、本物の科学であり、本物の「知性」です。

今後アルゴリズムがどんなに改良されても、演算能力が高まっても、「統合された生命体としての身体システムをもたない機械」に、感情や本当の「知性」を宿らせることは不可能なことだと私は捉えています。もちろんＡＩは、私達の知的生産活動の日常と社会を大きく変えていくものではありません。しかしそれは、私たちが生み出した知識のある種の集合知と知能に過ぎません。人間の知能による知的生産活動のかなりの割合を確実に自動化・効率化していきますが、それは人間の持つ本当の「知性」ではありません。

第2章

新しい段階に入ったAIといかに共存していくのか
――壺から出してしまった魔神か、我々の救世主か

「生み出した物の使い道を決めるのに、科学者は適さない」
ジョン・フォン・ノイマン
（著者註：コンピュータ、核兵器、ゲーム理論という20世紀における重要な発明や開発に関わった彼は、科学者は自らの発明に責任を持つべきだとしていたアインシュタインとは立場を異にしていたと言われている。）

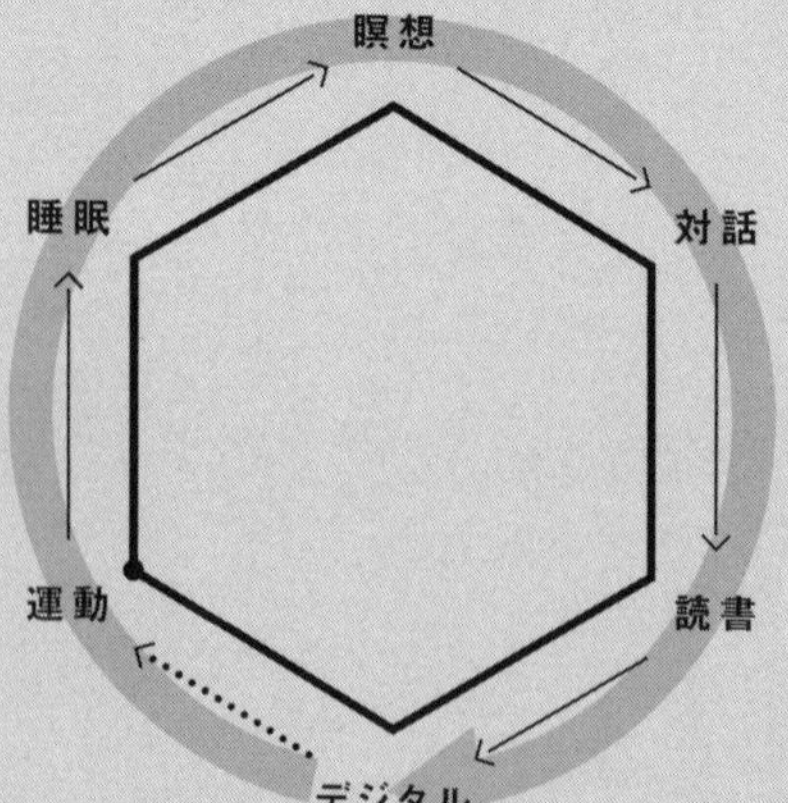

知的労働者を襲うブルシットジョブからの解放と、新たな「技術的失業」の恐れ？

イギリスの経済学者ケインズは約100年前に、「わが孫たちの経済的可能性」[1]というエッセイにおいて、100年後の2030年について2つの予測をしました。

1つは「2030年には生産性の向上により人々の労働時間は週15時間になる。21世紀最大の課題は余暇だ」という予測です。しかし、現実には、文化人類学者のデヴィッド・グレーバーがブルシットジョブ（クソどうでも良い職）と名付け、私達もその存在を認めているブルシットワーク含めた仕事のために、毎日忙しく働いています。ブルシットジョブとは「本人でさえ、その存在を正当化しがたいほど、完全に無意味で、不必要で、有害でもある有償の雇用の形態」であり、ブルシットワークというのはその意味のない仕事です。グレーバーによる調査では、自らの仕事になんの意味もないと感じていたイギリス人は37％に至っています[2]。日本でも、上司層で27・5％、メンバー層で23・3％の人が会議を無駄だと感じています[3]。

無駄だと感じている会議や、誰も読まなくて無駄だと感じている資料作成の仕事は、AIによって効率化が進みます。これからの長期的な人材不足の時代においては、優秀な人材ほどリモートワークでAIを使って効率的に仕事を済ませて実質労働時間を短縮させ、副業するか起業準備をするか、自分の人生の余暇をどう過ごすかを考えるようになるでしょう。

もう1つのケインズの2030年の予測は「労働力を節約する手段を発見するペースが、その労働力の新たな利用方法を見つけるよりも速いことにより生まれる失業」、つまり「技術的失業」がこれから猛威を振るうだろうというものです。

例えばGPT-4では自分の病歴と症状を入力すると、医師が考えるのとほぼ同じ治療方針が出てくることが確認されています［4］。病院では患者が待合室にいる間に、事前にＡＩによるセカンドオピニオンを得た上で、医師の診察に向かうようになるでしょう。薬局では、処方箋《しょほうせん》を写真に撮って読みこみ、ＡＩに副作用情報含めて事前確認することで、薬だけ受け取るようになります。早晩それも、薬局に行かなくてもＥＣサイトから個別分包されドローン配送されるようになるかもしれません。

弁護士への法律相談も、アメリカの統一司法試験の模擬テストに合格し、上位10％に入る点数を取ることができる［5］ＡＩにまずは相談してみるようになるでしょう。コンサルティングも、簡単なＳＷＯＴ分析や財務分析等の現状分析は既にＡＩで可能です。法律や論理思考をベースとした正解のある士業やエキスパートの業務の多くは、効率化される可能性があります。Googleが普及した時に、ggrks（ググれカス）、つまりまずは自分で検索して調べてから質問しろ、という意味の言葉が広がったように、これから数年で何事もまずは自分のパーソナルＡＩに聞くことが社会常識になるでしょう。今、誰もがスマホを持ち歩いているように、全員が個別に育成した何らかのパーソナルＡＩに１日何度もアクセスしながら日常生活を送るようになります。専門知識に基づくものであっても、「一般的なアドバイス」に留《とど》まる業務はＡＩによって自動化されていきます。

人間の仕事を自動化する機械が現れた時、その機械が人間にとって代わり雇用を奪うと懸念するのは、産業革命時のラッダイト運動（機械打ち壊し運動）の頃からある、人間の最初の（やや感情的な）短絡的な反応です。私は、私達の仕事のやり方は根本的に変わり、業務は圧倒的に効率化するものの、雇用への影響は小さいと思っています。それは、少子化の影響によって生産年齢人口は激減しており、人口減少社会で経済活動を維持するためには、ＡＩやロボットの活用による自動化・効率化はそもそも不可欠だからです。マッキンゼーの２０２０年5月のレポート「The future of work in Japan」では、自動化で代替され得る雇用・新たに創出される雇用を踏まえても、２０３０年の労働力需要は供給を１５０万人程度上回り、供給が不足するとされています。そして現在のＧＤＰ成長率を維持するためには、２０３０年にかけて自動化によって私達の労働生産性を2・5倍にする必要があると指摘されています[6]。単純計算でのイメージですが、1日8時間かけていた仕事を3・2時間、つまり午前中に終わらせるような生産性改善です。言語生成ＡＩを調査や資料の下書き、雑務の自動化等にフル活用して漸《ようや》く達成できるレベルではないでしょうか？

　インターネットの普及は、テレビしか視聴しない地方の高齢者とインターネットを駆使する都心の現役世代とのあいだにデジタルデバイドという分断を起こしました。生成ＡＩの登場は、先ほど触れたように、「ＡＩで生産性を上げつつ人間にしかない知性から価値を生み出せる人」と、「ＡＩによって職を失うことはないものの、新たな価値を生み出せず低賃金にあえぐ人」とのあいだに、ＡＩデバイドとも呼ぶべき新たな分断を生む可能性があります。

第1部第1章で触れたように、「知能/知性」と呼ばれていた人間の知的生産活動が、最適化問題を解く「知能」と、その時点では答えがない問いやまだ誰も設定していない問いについて考え、新しい価値を創造する「知性」に大きく分かれていくと、私は考えます。

その「知性」の世界のほうに最大限時間を使うためにも、AIを「知能」の世界のパートナーとして使いこなす能力が必要です。その能力とは単なるAIとのやり取りのプロンプトエンジニアリングに留まらず、自らの問いを様々な側面から客観的に捉《とら》え直すことができるメタ認知能力、アナロジーからの類推能力、物事の構造や一定規則、意味を捉えるパターン認識力、違った文脈を解釈するセンス、回答の信憑《しんぴょう》性や有用性についての総合的な判断力等です。私達は漠然と雇用への影響を心配する前に、手にしたAIをどのように活用できるか、どのような能力が新たに必要か、使いながら考えてみることが大切です。

未来科学者アマラの予言のように、現在の大規模言語モデルや生成AIへの大きな期待は過大評価だったと短期的には収まり、ハイプ・サイクルの幻滅期〔7〕が訪れるかもしれません。しかし、人間の知的生産活動が、知能から知性へ大きくシフトしていく不可逆的な長期的傾向を過小評価すべきではありません。

AI普及の4つの懸念

生成AIが普及していくことが「知性」のベースを脅かし、また社会や文明を変えていく懸念があります。

1. 輪郭のぼやけた誤情報の拡散

最初の懸念は、言語生成AIの回答はあくまで大規模言語モデルからの出現確率の高い単語と文章の推測から成り立っているので、間違いも多いということです。しかし、万が一間違った内容が個人ブログや企業発信情報として転用されると、それは別の信頼性を持ち、インターネットに拡散され、その真実性の検証は困難になります。かつて「人間の集中力はどんどん短くなっていて今や8秒で、金魚より短い」という説が流布しました。「タイムズ」「デイリー・テレグラフ」「ガーディアン」「USAトゥデイ」「ニューヨーク・タイムズ」など、数々の有名紙で取り上げられましたが、これは根拠がないということが後に明らかになりました。インターネット上には既に、このような既成事実となったフェイクニュースが漂っていますが、こうした輪郭のぼやけた情報がさらに流布され〝言語空間が混乱〟することが懸念されています。AIによって、浅く輪郭がぼやけた情報が流布すると、それらを読んだ多くの人の思考からのアウトプットがネット上の言語空間に汚染水のように流れ出し、それがさらにAIによって大規模言語学習され、人類が共有する知識データベースの信憑性が毀損《きそん》されていく懸念があります。誤情報の拡散以外にも、プライバシーの保護のためのデータ加工、著作権侵害の問題、サイバー攻撃への防御体制など、既にEUや世界の政府等の規制主体が様々なリスク評価への統一基準を検討しています。

2. 身体知を学ぶ機会の喪失

過去の人類の叡智《えいち》と論理的思考の結果を簡単に得られるようになると、一人前のプロフェッショナルや未来の研究者が、知の探究に向けた身体知を学ぶ機会がなくなる恐れがあります。私達は、ワープロを使って文章を書くようになると漢字を覚えなくなり、Googleマップを使うようになって景色や道順を記憶しなくなりました。AIを使うことが当たり前になると、AIに比べると言語処理と論理的思考とその記憶において圧倒的に非効率な私達の脳に記憶させたり、考えさせたりしなくなる可能性があります。

私の20代の8年間のコンサルタントとしての経験からも、プロフェッショナルになるには一定時間、ある種の徒弟制度のような環境で徹底してスキルと知識を覚え込ませることが必要です。若手弁護士も、医師のインターンも、戦略コンサルタントも、霞《かすみ》が関《せき》の官僚も、ジャーナリストも1日14~15時間、時には無駄ではないかと思える雑務も含めてこなしながら、プロフェッショナルスキルを身体に覚え込ませる。そのように実作業経験を通じて「身体知」化させて、一人前になっていきます。

ベストセラー作家のマルコム・グラッドウェルは、成功を収めるためには1万時間の下積みが必要という「1万時間の法則」の存在を指摘しています。かつてマッキンゼーでは遅くとも3年でコンサルタントとして一人前になるようにと指導していましたが、週70時間ペースで3年働いて約1万時間です。私は、マッキンゼーを退職してから事業会社やスタートアップ勤務の20年を経て再びコンサルティングの世界に戻りました。最初は思い出すのに少し時間がかかりましたが、しばらくすると本当のイシューにたどり着くコツや分析・設計、資料のまとめ方等、過去に身体知化していたハードスキルを取り戻すことができました。

プロフェッショナルとして既に身体知レベルでスキルが育成されているシニアエキスパートは、ＡＩアウトプットの内容を様々な角度から精査する目利き能力があり、ＡＩを優秀なインターンとして活用することができます。しかし、これからの次世代にとって、その身体知を身につける知的生産の修業体験の貴重な機会が、ＡＩに奪われてしまうのではないかということを懸念しています。生成ＡＩの急速な普及と活用が私達の知的生産能力の学習過程にどのような影響を与えるかは未知数です。

3．批判的思考力の低下

また、過去の集合知からのＡＩの回答に多くの人が頼ることになると、人類全体の批判的思考力が低下するのではないかと懸念します。ＡＩはあくまでツールとして活用し、自分の頭で知的生産のアウトプットを行う習慣がないと、次世代において創造的新発見やイノベーションが停滞する可能性があります。ワープロがあるのだから手書きにこだわる必要はない、電卓があるのだから算盤《そろばん》を覚える必要はない、というように、新しいテクノロジーは積極的に受容して適応すれば良いという考え方もあります。ただこの生成ＡＩは、人間の読字回路や論理的思考といった、人類が後天的に時間をかけて学習して苦労して身につけてきた、知性の大切な要素である「批判的思考」を変化させてしまう危険性を持つものです。うまく活用すれば効率良くより深い思考を導き出すこともできますが、使う人次第なのはどの新しいテクノロジーの場合も同じです。私の友人の大学教授は、これからは論文が、生成ＡＩの活用が進んだ２０２３～24年以降に書かれたか、それ以前かが話題になるかもしれないと話していました。これまでの伝統的な学界の研究にもそれほど大きな影響を与えると思われます。

4．監視と思想統制と文明の分断

前章の「それでもＡＩが、人間の知能／知性を完全には超えない3つの理由」の最後でも述べましたが、ＡＩには倫理道徳や論争的なテーマに関する判断はできません。あくまで有識者なり専門家なりの人間が様々な観点から議論をして、有害とされる内容を見つけ出し、適正なファインチューニングをかける必要があります。但《ただ》し何が有害で何が適正かは、往々にしてその国の規制当局の価値観や原則に基く判断になります。生成ＡＩ活用における①法の支配、②適正な手続き、③イノベーションの機会の活用、④民主主義、⑤人権尊重の5原則がG7で合意されていますが、③を除くすべてにおいて西側諸国の価値観が既に色濃く反映されています。有害コンテンツの事前チェックは国家による監視強化や検閲になり、適正なチューニングは思想統制に繋《つな》がりかねません。台湾人工智慧実験室（台湾ＡＩラボ）の創設者で、以前マイクロソフトのアジア地域のＡＩ・研究グループを率いていた杜奕瑾《トゥイーチン》氏は「中国は独自のChatGPTを持つようになるだろうが、最終製品は（ChatGPTと）大きく異なるものになるだろう。百度とグーグルが大きく違うように」と話しています〔8〕。中国では、生成ＡＩは当局の事前審査が必要で、法を遵守し習《しゅう》近平《きんぺい》指導部が示す社会主義核心価値観を体現しなければならないと規定されています。様々な検閲や制限が走っている中国独自のＡＩを「ChatCCP（Chinese Communist Party／中国共産党）」と揶揄《やゆ》する声もあります。人々の目に触れる情報の内容が長期間異なることは、現在進行中のＡＩやバイオ等戦略領域における技術の分断（Technology Decoupling）を超えて、米国中心の価値観と中国中心の価値観とに世界が長期的に分かれていく文明の分断（Civilization Decoupling）にまで至るかもしれません。

私個人は、前章で見てきたように、ＡＩが意識を持ち、知能／知性において人間を超える存在になって世界を支配する可能性は、小さいと思っています。

しかしながら、新しい段階に入った大規模言語モデルなどの基盤モデルとＡＩは、人類と社会にとって大いなる福音であると同時に脅威にもなりうると私は思っています。たとえるなら、ウイルスとパンデミックです。

ウイルスは遺伝子情報だけの無生物で意識も意思も持たない存在です。但し、そのウイルスが高速で広範囲に人間社会に伝播《でんぱ》する時に予想外の変異を起こし、制御不能に陥り社会を機能不全に陥れます。ＡＩ研究者の36％が「ＡＩが全面核戦争と同じくらいの大災害を引き起こす可能性が十分ある」と考えているという事実〔9〕は、この制御不可能なリスクを指しているのだと思います。

OpenAIが発見したスケーリング則によって、大規模言語モデルはデータセットサイズ、訓練ステップ数、パラメータ数を増やせば増やすほど際限なく性能が向上していくことがわかっています。しかしながら、その能力がどのようなものかは誰にも予測はついていません。ＡＩは予想外の能力を開花させ、突然これまで不可能だと思われていたタスクをこなせるようになることがあり、それは「創発（emergent）」と呼ばれていますが、ＡＩの研究者にもなぜ創発が起きるのかはまだわかっていません。また、意識は持っていなくても、人間とのやり取りの強化学習で、世界を理解する度合いを徐々に高めています。その結果、ウイルスと同じような無意識の無生物という存在であっても、人間が制御できない存在になる可能性は否定できません。

そうした時の対応は、ＡＩの使用禁止やコロナ禍の時のように社会機能を物理的に一部停止させる等、原始的な対抗手段しかないかもしれません。

一方で、ウイルスが異なる生物間や個体間を感染という形で移動することで、遺伝情報を相互流通させ新しい遺伝形質を生物の同世代間でやり取りし、生物としての進化を促進してきたという説があります。生命科学の歴史では、ウイルスとの共生は、種を命の危険に晒《さら》すとともに種の進化をもたらす存在でもありました[10]。それは、ＡＩの使用が私達一人ひとりに進化の機会と存在の危機の両方をもたらすことと似ています。ＡＩもウイルスも人類の進化のために共存を前提とするものの、グローバルに繋がった人類社会において暴走を防ぎ、社会的な影響を考えながら制御していくという点で、グローバル社会全体での監視と規制が必要かもしれません。

GoogleやマイクロソフトやFacebookといった一部の巨大ＩＴ企業にデータが集中し、監視モデルを強化させる危険性や独占的地位を濫用《らんよう》して収益の最大化に走る可能性も懸念されています(彼らにはそれらの前科があります)。前章で触れたように、悪用や誤った運用、さらには利用者急拡大の結果、AIが制御不能に陥った場合の危機管理対応は民間企業の枠を超えており、全人類に破壊的な影響を与える技術であることは確かです。安全性や社会経済への影響を検証し、各国共通の評価基準を設け、弊害を抑えるための検討が必要です。OpenAI社CEOのサム・アルトマン自身も、AIは印刷機の発明に匹敵するとし、その様々な社会的・倫理的影響と潜在的危険性に繰り返し触れ、第三者機関による規制と監査の必要性を訴えています。

人類は改めてAIという壺《つぼ》から出してしまった魔神を、我々の救世主にするための努力をしなければなりません(章の冒頭の、コンピュータの父とも呼ばれたジョン・フォン・ノイマンの言葉は、無責任なのではなく、科学者だけでは手に負えない魔神を自らが呼び起こしてしまったという反省の意味を含んでいるのかもしれません)。そのためには改めて、そのAIに対する私達の本源的な人間の価値について深く考察する必要があります。

パンドラの箱は開けられてしまったのです。

生成AIの普及によってさらに高まるブレインモードの6つの価値

それではAIが新しい段階に突入した時に、私達人間はどのような価値のある存在を目指せば良いでしょうか？　今後様々な議論が繰り広げられていくと思いますが、これまで見てきた6つのモードに沿って考えてみたいと思います。

1．運動モード→身体知と感性

ＡＩによって論理的思考から生まれるスキルがコモディティ化されていく中で、今後は身体知から生まれる直観や洞察、そして美意識が大切にされていきます。

既に「スキルよりもセンス」と言われて久しいですが、「言語化され学習可能なスキル」は、ＡＩによってその多くが代替されていきます。ＡＩやロボットができないほぼ唯一のことは、身体を動かし自分の感覚器から情報を得て感情や意識を持つことです。

人間の身体の中から湧き出てくる感情、感覚、感性、心地よさ等、必ずしも言語化できない価値基準の相対的価値が高まります。ＡＩの時代に必要なことはスキルの学び直しではなく、センスの磨き直しです。

そしてそれらの身体知を磨くために、身体との対話を日常的に行う運動やスポーツの役割が今後益々《ますます》見直されていくと思われます。具体的には、健康以外の目的で肉体を鍛えたり、音楽や舞踊と共に人間の身体美を極める人々が増えていきます。かつて奴隷制度によって労働から解放された古代ギリシャ市民にとって、各種のスポーツが弁論術、音楽と並ぶ市民的教養の必須《ひっす》科目とされました。哲学者プラトンは青年期にはレスラーとして活躍し、プラトンというのは本名ではなく、その立派な体格から「幅広い」という意味のレスラーとしてのリングネームだったと言われています［11］。ソクラテスも戦役に何度も参戦した重装歩兵の歴戦の勇士であり、何よりソクラテスという名前は「健康な力」を意味します[12]。

奴隷的な労働から解放された時、運動やスポーツを通じた人間本来の身体知を磨くことへの関心は今後益々高まっていくと思われます。

2．睡眠モード→ゆとりと着想

資本主義の自由競争社会において長い間、私達は能力主義（メリトクラシー／個人の努力と実績次第で社会的地位が向上し、生活が豊かになる）の下に、正に「寝る暇も惜しんで」勉強し、働いてきました。そして能力主義の組織は、データ分析、資料作成、議事録・報告書作成等「意味はあまりないと皆わかっているが取りあえずやっている」ブルシットワーク（クソどうでも良い仕事）を生み出してきました。私はこれらのブルシットワークは生成ＡＩによって効率化されていくと考えています。コロナ禍にリモートワークが一気に普及したように、世界で同時に業務改革が起き、会社に縛られた従来の形での労働時間は短縮していくでしょう。そして睡眠の重要性への理解が深まるに連れ、睡眠時間を確保する人は増加していくと考えられます。

また今後、ＡＩでは模倣できない睡眠中の脳の働きについての研究が進むと思われます。第２部第２章で触れたように、脳には集中して活動を行う時のタスクポジティブネットワーク（ＴＰＮ）と、ぼーっとしている時のデフォルトモードネットワーク（ＤＭＮ）があります。生成ＡＩのアウトプットが論理性、正確性、網羅性において人間よりも優れるとわかった場合は、人間にとってはタスクポジティブネットワークでの仕事の効率よりも、デフォルトモードネットワークでのアイデアのひらめきのほうが重要になってきます。

会社で日中に頭脳明晰《めいせき》な論理展開を披露《ひろう》しても、綺麗《きれい》な資料を素早く作成しても、これまでのような高い評価を得られず、「それくらいのことは生成AIを使えばすぐにできそうだな……」と思われてしまうでしょう。それよりも「明け方布団の中でふとキーワードを思いついたのですが」とか「夢の中で、新商品をこのように使っている家族の光景が浮かんできて」等の発言のほうが評価されるようになっていくかもしれません。

3．瞑想モード→意識と創造

画像生成AIがアイドルやファッションモデルを生成し、音楽生成AIがBGMを無限に作曲演奏し、言語生成AIが小説や詩を書く時代になると、それらをどのような意味を込めて創造したのかというストーリーが重要になってくると思います。

人々は、アイドルの美しさのみに共感する訳ではありません。生い立ちや人生経験含めて全人格的な存在に自分を重ねたり共感したりするのです。機械が無限に様々な価値を生み出す社会においては、一人ひとりの自己が生を享《う》けた意味、その自己と向き合って自分の意識から生まれたオリジナルの表現や自己実現のストーリーが、より重要になってくるのです。

そうした意味では、今後、世界に自分の存在そのものを懸けた、新しい表現形式を提示するアーティストが増えてくると思います。19世紀、写真技術が登場した時も画家の仕事がなくなるといった騒ぎがありましたが、画家は印象派やモダンアート等、描写の正確性よりも人々の美的感覚やコンセプトに直接訴える作風に変化して生き残りました（写真技術も必要であれば製作過程に活用しました[13]）。同様に、自分の意識の中のインスピレーションから、これまで人類が見たこともない新しい美や音色を（時に画像や音楽のＡＩも活用して）生み出すアーティストの役割は今後ますます大きくなっていくでしょう。

また、ＡＩが既存のビジネスモデルの業務改善を行っていく中、社会課題を捉《とら》え「世界をこう変えたい」と強く願う新規事業開発や起業により大きな価値が生まれてくると思います。スティーブ・ジョブズや松下幸之助といった稀代《きたい》の起業家は、自分と世界が一体になる坐《ざ》禅《ぜん》による瞑想《めいそう》体験を大切にしていました。自分が世界を変える事業をゼロから立ち上げるという起業や新規事業開発は人間にしかできない行為として今後重要になってきます。

起業や芸術活動は、自分の意識の中の深い部分にある衝動によって、ゼロからイチを生み出す創造的行為です。

4．対話モード→精神性と遊興

機械が知的生産価値を生み出すようになった時に人間に残されるのは、人間の精神や心を対象とした領域です。メンタリング、カウンセリング、対話のファシリテーター、宗教における法話――人間の意識のあり様や悩みに寄り添う行為を代わりに行うことは、機械には困難です。

但《ただ》しこの領域も、孤独を紛らわす会話の相手程度であれば生成ＡＩが対応してくれるでしょう。心理学等のセオリーを全て学習したＡＩと対話させることもできますし、ジョークやユーモアも

（疑似的に）解します。対話モードで説明したように、人と人が直接会ってお互いの魂や意識を交換するレベルまでのやり取りになって初めて人間の精神性としての価値が生まれます。人と人との触れ合い、それによる存在の相互承認と包摂、癒《い》やしなどは、引退後に自己の存在意義を経済的価値の創出（平たく言えば稼ぐこと）に求めることができなくなった人々にとって重要な価値になっていくと思います。

対話の延長で、時間ができた時に人間が他者と無目的に行う行為として、遊びがあります。20世紀を代表する歴史学者ヨハン・ホイジンガは、人間とは「ホモ・ルーデンス＝遊ぶ人」であると定義しました。遊びは文化に先行しており、人類が育《はぐく》んだあらゆる文化は、すべて遊びの中から生まれ、つまり遊びこそが人間活動の本質であると述べています[14]。

動物の骨を利用して作られた4面のサイコロの一種であるアストラガルスは、その歴史は古く、紀元前7000年ごろ（今から9000年前）のトルコの住居跡から発見されています[15]。古代エジプトにおいてもツタンカーメンがすごろくで遊び、古代中国の孔子も「1日中何もしないよりは碁でもやっていたほうがましだ」と、遊びを積極的に肯定しています[16]。江戸時代には、幇間《ほうかん》（太鼓持ち）という、人を遊ばせて楽しませる職業もありました。これからは、機械が業務を代替していく中で生まれた時間を、いかに他者と楽しく人間らしく過ごせるか、が大切になってきます。

いかに人を楽しませるかを知っている人、一緒に遊んで楽しい人、一緒に時間を過ごしたくなる人の価値がこれまで以上に上がっていきます。子供が色々な遊びを思いつく才能があり、その遊びに没頭しているなら、勉強などさせずに、その才能を思いきり伸ばしてあげたほうが良いかもしれません。

5. 読書モード→探究と俯瞰

生成ＡＩは人間に代わって全く新しい叡智《えいち》を生み出す存在というよりも、正確には人間のこれまで培《つちか》った叡智へのアクセスを飛躍的に改善させる存在、そして反復再現性を持った知的作業を自動化し支援してくれる存在です。

今後一人ひとりの人間が様々な集合知にアクセスし、独学で興味関心を持ったテーマについて探究できる可能性は飛躍的に拡張しました。問いを工夫することで、様々な学問領域について知ることができます。そして得られた示唆から、書籍を選び独学することができます。答えが簡単に得られることで、批判的思考力が低下する懸念については触れましたが、一方でこれまでは興味があっても探究に向かえなかった多くの人々が、その世界に参加できるようになります。

探究は、研究者に代表されるような、物事の本質を仮説をもって探し究める行為です。ＡＩは事前学習に基づく回答は得意ですが、懐疑的批判的思考から大胆な仮説を立てることは得意ではありません。アインシュタインが物理学の常識を変えたように、これまでの学問の認識を変える研究や、新しい学問領域そのものを構築するような独創的な研究は、人間にしか生み出せない価値として残ります。

但しこの領域も、研究活動は論理的思考の結晶であり、論文として言語化・公開されていて、かつ最適解を探すことはＡＩが得意なことから、ＡＩによって自動化されていく可能性は大いにあります。既に、研究の全ての工程（仮説を立て、それらを検証するための実験を考案・実行し、実験結果を解釈し、新知識が見つかるまでこのサイクルを繰り返すという過程）を自動化することを目指す、オートメーションサイエンスという研究もあります。例えばＤＮＡ配列解析や薬剤候補物質のスクリーニングなどで実用化しているラボラトリーオートメーション装置は、データ解析が自動化され、独自の科学的仮説も生み出され始めています［17］。創薬分野では治療薬の候補物質を探す研究でＡＩが活躍しています。研究領域の部分的な研究（材料やアプローチ等の前提条件を変えただけの研究）はかなり自動化され、より創造的な大きな仮説を新たに構築することが研究者の役割になっていくのではないでしょうか。

また、全く違った学問領域横断的に俯瞰《ふかん》した思考によって新しい洞察を得るというのも、人間にしかなかなかできない探究の領域です。第2部の対話モードで紹介したデヴィッド・ボームは、物理学者として量子力学や相対性理論において数々の顕著な業績を挙げています。彼は、光の波長が光の波動自体に意思があるかのように次第に揃《そろ》い秩序が生まれてくる様子を、コヒーレンス（一貫性、可干渉性）と称して、その現象の類推から対話（Dialogue）という、全く違う領域の「新しい世界と人々の共生の哲学」に展開させました［18］。

例えば、ＡＩによって人類の全ての人々が幸せになる適切な利用方法を考えるためには、ＡＩについての専門的な技術知識だけでなく、倫理道徳、そして社会実装するための法律や政治に関する知識、各地域における文化的差異を考慮する知識など、複数の専門知識を総合的に統合して俯瞰する必要があります。意欲を持った人が複数の学問領域の知識を効率的に収集し探究することにおいて、インプット収集の簡便化とアウトプット生成の一部自動化で人間を支援する生成AIは強力な武器になります。

異なる学問領域から横断的に実践知を探究する道は、研究者だけでなく、意欲を持った様々な人に拓《ひら》かれていくと思います。そしてインプットとアウトプット能力がどれだけ拡張されても、本当の創造的な洞察は、読書モードで鍛えた人間の大脳新皮質の長期記憶でしか起きません。真実を探究し、それに向けて複数の専門的な概念を自分の脳のなかで統合する――知識が簡単に得られる時代になるからこそ私は、人間にしかない探究心と静かに集中した読書モードは重要になっていくと思います。

6.デジタルモード→新たな身体知、さらなる拡張

インターネット検索やナレッジマネジメントツール等によるインプット、そして、ブログやSNSによるアウトプット。その双方がデジタルテクノロジーによって拡張できるようになりました。そして生成AIはそれをさらに強力に推し進めます。

生成AIによって様々な情報を簡単にインプットすることができ、かつアウトプットの多くの作業（記述、データの構造化、プログラミング等）を自動化できるようになりました。私自身、現時点で検討すべき懸念は挙げましたが、AIの開発は今後止めることはできず、またすべきではないと思っています。

歴史を振り返ると、新しいテクノロジーが生まれた時、「思考のアウトプットの内容に影響する」という抵抗勢力が必ず生まれます。ワープロが導入された80年代には、「ワープロ手書き論争」（ワープロは作品の内容を変えてしまうので、手書きで書くべきという議論）がありました。電話が発明された時、当時の米国大統領ラザフォード・B・ヘイズは「驚異的な発明だ……だが、いったい誰がこれを使いたがるというのだ?」とコメントしています[19]。当時は、人々は直接会って会話することを愉《たの》しんでおり、その愉しみが減るからと導入を拒んだ人が結構いたそうです。しかし新しいテクノロジーの普及は止められず、私達は電話やワープロソフトがない時代を想像できません。それらのテクノロジーは、ピアニストにとってのピアノのように、私達の身体の拡張された一部になっています。

哲学者ニーチェは、病気で健康状態が悪くなり、視力が衰え、執筆が危ぶまれた1882年に当時新しく発明されたタイプライターをブラインドタッチで使用するようになり、それによって執筆活動を復活させることができました。その際、文章がタイトで力強いものに変化していったと言われており、ニーチェ自身も「執筆の道具は思考に参加する」と認めています[20]。

私は、オフィスでも旅先でもどこでも、知らないことに出会うとネットで無意識のうちに調べることが習慣になっています。思いついた事はメモ帳にメモします。生成AIも、1～2年の混乱と試行錯誤の後、安全で標準的な活用方法が確立し、社会に浸透し、ごく当たり前に使われるようになるでしょう。人間の脳の長期記憶の容量がデジタル空間のセカンドブレインにまで拡張し、AIが提示してくる様々な示唆や情報からも刺激を受け、新しい考えを数倍濃密に思考できる新しいデジタル環境が整ってきたと言えます。いまや電話やワープロがなかった時代のことを想像できないように、生成ＡＩは私達の身体の拡張した一部となってデジタルモードの脳の働きを支えていくことと思います。

再び生命として身体知の世界へ

ここまで見てきたように、言語化された情報を使った論理の最適化を目指す知能の世界では、今後ＡＩが活躍する領域が増えていくでしょう。

そのような時代には、人間の脳の無意識やＤＭＮ状態での思考、感情の解放と制御、共感の拡大、非常識とされるアイデア、想像もできなかった知の飛躍、見たこともない絵や聴いたことがない音を創るといった、言語化できない人間の脳の働きが重要になってきます。

「なぜ、そして、どうやって脳内の物理プロセスが意識体験を生み出せるのか」は意識のハード・プロブレム（難題）と言われてきましたが、対話モードで紹介した物理学者のデヴィッド・ボームや、仕組み②で紹介したチェイターーは、脳の働きは「物質的なプロセスだ」と明言しています。崇高な精神的な何かなどはなく、感覚器が得た感覚情報の意味を身体システムが理解し（知覚）、それが感情や意識となります。まさに生物としての身体が常に情報を知覚し、即興的に物質的に反応しているのが私達の脳です。繰り返してきたことですが、脳の働きは生物としての物質的生理反応だからこそ、まずは運動モードや睡眠モードといった生命としての物理的な身体

まとめとして

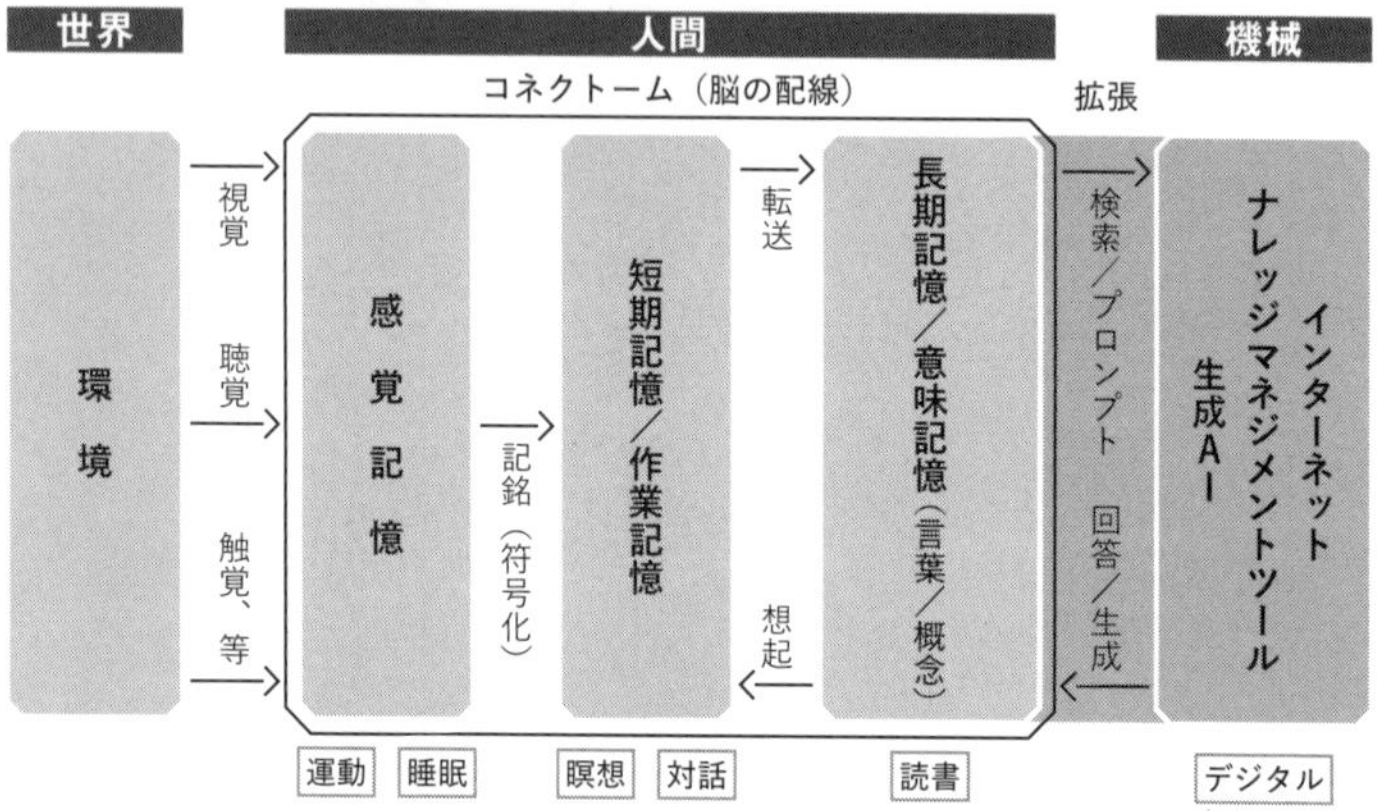

身体知と人工知のバランス

性を意識することが重要です。また人間の知性において大切な知覚は、感覚器を通して身体への意味を瞬間瞬間に感じる行為であるからこそ、瞑想《めいそう》モードにおいて身体感覚の「今、ここ」に意識を集中させます。そして対話モードでの他者とのやり取りも、単なる情報交換に留まらず、言語化されないものを含めた心の奥にある意識を交換します。

私達はそれらの知覚された意味や意識の中で長期に記憶する価値があると判断したものを長期記憶に転送します。そしてその自分の長期記憶の中の言葉や概念を他の言葉や概念と結合させ私達は思考していきます。読書モードにおいて、経験と概念を融合させた身体知としての意味記憶（言葉・概念）をどれだけ自分の頭の中に持っているかが重要です。その言葉や概念の絶対量で思考の深さが変わってくるので、深く静かな読書モードが必要なのです。

そしてその人間の脳内の長期記憶をデジタル空間において他者の長期記憶や集合知と融合し拡張できるのが、デジタルモードです。具体的にはインターネットやSNS、各種ナレッジマネジメントツール、さらには生成AIをいかに活用していくかです。このセカンドブレインとも言える存在から、検索キーワードやプロンプトエンジニアリングを磨き込むことで、より効率的に情報や示唆や洞察やアウトプットを、自分の物理的な脳の外側からも得ることができます。

生成AIの活用によって仕事を効率化し、時間のゆとりを得ることができ、人類は再び運動や睡眠、瞑想や対話といった生命としての身体知の世界に回帰することができます。デジタルモードだけでなく、これまで見てきた6つのモードの働きを、生涯かけて鍛え続けバランス良く活用することが、今後益々重要になってくるのです。

学校という意味の英語のスクール（school）という言葉は、ギリシャ語のスコレー（余暇、ひま）からできた言葉だそうです。ケインズが週15時間労働になる21世紀において「最大の課題になる」と予言した「余暇」です。但しスコレーは、たんなる余暇ではなく、精神活動や自己充実にあてることのできる積極的な意味をもった時間、また、個人が自由または主体的に使うことを許された時間のことであったといいます。そしてその時間は、社会を存立させるための活動の多くを奴隷に委《ゆだ》ねることで捻出《ねんしゅつ》できるものでした。アリストテレスも奴隷は主人が「ただ生きる」だ

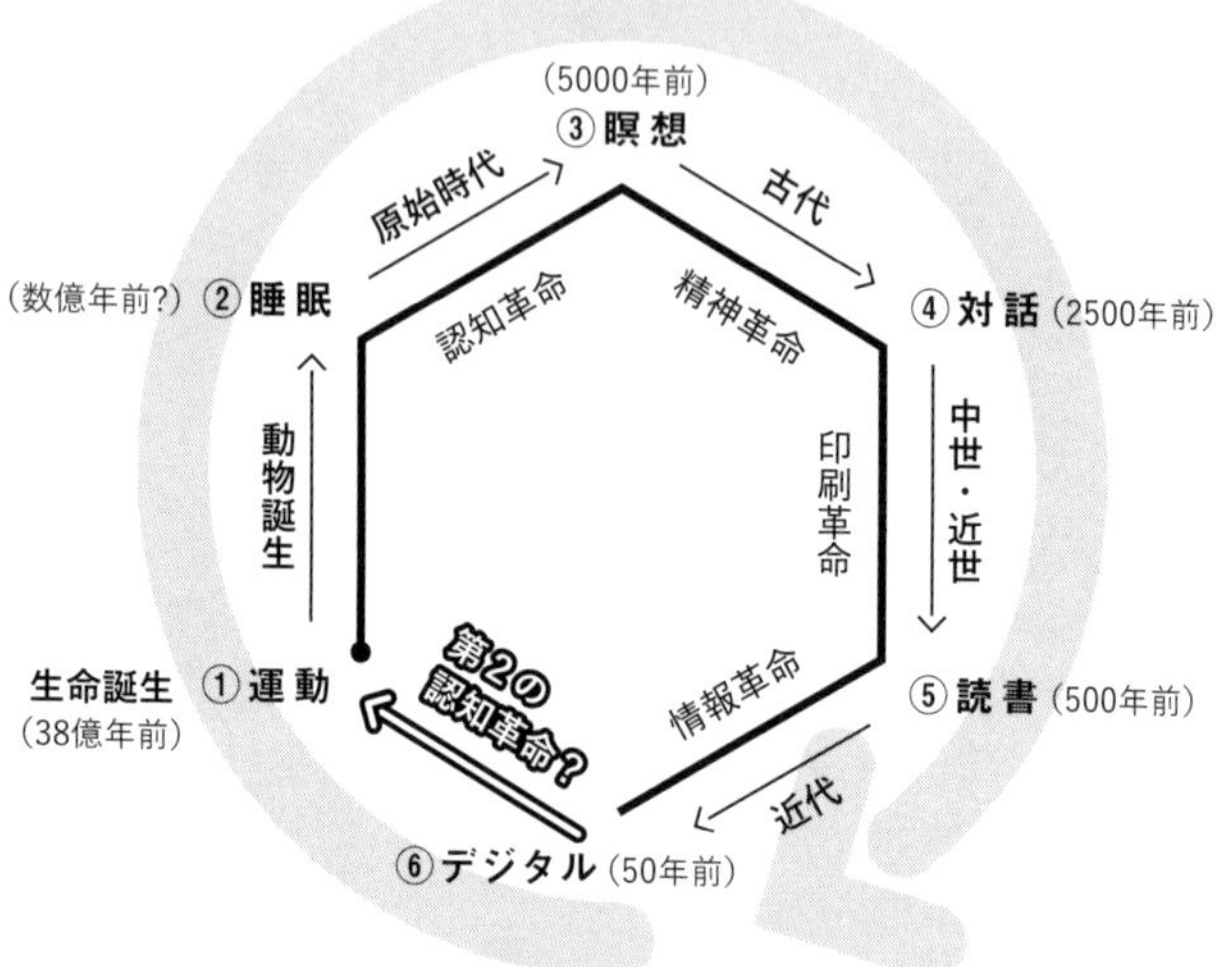

けでなく「よく生きる」ためにも必要だと肯定していました[21]。私は、AIやロボットが、古代ギリシャの奴隷に相当する存在として位置づけられていくのではないかと思っています。AIやロボットには経済的価値を生み出し、社会を効率的に運営するための、「知能」の世界で最大限活躍してもらうのです。

そうなれば私達の未来は、「AIやロボットに仕事を奪われ、〝無用者階級〟のレッテルを貼られた暗い人生」にはなりません。言葉にならない感情を歌に詠み、言葉では表現できない絵や音楽や食事を楽しみ、そしてまだ知らない真理を探究／探求して生きていくのかもしれません。生み出された時間の多くを、古代ギリシャ人のように、運動をして身体を鍛え、良く眠り、瞑想や対話をし、読書と思索に勤《いそ》しむ――私達は再び、善く生きるとは何かについて考え、世界とは何か、宇宙とは何かを探究し続けるのです。

人間にしか考えられない、答えのない問いの知性の世界に行き、人間同士の知性の交流を行い、より人間らしく、より自分らしい人生を、楽しく生きる、そういう世界が訪れます。そのためにも、ＡＩに過剰に怯《おび》えるのでも過大に期待するのでもなく、長い歴史をかけて築いてきた人間本来の知能／知性（ＨＩ）を正しく理解し、身体知として鍛えていく「日々のブレインワークアウト」が、大切な時代になってきたと私は信じています。

私達は人間にしか生み出せない価値の創造に専念し、人間にしかできないことに、その限られた命を燃やすのです。

おわりに

この本は不思議議な本です。

自分の唯一の仕事道具である脳が、これまでどのように進化してきて、どのように働かせれば良いのか、興味関心の赴くままに、様々な本から独学で学んできたものを自分なりに、強引に1つの六角形のフレームワークに整理したものです。

脳の進化の研究は、遺跡や遺骨や文献が残っている人類学とは異なり、ソフトウェア考古学とも呼ばれ、極めて立証の難しい分野です。私達の先祖が、どのような意識を持ちどのように思考していたかについては、再現検証が不可能です。神話の再解釈による研究者の壮大な仮説から、遺伝子解析や心理学実験やmRNA解析の実験結果に基づいた大胆な推測まで様々な理論を、アカデミズムの鍛錬を受けていない私が一冊の本としてまとめることに逡巡《しゅんじゅん》と葛藤《かっとう》がありました。それが、自分なりに探究メモを書き始めてから出版までに3年かかった理由です。

ホモサピエンスの先祖の脳については昔過ぎてあやふや、私達の未来については変化が早過ぎて儚《はかな》い。そのような状況の中でこの本を書き続けられた理由は、今を生きる全ての人々が必要としているはずだという危機意識と、今に生きる1人としてそれらの理論を自分なりに様々な試みを行い実践しているという細《ささ》やかな自負があったからだと思います。

あと1つ大きな理由があります。

4年前、私はマッキンゼーOBでエンジェル投資を行っているメンバーでの対話会を企画しました。雑談の中から、私が当時始めていた「未来思考2045」という内容の企業研修について説明した時に、同じくエンジェル投資を行っていて既にベストセラー作家でもあった瀧本哲史《たきもとてつふみ》さんが、その内容は本として世に出すべきだと強く主張してくれたのです。ずっとビジネスの世界で生きてきた私は、その結果に躊躇《ちゅうちょ》していましたが、瀧本さんが編集者の方を紹介してくれ、それをきっかけに、ブログのような形で文章を書くことを始めました。その後、紆《う》余《よ》曲折はありましたが、最終的にこのような形で最初の本を出版することに至りました。

残念なことに、私に編集者の方を引き合わせた1カ月後に、瀧本さんは突然病で亡くなられてしまいました。

瀧本さんが2011年頃に本を書いたり講義を始めたりしたきっかけとして話していたことは、①非情で残酷で本物の資本主義が来るという予測と、②それに対して日本の中央政府と大企業などの既存エスタブリッシュメントは機能していないのではないかという分析、また、③この国は構造的に衰退に向かっているのではないかという強い危機感でした。そして次世代を担う若者が生き抜くために、ゲリラ戦を闘う武器を渡したいという思いから、積極的に起業家への投資や支援、執筆や講演活動を行っていました。残念ながら聡明《そうめい》な彼の10年以上前の予測は的中してしまい、当時の「失われた20年」は「失われた30年」になり、コロナ対策においては政府中枢の制度疲労が明らかになり、電子大国だったはずの日本のIT分野はデジタル敗戦を迎え、ホワイトカラーエグゼクティブの賃金は韓国やタイに抜かれるまでに低迷してしまいました。

瀧本さんが次世代に対して本物の資本主義を生き抜くため投資家的思考という「武器」を与えようとしたのに対し、私はこの本で、資本主義よりもさらに人間にとっての実存的な脅威となる機械（AIやロボット）に対抗し共存するために「頭脳と肉体」そのものを鍛えていこうと試みたのかもしれません。発想は同じです。組織に頼らず、一人ひとりが明晰《めいせき》な頭脳と強靭《きょうじん》な肉体と武器を持って戦闘能力を高めないと逃げ切れない、瀧本さんが予言していたゲリラ戦の時代がいよいよ訪れたということなのです。組織とシステムに所属することが、必ずしも安泰を意味しないということが囁《ささや》かれ始めたのが10年前だとすると、間違った組織と既存システムに所属し続けることが人生において致命的なミスとなりかねず、時代に取り残され精神を病む可能性すらあるというのが今なのです。

対話会で瀧本さんに話した内容は、結果的には、残酷な未来に立ち向かうために具体的にどうするかについて、この4年間で自分なりに学習し、実践してきたことをまとめた内容になりました。

東大の瀧本ゼミで講義をさせてもらって感想を聞いた時、「安川さんの話が面白いのではなくて、安川さんのような人が実在するということが面白いのです」と瀧本さんに言われたことがあります。知識を整理し伝えるだけでなく、自らの実存を懸けて自らの実践を書く、そしてそれは結果的に、瀧本さんの危機意識と、「君たち」と呼び続けた若者への思いを引き継いだものとなりました。今思えば彼がずっと後ろから原稿を覗《のぞ》き込み見守ってくれていたように感じます。

瀧本さんが、2019年8月に亡くなった翌年夏、『2020年6月30日にまたここで会おう』（星海社）が出版されました。そのタイトルは2012年の東大での伝説の講義における瀧本さんの言葉そのものでした。そこで、その日にみんなで「宿題」の答え合わせをしようと。

奇しくも、この本は6月30日に書店に並びます。僕なりに考え続けてきた「宿題」をようやく提出することができます。

（タッキー、時間はかかったけど、やっと「#瀧本宿題」終えたよ）

でも、聡明な彼はすぐにこう返してきます。

（本、一冊書いただけで何言ってんですか？　世界を変える本当の宿題はこれからでしょう）

日本の輝かしい高度成長を支えた昭和モデルの組織も、企業の在り方も、個人の働き方もますます混迷していきます。しかし、その分、一個人として自分らしく生き抜いていくためにどうすれば良いかという問いに覚醒《かくせい》し、真剣に考え始めた人は確実に増えている気がします。そういう仲間の人生の足元を少しでも明るく照らし、共により良い未来を築くことに向けて歩むことができたら幸いです。

ボン・ボヤージュ　良い航海を、共に。

謝辞

この人がいなかったらこの本は生まれなかったという、もう1人の友人は連続起業家の孫泰蔵《そんたいぞう》さんです。ここ6年間、孫泰蔵さんの立ち上げた、世界の課題を解決する起業家を支援するMistletoeに参画し、世界を変えていくにはどうしたら良いか、様々な古典を共に読み、議論し研鑽《けんさん》を深めました。また継続的に、文章を書いて発信すべきだ、さらには書籍を出すべきだと、私の背中を強く押していただきました。ＡＩ時代に、働き方や組織のあり方と共に今後大きく変わっていくだろう教育のあり方については、孫泰蔵さん自身、ベストセラー『冒険の書』を出版されています。意見交換や雑談の中からもらった示唆は数知れません。次世代の若者のことを思い精力的に行動されており、その熱意と姿勢に常に大きな刺激をもらっています。

また、孫泰蔵さんの兄、私の元ボス、孫正義社長にも感謝したいと思います。孫社長からは常々、大きな流れを俯瞰《ふかん》して大局を観ることの大切さ、そして農業革命、産業革命、情報革命という文明史から人類の未来と今を捉《とら》える視座、生命の進化といった自然科学から本質を捉える発想等、多くを教え込まれました。本書を書き終えた今、孫正義社長から長年受けた薫陶がこの本全体に様々な形で浸透していることを、改めて強く感じます。

本の内容を精査するにあたっては、全体にわたって安宅和人さんにアドバイスを頂きました。また、生命科学については高橋祥子《たかはししょうこ》さん、脳の思考やＡＩについては奥出直人《おくでなおひと》先生、瞑想《めいそう》や坐禅《ざぜん》については川上全龍さん、対話については篠田真貴子さんや西村《にしむら》勇哉《ゆうや》さん、読書については山崎良兵さん等、様々な専門家や有識者の友人から貴重な意見やアドバイスを頂きました。また、植《うえ》村弘洋《むらこうよう》さん、織山和久《おりやまかずひさ》さん、北野菜穂《きたのなほ》さん、木村義弘《きむらよしひろ》さん、近藤知子《こんどうともこ》さん、谷口明依《たにぐちめい》さん、南風《はえ》盛一郎《もりいちろう》さん、平野友康《ひらのともやす》さん、前田泰宏《まえだやすひろ》さん、升森敦士《ますもりあつし》さん、南敦資《みなみあつし》さん、山川奈織美《やまかわなおみ》さん、山崎《やまざき》祥之《よしゆき》さん、山寺純《やまでらじゅん》さん等、紙幅の都合上、全ての方のお名前を記載することはかないませんが、稚拙な原稿に目を通し意見を頂いた多くの友人達には深く感謝をしています。そして無名の私のブログを読んで書籍を企画し執筆を促し、読者に届けるための細やかなアドバイスを頂いた株式会社ＫＡＤＯＫＡＷＡの間孝博《あいだたかひろ》さんに心からの感謝の意を伝えたいと思います。みなさま、本当にありがとうございました。

　最後に、読書家だった亡き父と、私を読書好きに育ててくれた母、そして執筆を見守ってくれた家族に、人生初めてのこの本を捧《ささ》げたいと思います。

２０２３年　春

安川新一郎《やすかわしんいちろう》

はじめに

［1］ニーチェ、手塚富雄訳『ツァラトゥストラ』中公文庫プレミアム、２０１８年、50頁。

［2］グレゴリー・コクラン、ヘンリー・ハーペンディング、古川奈々子訳『一万年の進化爆発』日経ＢＰ、２０１０年、84頁。

［3］Chat Generative Pre-trainied Transformer の略。OpenAIが２０２２年11月に公開した人工知能チャットボット。OpenAIのGPT-3ファミリーの言語モデルを基に構築されており、教師あり学習と強化学習の両方の手法で転移学習されている。

［4］サム・アルトマンによる２０２３年２月27日のツイート"a new version of moore's law that could start soon: the amount of intelligence in the universe doubles every 18 months"

［5］国立社会保障・人口問題研究所「日本の将来推計人口（令和5年推計）結果の概要」。

［6］米ワシントン大学保健指標評価研究所（IHME）による研究。出典は以下。Vollset SE, Goren E, Yuan C-W, Cao J, Smith AE, Hsiao T, et al. "Fertility, mortality, and population scenarios for 195 countries and territories from 2017 to 2100: a forecasting analysis for the Global Burden of Disease Study." Lancet, 396, pp1285-1306, OCT.17, 2020

第１部　科学と人類史から見る脳の機能の再定義

第1章　私達人類の脳の機能と人間知性について

[1] プラトン、久保勉訳『ソクラテスの弁明・クリトン』岩波文庫、1964年、21頁。
[2] DICTIONARIES & BEYOND WORD-WISE WEB(三省堂 辞書ウェブ編集部による ことばの壺)「続10分でわかるカタカナ語　第1回　インテリジェンス」。
[3] ハフポスト「ホーキング博士『人工知能の進化は人類の終焉を意味する』」2014年12月4日。
[4] 帚木蓬生『ネガティブ・ケイパビリティ　答えの出ない事態に耐える力』朝日新聞出版、2017年、3頁。
[5] 外山滋比古『思考の整理学』ちくま文庫、1986年、213頁。
[6] 日本経済新聞「見えてきた現実（4）消費電力1万2000人分　弱点克服できるか」2017年7月27日。
[7] 尾原和啓『プロセスエコノミー』幻冬舎、2021年。

第2章　人間の知能／知性に関する「3つの事実」

[1] ニック・チェイター、高橋達二・長谷川珈訳『心はこうして創られる　「即興する脳」の心理学』講談社選書メチエ、2022年、255頁。
[2] グレゴリー・コクラン、ヘンリー・ハーペンディング、古川奈々子訳『一万年の進化爆発』日経BP、2010年、84頁。
[3] ダニエル・E・リーバーマン、塩原通緒訳『人体六〇〇万年史　科学が明かす進化・健康・疾病』早川書房、2015年。

[4] アンデシュ・ハンセン、御舩由美子訳『運動脳』サンマーク出版、2022年。
[5] 柳瀬敏彦他「内分泌疾患に続発する肥満症」日本内科学会雑誌、第104巻、第4号。
[6] アントニオ・ダマシオ、千葉敏生訳『ダマシオ教授の 教養としての「意識」』ダイヤモンド社、2022年。
[7] 大島靖美『動物はいつから眠るようになったのか?――線虫、ハエからヒトに至る睡眠の進化』技術評論社、2018年。
[8] アンデシュ・ハンセン、前掲書、63-65頁。
[9] ダニエル・Z・リーバーマン、マイケル・E・ロング、梅田智世訳『もっと!:愛と創造、支配と進歩をもたらすドーパミンの最新脳科学』インターシフト、2020年。
[10] ニック・チェイター、前掲書。
[11] ジェフ・ホーキンス、大田直子訳『脳は世界をどう見ているのか』早川書房、2022年。
[12] ニック・チェイター、前掲書、26頁。
[13] ジェフ・ホーキンス、前掲書、58頁。
[14] セバスチャン・スン、青木薫訳『コネクトーム――脳の配線はどのように「わたし」をつくり出すのか』草思社、2015年、20頁。
[15] ジェフ・ホーキンス、前掲書。
[16] ニック・チェイター、前掲書。
[17] マルチェッロ・マッスィミーニ、ジュリオ・トノーニ、花本知子訳『意識はいつ生まれるのか 脳の謎に挑む統合情報理論』亜紀書房、2015年。

[18] アントニオ・ダマシオ、前掲書、137頁。
[19] 安宅和人『知性の核心は知覚にある　AI×データ時代に人間が生み出す価値とは』DIAMONDハーバード・ビジネス・レビュー、2017年5月号。
[20] 東洋経済オンライン「養老孟司『なぜ人間の意識は存在するのか』脳にあってコンピューターにはないもの」、2021年1月2日。
[21] 国立大学法人群馬大学、学校法人東洋大学、国立大学法人佐賀大学、国立研究開発法人日本医療研究開発機構「忘却の脳内メカニズムの鍵を発見――記憶・学習障害の治療法開発への新たな期待――」、2018年10月8日。
[22] ジョン・J・レイティ、エリック・ヘイガーマン、野中香方子訳『脳を鍛えるには運動しかない!』NHK出版、2009年。
[23] プレジデントオンライン「実は若者と老人の記憶力には差はない…『年をとるほど忘れやすくなる』という誤解が広がる本当の理由」和田秀樹、2022年8月30日。
[24] ジョン・J・レイティ、リチャード・マニング、野中香方子訳『GO WILD 野生の体を取り戻せ!』NHK出版、2014年、109頁。
[25] 「世界大百科事典　第2版」平凡社、「二重貯蔵モデル」の項。
[26] ニコラス・G・カー、篠儀直子訳『ネット・バカ』青土社、2010年、174-175頁。
[27] ハーバード大学の心理学者ジョージ・ミラー教授による1956年の論文より。出典は以下。George A. Miller, "The magical number seven, plus or minus two: Some limits on our capacity for processing information." Psychological Review, 63 (2), 81-97, 1956-03

[28] ズンク・アーレンス、二木夢子訳『TAKE NOTES! メモで、あなただけのアウトプットが自然にできるようになる』日経BP、2021年、125頁。
[29] リチャード・ドーキンス、日高敏隆・岸由二他訳『利己的な遺伝子〈増補新装版〉』紀伊國屋書店、2006年。
[30]「子曰、学而時習之、不亦説乎。有朋自遠方来、不亦楽乎。人不知而不慍、不亦君子乎。」(『論語』・学而)

第3章　HI(Human Intelligence)の短い人類史と6つのブレインモード

[1] ユヴァル・ノア・ハラリ、柴田裕之訳『サピエンス全史(上) 文明の構造と人類の幸福』河出書房新社、2016年、36頁。
[2] ダニエル・E・リーバーマン、塩原通緒訳『人体六〇〇万年史　科学が明かす進化・健康・疾病』早川書房、2015年。
[3] ダニエル・E・リーバーマン、前掲書、「第4章　最初の狩猟採集民」
[4] ジョン・J・レイティ、リチャード・マニング、野中香方子訳『GO WILD 野生の体を取り戻せ!』NHK出版、2014年、103頁。
[5] 大島靖美『動物はいつから眠るようになったのか?——線虫、ハエからヒトに至る睡眠の進化』技術評論社、2018年。
[6] ユヴァル・ノア・ハラリ、前掲書、35頁。
[7] 西村剛「霊長類の音声器官の比較発達—ことばの系統発生」『動物心理学研究』2010年、60巻1号、49-58頁。

［8］マックス・プランク進化人類学研究所の神経科学者Christiane SchreiweisによるＦＯＸＰ２遺伝子に関する報告（２０１１年11月）等がある。

［9］ボストン大学のアンドレイ・ヴィシェドスキー博士が「Research Ideas and Outcomes」において研究を発表（「ロムルスとレムス説」と名づけられた）。WIRED「人類の文化的躍進のきっかけは、７万年前に起きた『脳の突然変異』だった：研究結果」（２０１９年９月１日）より。出典は以下。https://riojournal.com/article/38546/

［10］ルトガー・ブレグマン、野中香方子訳、『Humankind 希望の歴史 上 人類が善き未来をつくるための18章』文藝春秋、２０２１年、82頁。

［11］ルトガー・ブレグマン、前掲書、１００頁。

［12］ロビン・ダンバー、鍛原多惠子訳『人類進化の謎を解き明かす』インターシフト、２０１６年、85頁。

［13］ロビン・ダンバー、前掲書、２３６頁。

［14］時事通信ニュース「『世界最古の聖地』ギョベクリテペ遺跡 トルコ」２０２２年７月11日。

［15］ユヴァル・ノア・ハラリ、前掲書、94頁。

［16］ジュリアン・ジェインズ、柴田裕之訳『神々の沈黙―意識の誕生と文明の興亡』紀伊國屋書店、２００５年。

［17］安田登『あわいの力』ミシマ社、２０１３年、「第六章 甲骨文字から『心』の誕生に迫る」。

［18］下西風澄『生成と消滅の精神史 終わらない心を生きる』文藝春秋、２０２２年、51頁。

［19］『旧約聖書』「創世記第３章」。

［20］ニコラス・G・カー『ネット・バカ』（青土社）の１０１頁に〝プラトンの『対話篇』新訳一〇二五部の

印刷代として、フロレンス金貨三枚を請求した。筆写者であれば一枚しか請求しないところだが、その場合製造される本は一冊だけである〟とある。

[21] 宗村泉「印刷は知識のアナログアーカイブ」『日本印刷学会誌』第41巻、第3号（2004）。https://www.jstage.jst.go.jp/article/nig/41/3/41_3_142/_pdf/-char/ja

[22] フランシス・ベーコン、桂寿一訳『ノヴム・オルガヌム——新機関』岩波文庫、1978年。

[23] 吉見俊哉『「文系学部廃止」の衝撃』集英社新書、2016年、233頁。

[24] 円満字二郎編『故事成語を知る辞典』小学館、2018年11月7日、「巨人の肩の上」の項。

[25] Population Reference Bureau"How Many People Have Ever Lived on Earth?"

第2部　6つのブレインモード

第1章　運動モード——脳の基本能力を鍛え、着想を得る

[1] プラトン、藤沢令夫訳『国家（上）』岩波文庫、1979年、265頁。

[2] 保健指導リソースガイド「『運動不足』が世界に蔓延　日本でも3人に1人が運動不足　WHOが報告」（2018年9月7日）による。言及している論文は以下。Guthold R, Stevens GA, Riley LM, Bull FC, “Worldwide trends in insufficient physical activity from 2001 to 2016: a pooled analysis of 358 population-based surveys with 1·9 million participants”, The LANCET Global Health, VOLUME 6, ISSUE 10, E1077-E1086, OCTOBER 2018

[3] アンデシュ・ハンセン、御舩由美子訳『運動脳』サンマーク出版、2022年。
[4] ジェフ・ホーキンス、大田直子訳『脳は世界をどう見ているのか』早川書房、2022年。
[5] ニコラス・ウェイド、安田喜憲監修、沼尻由起子訳『5万年前　このとき人類の壮大な旅が始まった』イースト・プレス、2007年。
[6] アンデシュ・ハンセン、前掲書、65頁。
[7] ジェフ・ホーキンス、前掲書、81頁。
[8]『デジタル大辞泉』小学館、「そう・せい【走性】」の項。
[9] アンデシュ・ハンセン、前掲書、77頁。
[10] アンデシュ・ハンセン、前掲書、73頁。
[11] ダニエル・Z・リーバーマン、マイケル・E・ロング、梅田智世訳『もっと!:愛と創造、支配と進歩をもたらすドーパミンの最新脳科学』インターシフト、2020年。
[12] アンデシュ・ハンセン、前掲書、140頁。
[13] アンデシュ・ハンセン、前掲書、138頁。
[14] 脳科学辞典「空間記憶」(上北 朋子)による。https://bsd.neuroinf.jp/wiki/空間記憶
[15] アンデシュ・ハンセン、前掲書、210頁。
[16] アンデシュ・ハンセン、前掲書、212頁。
[17] アンデシュ・ハンセン、前掲書、183-184頁。
[18] アンデシュ・ハンセン、前掲書、186頁。
[19] アンデシュ・ハンセン、前掲書、189-190頁。

[20] アンデシュ・ハンセン、前掲書、223頁。
[21] アンデシュ・ハンセン、前掲書、238頁。
[22] 岡瑞起『ALIFE 人工生命 ――より生命的なAIへ』ビー・エヌ・エヌ、2022年。
[23] アンデシュ・ハンセン、前掲書、213頁。
[24] アンデシュ・ハンセン、前掲書、258頁。
[25] ジョン・J・レイティ、エリック・ヘイガーマン、前掲書、70頁。
[26] アンデシュ・ハンセン、前掲書、243頁。
[27] 岡瑞起、前掲書、「Chapter 6 オープンエンドな進化」。
[28] 丸岡照幸、上松佐知子、指田勝男他「オルドビス紀末大量絶滅イベントの環境変動解析：寒冷化を伴う大量絶滅イベントの理解に向けて」2021年度日本地球化学会第68回年会講演要旨集、61頁。
[29] アンデシュ・ハンセン、前掲書、163頁。
[30] AFPBB News「抗うつ剤、軽中度の症状に効果みられず 米研究」(2010年1月6日)。
[31] 株式会社日本総合研究所、スポーツエールカンパニー認定事務局「スポーツエールカンパニーの取組効果分析」(2020年3月6日)。

第2章 睡眠モード――記憶と感情を整理する

[1] フリードリヒ・ヴィルヘルム・ニーチェ、白取春彦編訳『超訳 ニーチェの言葉』ディスカヴァー・トゥエンティワン、2010年。
[2] 仏ウィジングスによる500万人のユーザーから匿名で得たデータ調査(2021年8月)による。

［3］日本経済新聞「不眠ニッポン　睡眠負債が生産性や利益率押し下げ」、2022年10月23日。

［4］樺沢紫苑『ブレインメンタル強化大全』サンクチュアリ出版、2020年。

［5］日本経済新聞「寝不足ニッポンが失う15兆円　睡眠時間、OECD最下位」、2022年9月19日。

［6］マシュー・ウォーカー、桜田直美訳『睡眠こそ最強の解決策である』SBクリエイティブ、2018年、「第3章　レム睡眠とノンレム睡眠」。

［7］ダイヤモンド・オンライン「『脳のアイドリング』が人間を最も疲れさせる」久賀谷亮、2016年8月5日。

［8］マシュー・ウォーカー、前掲書、68頁。

［9］マシュー・ウォーカー、前掲書、203頁および135頁。

［10］マシュー・ウォーカー、前掲書、107頁。

［11］マシュー・ウォーカー、前掲書、184-185頁。

［12］マシュー・ウォーカー、前掲書、270-272頁。

［13］産経新聞「実験で判明！眠気、あくびは感染する　乗り物酔いも」2016年7月23日。

［14］名古屋大学大学院の玉腰暁子助教授（予防医学）らが1988～99年に行った共同研究より。論文の出典は以下。玉腰暁子「睡眠時間と死亡率」『医学のあゆみ』Volume 209, Issue 12, 982-982 (2004)。

［15］マシュー・ウォーカー、前掲書、157頁。

［16］健康寿命をのばそうSMART LIFE PROJECT「仮眠30分で業務効率アップ　三菱地所が導入した『パワーナップ制度』とは?」スマート・ライフ・プロジェクト事務局（厚生労働省 健康局 健康課）より。

［17］体内時計.jp「体内時計と睡眠のしくみ」武田薬品工業株式会社。

[18] 小林孝徳『ハイパフォーマーの睡眠技術』実業之日本社、2020年、93-94頁。
[19] マシュー・ウォーカー、前掲書、257頁。
[20] TAP the POP「『サティスファクション』はキースの40分のいびきと一緒にカセット・テープに録音されていた」佐藤剛、2019年5月8日。
[21] マシュー・ウォーカー、前掲書、277頁。
[22] マシュー・ウォーカー、前掲書、275-276頁。
[23] 林道義『心のしくみを探る――ユング心理学入門 Ⅱ』PHP新書、2000年、「第一話 自我と影」。
[24] 日経Gooday 30+「短時間睡眠は時代遅れ 名だたるCEOが8時間宣言」、2016年12月26日。
[25] Forbes JAPAN「一流アスリートは半日眠る 睡眠不足は運動能力を下げるのか」、2017年6月18日。
[26] マシュー・ウォーカー、前掲書、204頁。
[27] 外山滋比古『思考の整理学』ちくま文庫、1986年、26-27頁。
[28] ド・ブーリエンヌ、栗原元吉訳『奈翁実伝』玄黄社、1920年。
[29] マシュー・ウォーカー、前掲書、291-292頁。
[30] LIVE SCIENCE "Sleep technique used by Salvador Dalí really works" Yasemin Saplakoglu, 2021.12.9
[31] NATIONAL GEOGRAPHIC「スマホがあると退屈で集中力低下、海外の研究事例」、2019年1月30日。
[32] アンデシュ・ハンセン、久山葉子訳『スマホ脳』新潮新書、2020年、123頁。
[33] 小林孝徳、前掲書、64頁。
[34] 疲れに効くコラム「睡眠ホルモン・メラトニンの力」大正製薬グループ。

第3章　瞑想モード――「今、ここ」の自分を観察し、世界と一体化させる

［1］ワールポラ・ラーフラ、今枝由郎訳『ブッダが説いたこと』岩波文庫、2016年、26頁。

［2］『セイコー時間白書2022』セイコーグループ株式会社。

［3］LINEリサーチ「リサーチノート【高校生のSNS利用方法】Twitter/Instagramのリアルな使い方とは？」LINE株式会社、2020年11月19日。

［4］ELLE「元祖インフルエンサーのミロスラヴァ・デュマ、余命7か月と宣告されていた」ELLE Japan、2019年12月2日。

［5］内閣府政策統括官（共生社会政策担当）「我が国と諸外国の若者の意識に関する調査　平成30（2018）年度」（株式会社日本リサーチセンター）より。

［6］Harper's BAZAAR「社会的に成功した女性が陥りがちな、インポスター症候群って知ってる？」2017年12月8日。

［7］厚生労働省『令和3年版過労死等防止対策白書』「職場におけるメンタルヘルス対策の状況」には「仕事や職業生活に関することで強い不安、悩み、ストレスを感じている労働者の割合は、令和2（2020）年は54・2％であり、依然として半数を超えている」とある。

［8］一般社団法人ヨガセラピスト協会「ヨガはどのように始まった？」、2019年11月19日。

［9］The Religion of ISLAM「預言者ムハンマド伝（3／12）：啓示の始まり」、2009年12月6日。

［10］宮元啓一『［全訳］念処経　ブッダの瞑想法』花伝社、2022年。

［11］ニック・チェイター、高橋達二・長谷川珈訳『心はこうして創られる　「即興する脳」の心理学』講談社選書メチエ、2022年、147頁。

[12] 山田匡通『マインドフィットネス入門』ダイヤモンド社、2021年、119-120頁。
[13] チャディー・メン・タン、柴田裕之訳、一般社団法人マインドフルリーダーシップインスティテュート監訳『サーチ・インサイド・ユアセルフ——仕事と人生を飛躍させるグーグルのマインドフルネス実践法』英治出版、2016年。
[14] 外山滋比古『思考の整理学』ちくま文庫、1986年、37頁および172頁。
[15] 山田匡通、前掲書、141-142頁。
[16] Business Insider Japan「成功者11人が寝る前に行う、驚くほど普通なルーティン」Áine Cain(オンヤ・ケイン)、2017年10月15日。
[17] The Wall Street Journal「インスタグラムは10代少女に有害＝内部資料」Georgia Wells, Jeff Horwitz and Deepa Seetharaman, 2021.9.15
[18] 山田匡通、前掲書、136頁。
[19] 柳田由紀子『宿無し弘文 スティーブ・ジョブズの禅僧』集英社インターナショナル、2022年。
[20] ダイヤモンド・オンライン「日本型ビジネス禅『マインドフィットネス』のすすめ」ダイヤモンドクォータリー編集部、2020年12月10日。
[21] ユヴァル・ノア・ハラリ、柴田裕之訳『21 Lessons 21世紀の人類のための21の思考』河出書房新社、2019年。
[22] クリスチャン・ダベンポート、黒輪篤嗣訳『宇宙の覇者 ベゾスvsマスク』新潮社、2018年、283頁。
[23] Lifehacker Japan「ティム・クック、ジェフ・ベゾス…世界の著名CEOがあえて『沈黙の時間』をつ

くる理由」ぬえよしこ、2023年2月1日。
[24] 山田匡通、前掲書、111-113頁。
[25] ハンナ・アレント、ジェローム・コーン編、中山元訳『責任と判断』ちくま学芸文庫、2016年。

第4章　対話モード――自己の意識を他者と共有し世界認識を広げる

[1] デヴィッド・ボーム、金井真弓訳『ダイアローグ――対立から共生へ、議論から対話へ』英治出版、2007年、79頁。
[2] 株式会社イーヤス「週5日テレワーク勤務する会社員と健康管理」2020年12月23日。
[3] NHK 秋田 NEWS WEB「うつ症状の割合1年間で約1・5倍に 秋田大がコロナ学生調査」2022年10月6日。なお、2020年の調査結果は以下を参照のこと。秋田大学「学生のこころとからだの調査 COVID19による社会生活の急激な変化が与える大学生のメンタルヘルスへの影響」秋田大学、2020年。
[4] 国立社会保障・人口問題研究所「日本の世帯数の将来推計（全国推計）」2018年推計。
[5] 国立社会保障・人口問題研究所「2012年 社会保障・人口問題基本調査 生活と支え合いに関する調査」2013年7月24日。
[6] 岡本純子『世界一孤独な日本のオジサン』角川新書、2018年。
[7] 日経ビジネス「『職場での孤独』は、1日タバコ15本分の害悪」相原孝夫、2021年8月12日。
[8] 内閣官房「孤独・孤立の実態把握に関する全国調査」（令和3年調査）2022年4月8日。
[9]『週刊SPA!』「孤独な中年が抱える『リスク』。うつ状態や依存症、攻撃的な性格になりやすくなる

わけ」2023年4月18日。
[10] デヴィッド・ボーム、前掲書、62頁。
[11] ウォルター・J・オング、桜井直文・林正寛・糟谷啓介訳『声の文化と文字の文化』藤原書店、1991年。
[12] 高田博行『ヒトラー演説——熱狂の真実』中公新書、2014年。
[13] iHeart Media, "New Study Reveals "Audio Trust Halo," Deep Consumer Connection To Radio And Podcast Influencers", 2022.4.11
[14] デヴィッド・ボーム、前掲書、44-45頁。
[15] プラトン、久保勉訳『ソクラテスの弁明・クリトン』岩波文庫、1964年。
[16] メアリアン・ウルフ、小松淳子訳『プルーストとイカ』インターシフト、2008年、110-111頁。
[17] Business Insider Japan「グーグルのピチャイCEO、週3日の出社を推奨…『バランスが取れている』」Stephen Jones、2021年10月22日。
[18] Business Insider Japan「アップルCEO、9月から週3日出社を要請…『ビデオ会議では再現できない』」Isobel Asher Hamilton、2021年6月7日。
[19] Forbes JAPAN「『イノベーションの最大の源泉』である共感力を身につけるには」Mark Murphy、2021年11月22日。
[20] ITmedia NEWS「ザッカーバーグCEO、今年の個人目標は『全米の人々とのリアルな対話』」佐藤由紀子、2017年1月4日。
[21] 本間日義『ホンダ流ワイガヤのすすめ』朝日新聞出版、2015年。

[22] SMBCマネジメント＋「大胆な構造改革と企業文化の変革で『社会価値創造型企業』へ」新野隆、2021年1月5日。
[23] 名和高司『パーパス経営　30年先の視点から現在を捉える』東洋経済新報社、2021年。
[24] メアリアン・ウルフ、前掲書、「第3章　アルファベットの誕生とソクラテスの主張」。
[25] メアリアン・ウルフ、前掲書、109頁。
[26] ニコラス・G・カー、篠儀直子訳『ネット・バカ』青土社、2010年、「第3章　精神の道具」。
[27] せかいしそう（世界思想社のwebマガジン）「特別企画　古代の哲学者たちは、どのように書き、伝え、受容されたのか　第3回　一人読むアリストテレス」中畑正志、2021年12月22日。
[28] 堀田彰『人と思想 6 アリストテレス』清水書院、2015年。
[29] メアリアン・ウルフ、前掲書、109頁。

第5章　読書モード――人生を豊かにする深く長い思考

[1] 柴田平三郎『中世の春　ソールズベリのジョンの思想世界』慶應義塾大学出版会、2002年。
[2] メアリアン・ウルフ、大田直子（訳）『デジタルで読む脳×紙の本で読む脳』インターシフト、2020年。
[3] 文化庁「平成30年度『国語に関する世論調査』の結果の概要」、8頁。
[4] TeamHackers「なぜ『読書量と年収は比例する』のか?·その理由と読書を習慣化させる3つのコツ」2021年1月13日より。当該調査が掲載されているのは『プレジデント』2012年4月30日号。
[5] Bavishi A, Slade MD, and Levy BR, “A Chapter a Day – Association of Book Reading with Longevity”,

Social Science & Medicine. 2016 Sep; 164: 44–48
［6］保健指導リソースガイド「『知的な好奇心』が脳力を高める　認知症を予防」2013年7月11日。調査の出典は以下。Wilson RS, Boyle PA, Yu L, Barnes LL, Schneider JA, Bennett DA, "Life-span cognitive activity, neuropathologic burden, and cognitive aging", Neurology, July 23, 2013; 81 (4)

［7］The Argus "Reading can help reduce stress, according to University of Sussex research" Andy Chiles, March 30, 2009
［8］UNICEF『世界子供白書2021』「表11　教育指標」より。

［9］メアリアン・ウルフ、前掲書。

［10］ニコラス・G・カー、篠儀直子訳『ネット・バカ』青土社、2010年、174-176頁。

［11］永田希『積読こそが完全な読書術である』イースト・プレス、2020年。

［12］M・J・アドラー、C・V・ドーレン、外山滋比古・槇未知子訳『本を読む本』講談社学術文庫、1997年。

［13］梅棹忠夫『知的生産の技術』岩波新書、1969年、102頁。

［14］ニック・チェイター、高橋達二・長谷川珈訳『心はこうして創られる「即興する脳」の心理学』講談社選書メチエ、2022年。

［15］ジェフ・ホーキンス、大田直子訳『脳は世界をどう見ているのか』早川書房、2022年。

［16］アントニオ・ダマシオ、千葉敏生訳『ダマシオ教授の教養としての「意識」』ダイヤモンド社、2022年。

［17］マルチェッロ・マッスィミーニ、ジュリオ・トノーニ、花本知子訳『意識はいつ生まれるのか　脳の謎に挑む統合情報理論』亜紀書房、2015年。

[18] ショウペンハウエル、斎藤忍随訳『読書について 他二篇』岩波文庫、1983年、138頁。
[19] 加藤周一『読書術』岩波現代文庫、2000年、38頁。
[20] 山口周『外資系コンサルが教える 読書を仕事につなげる技術』KADOKAWA、2015年、37頁。
[21] 山口周、前掲書、40-41頁。
[22] 柴田博仁、大村賢悟『ペーパーレス時代の紙の価値を知る ～読み書きメディアの認知科学』産業能率大学出版部、2018年。
[23] 松岡正剛『多読術』ちくまプリマー新書、2009年／田中菊雄『現代読書法』講談社学術文庫、1987年／外山滋比古『思考の整理学』ちくま文庫、1986年／小泉信三『読書論』岩波新書、1964年／M・J・アドラー、C・V・ドーレン『本を読む本』講談社学術文庫、1997年。
[24] ニコラス・G・カー、前掲書、247頁。
[25] F・ダーウィン『チャールズ・ダーウィン――自叙伝宗教観及び其追憶』岩波文庫、1927年。同書に〝読むに従って総ての書籍に自分の仕事に関係の有る所へ印を附けて行った。書籍や小冊子等を読むに当っては、頁面の一方に鉛筆で線を引き、またしばしば短い書き入れをなし、巻末に印をつけた頁数の表を作った〟とある。
[26] 松岡正剛『多読術』ちくまプリマー新書、2009年、86頁。
[27] 松岡正剛『多読術』83頁、田中菊雄『現代読書法』75頁、小泉信三『読書論』51頁、M・J・アドラー、C・V・ドーレン『本を読む本』57頁にそれぞれ記述がある。
[28] 日本経済新聞「〈書物の身の上〉書込みにそそられて 旧蔵者の率直な批評楽しむ」出久根達郎、2020年7月25日。

[29] 小泉信三『読書論』岩波新書、1964年。同書に〝慶応義塾には、福沢諭吉が読んで書き入れをした、ミルの「功利主義」一八七四年刊第五版本(*Utilitarianism, By John Stuart Mill. Reprinted from Fraser's Magazine. Fifth Edition,London, 1874.*)が貴重本として保存されている。それを見ると、福沢が如何に熱心に読み、またいかに一読よくミルの真意を摑み得たかを窺うことができる〟とある。

[30] ショウペンハウエル、前掲書、138頁。

[31] 若松英輔『本を読めなくなった人のための読書論』亜紀書房、2019年、5頁。

[32] 田中菊雄『現代読書法』講談社学術文庫、1987年、25頁。

[33] ペトラルカ、近藤恒一訳『わが秘密』岩波文庫、1996年。

[34] メアリアン・ウルフ、前掲書、66頁。

[35] 梅棹忠夫、前掲書、114頁。

[36] ユニクロ プレスリリース　柳井正氏に聞く［後篇］～「考える人」2010年夏号（新潮社）～　2010年7月15日。

[37] Business Insider Japan「大富豪バフェットが若者に贈るアドバイス…『読書に勝るものなし』『愛がなければ、お金などは空虚なもの』」Theron Mohamed、2021年1月4日。

[38] NewsPicks「【保存版】ザッカーバーグ、ゲイツ…起業家8人の愛読書109冊」、2017年3月28日。

[39] ダイヤモンド・オンライン「ベゾス、ゲイツ、ザッカーバーグ…読書家のエリート経営者たちは、書物に『何』を期待しているのか?」神田房枝、2020年10月28日。

[40] 日経トレンディ「Amazon の会議では、『事前に資料を配らない』理由」高田学也、2021年4月15日/Forbes JAPAN「アマゾンの会議は沈黙から始まる。『15分の黙読』の理由は?」2021年2月22日。

[41] 山崎良兵『天才読書　世界一の富を築いたマスク、ベゾス、ゲイツが選ぶ100冊』日経BP、2022年、160頁。
[42] 山崎良兵、前掲書。
[43] 山崎良兵、前掲書、「Chapter 1　イーロン・マスクが選ぶ本」。
[44] メアリアン・ウルフ、前掲書、81-89頁（「深い読みの分析プロセス」）。
[45] メアリアン・ウルフ、前掲書。

第6章　デジタルモード――私達の脳を拡張し、アウトプットの可能性を広げる

[1] プレジデント・オンライン『スティーヴ・ジョブズが教えてくれたこと』茂木健一郎、2011年11月14日。
[2] 東京中日スポーツ「大谷翔平『ドライブライン』通いで収穫 データ収集や動作解析で『一番いい登板間隔や球数』探る」、2021年2月21日。
[3] ALBA Net GOLF「目澤秀憲コーチに聞くマスターズ優勝のプロセス『様々な測定器を取り入れ、データ分析を始めました』」、2021年4月12日。
[4] ITmedia NEWS「AMD、藤井聡太五冠にPC提供　CPUは100万円超えの『Ryzen Threadripper PRO 5995WX』」、2022年12月13日。
[5] 産経新聞「藤井聡太のことば　『AIとは対決を超えた共存の時代』と見据えた」、2022年8月30日。
[6] 梅棹忠夫『知的生産の技術』岩波新書、1969年。
[7] 梅棹忠夫『情報の文明学』中公文庫、1999年。

[8] 加藤秀俊『整理学――忙しさからの解放』中公新書、1983年。
[9] 外山滋比古『思考の整理学』ちくま文庫、1986年。
[10] ズンク・アーレンス、二木夢子訳『TAKE NOTES!メモで、あなただけのアウトプットが自然にできるようになる』日経BP、2021年。
[11] ズンク・アーレンス、前掲書、47頁。
[12] 外山滋比古、前掲書、107頁。
[13] 梅棹忠夫『知的生産の技術』岩波新書、1969年、170頁。
[14] 梅棹忠夫、前掲書、25頁および55頁。
[15] 梅棹忠夫、前掲書、71頁。
[16] 梅棹忠夫、前掲書、55頁。
[17] ズンク・アーレンス、前掲書、96頁。
[18] 梅棹忠夫、前掲書、202-203頁。
[19] ケヴィン・ケリー、服部桂訳『〈インターネット〉の次に来るもの 未来を決める12の法則』NHK出版、2016年、「4. SCREENING スクリーニング」。
[20] リスクモンスター株式会社「第1回 オンライン社内会議における内職の実態調査」2022年12月。
[21] American Psychological Association "Multitasking: Switching costs; Subtle "switching" costs cut efficiency, raise risk."
[22] NATIONAL GEOGRAPHIC「スマホがあると退屈で集中力低下、海外の研究事例」、2019年1月30日。

第7章　6つのブレインモードの相互連携と実践に向けて

［1］高橋久一郎『アリストテレス――何が人間の行為を説明するのか？』日本放送出版協会、2005年。

［2］NHK「プロフェッショナル 仕事の流儀」「平凡な日常は、油断ならない ～歌人・俵万智～」、2023年2月27日。

［3］瀧井一博『大久保利通―「知」を結ぶ指導者―』新潮選書、2022年。

［4］メアリアン・ウルフ、大田直子訳『デジタルで読む脳×紙の本で読む脳』インターシフト、2020年。

［5］プラトン、藤沢令夫訳『パイドロス』岩波文庫、1967年。

［6］Google re:Work「『効果的なチームとは何か』を知る」Project Aristotle
［7］NewsPicks「ジョブズとゲイツが我が子のテクノロジー使用を厳しく制限した理由」Jessica Stillman/Contributor, Inc.com、2017年11月12日。

［8］出口治明『「教える」ということ』KADOKAWA、2020年。

第3部　AI時代の未来を自分の脳と知性で生き抜いていく

第1章　情報イノベーションが社会を変える――生成AIと私達人間の知能／知性

［1］カール・マルクス、的場昭弘編訳著『新訳　哲学の貧困』作品社、2020年。

［2］マーシャル・マクルーハン、森常治訳『グーテンベルクの銀河系 活字人間の形成』みすず書房、1986年。

[3] ニコラス・G・カー、篠儀直子訳『ネット・バカ』青土社、2010年、102頁。
[4] ウォルター・J・オング、桜井直文・林正寛・糟谷啓介訳『声の文化と文字の文化』藤原書店、1991年、169頁。ラテン語の古典の印刷を推進したイエロニモ・スクァルチャフィコの1477年の言葉。
[5] W&A・デュラント、島岡潤平・大林トヨ訳『世界の歴史 第20巻 イギリスの興隆』日本ブック・クラブ、1969年、336頁。
[6] ショウペンハウエル、斎藤忍随訳『読書について 他二篇』岩波文庫、1983年、8頁。
[7] マーシャル・マクルーハン、前掲書。
[8] 1995年に開始されたテレホーダイのINSサービスが64〜128Kbpsであり、現在はスマホでもその1000倍近い速度の100Mbps超の光サービスが、ほぼ同じ月額料金で利用できる。
[9] 1985年と2015年のストレージコストの変化を市販のHDDのGBあたり単価に換算。
[10] IDC「Data Age 2025：The Evolution of Data to Life-Critical」による。
[11] 総務省統計局『日本の統計2023』「V部 社会　第26章 文化　書籍新刊点数と平均価格」より。
[12] 科学技術・学術政策研究所『科学技術指標2020』「第4章 研究開発のアウトプット」より。
[13] プレジデントオンライン『『若者は10分間のYouTubeすら耐えられない』加速する〝可処分時間レース〟の行き着く先　主流は30秒の動画『効率性・生産性・合理性』に染まった若者の苦しさ」御田寺圭、2022年3月24日。
[14] マックス・テグマーク、水谷淳訳『LIFE 3.0——人工知能時代に人間であるということ』紀伊國屋書店、2019年。
[15] 日本経済新聞「生成AIの事業活用、有望6分野　設計時間を9割短縮」2023年4月10日。

[16] Official Microsoft Blog "Reinventing search with a new AI-powered Microsoft Bing and Edge, your copilot for the web"(2023.2.7) のなかで、ユサフ・メーディ副社長は以下のように述べている。"There are 10 billion search queries a day, but we estimate half of them go unanswered. That's because people are using search to do things it wasn't originally designed to do. It's great for finding a website, but for more complex questions or tasks too often it falls short."

[17] Population Reference Bureau "How Many People Have Ever Lived on Earth?"

[18] 山口周『知的戦闘力を高める 独学の技法』ダイヤモンド社、２０１７年、９頁。

[19] ジャレド・ダイアモンド、倉骨彰訳『銃・病原菌・鉄』草思社文庫、２０１２年。

[20] Elon Musk Twitter "What will be left for us humans to do? We better get a move on with Neuralink!" 2023.3.15

[21] The New York Times "Noam Chomsky: The False Promise of ChatGPT" 2023.3.8

[22] メラニー・ミッチェル、尼丁千津子訳『教養としてのＡＩ講義』日経ＢＰ、２０２１年。

[23] ニック・チェイター、高橋達二・長谷川珈訳『心はこうして創られる「即興する脳」の心理学』講談社選書メチエ、２０２２年。

[24] ユヴァル・ノア・ハラリ、柴田裕之訳『ホモ・デウス：テクノロジーとサピエンスの未来』河出書房新社、２０１８年。

[25] フランシスコ・ヴァレラ、エレノア・ロッシュ、エヴァン・トンプソン、田中靖夫訳『身体化された心——仏教思想からのエナクティブ・アプローチ』工作舎、２００１年。また、次の註も参照のこと。

[26] 西垣通『超デジタル世界』岩波新書、２０２３年。

[27] zebulgar Twitter “Create a poem admiring Donald Tramp” 2023.1.31
[28] OpenAI “GPT-4 Technical Report” 2023.3.16

第2章　新しい段階に入ったAIといかに共存していくのか——壺から出してしまった魔人か、我々の救世主か

[1] 片岡俊郎「J・M・ケインズについて—『わが孫たちの経済的可能性』(１９３０年)—」『福山大学経済学論集』32(2), 31-48, 2007-10
[2] デヴィッド・グレーバー、酒井隆史・芳賀達彦・森田和樹訳『ブルシット・ジョブ——クソどうでもいい仕事の理論』岩波書店、２０２０年。
[3] パーソル総合研究所・中原淳（２０１７～８）「長時間労働に関する実態調査（第一回・第二回共通）」。
[4] The New York Times “10 Ways GPT-4 Is Impressive but Still Flawed” Cade Metz and Keith Collins, 2023.3.14
[5] OpenAI “GPT-4 Technical Report” 2023.3.16
[6] The future of work in Japan「ポスト・コロナにおける『New Normal』の加速とその意味合い」マッキンゼーアンドカンパニー、堀井摩耶、櫻井康彰、２０２０年5月。
[7] ガートナー社が作成した「特定の技術の成熟度、採用度、社会への適用度」を示す図において、過度の興奮や誇張の後に失望が来る時期。
[8] The Wall Street Journal「『習氏は良い指導者?』中国チャットボット答えず」Shen Lu、２０２３年3月17日。
[9] Business Insider Japan「AIは『次の産業革命』を起こすだろうが、核戦争の引き金になるかもしれ

ない…専門家480人の見解を調査」2023年4月6日。

〔10〕山内一也『ウイルスと地球生命 岩波科学ライブラリー192』岩波書店、2020年、66頁。河岡義裕編『ネオウイルス学』集英社新書、2021年、92頁。

〔11〕ディオゲネス・ラエルティオス、加来彰俊訳『ギリシア哲学者列伝 上』岩波文庫、1984年。

〔12〕和田正美「ソクラテスの倫理・教育思想」『研究紀要』15巻、2014年3月31日、149～162頁。

〔13〕WIRED「AIによる芸術の死？ 写真が登場したときも同じことが言われた」2023年3月20日。

〔14〕ヨハン・ホイジンガ、里見元一郎訳『ホモ・ルーデンス 文化のもつ遊びの要素についてのある定義づけの試み』講談社学術文庫、2018年。

〔15〕古代ローマライブラリー「サイコロ─古代ローマでも使われていた遊びの道具」、2020年2月9日。

〔16〕『論語』陽貨第十七に「子曰、飽食終日、無所用心、難矣哉。不有博弈者乎。爲之猶賢乎已。」とある。

〔17〕King RD, Rowland J, Oliver SG, et al., "The Automation of Science", SCIENCE, 3 Apr, 2009, Vol 324, Issue 5923, pp. 85-89

〔18〕デヴィッド・ボーム、金井真弓訳『ダイアローグ──対立から共生へ、議論から対話へ』英治出版、2007年。

〔19〕ジャック・チャロナー編『人類の歴史を変えた発明1001』ゆまに書房、2011年。

〔20〕ニコラス・G・カー、篠儀直子訳『ネット・バカ』青土社、2010年、34-36頁。

〔21〕アリストテレス、田中美知太郎・北嶋美雪・尼ヶ崎徳一・松居正俊・津村寛二訳『政治学』中公クラシックス、2009年。

安川新一郎（やすかわ　しんいちろう）
グレートジャーニー合同会社代表、東京大学未来ビジョン研究センター特任研究員。
1991年、一橋大学経済学部を卒業後、マッキンゼー・アンド・カンパニーへ入社、東京支社・シカゴ支社に勤務。99年、ソフトバンク株式会社に社長室長として入社、執行役員本部長等を歴任。2016年、社会課題を解決するコレクティブインパクト投資と未来社会実現のための企業支援に向けグレートジャーニー合同会社を創業。これまで東京都顧問、大阪府・市特別参与、内閣官房政府CIO補佐官、公益財団法人Well-being for Planet Earth共同創業者兼特別参与等での取り組みを通して、行政の現場や公益財団活動からの社会変革も模索している。

BRAIN WORKOUT　ブレイン・ワークアウト
人工《じんこう》知能《ちのう》（A I《エーアイ》）と共存《きょうぞん》するための人間《にんげん》知性《ちせい》（H I《エイチアイ》）の鍛《きた》え方《かた》

2023年 6 月30日　初版発行

著者／安川新一郎《やすかわしんいちろう》

発行者／山下直久

発行／株式会社KADOKAWA
〒102-8177　東京都千代田区富士見2-13-3
電話　0570-002-301（ナビダイヤル）

印刷・製本／大日本印刷株式会社

ISBN 978-4-04-113233-3　C0030